U0198317

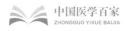

东方肝胆外科医院孟超人才培养计划资助项目

复杂肝肿瘤的外科手术治疗

Surgical treatment of complex liver tumors

主编 李爱军

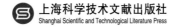

上海科学技术文献出版社
Shanghai Scientific and Technological Literature Press

图书在版编目（CIP）数据

复杂肝肿瘤的外科手术治疗 / 李爱军主编 . -- 上海：
上海科学技术文献出版社，2024
（中国医学百家）
ISBN 978-7-5439-9068-5

Ⅰ . ①复… Ⅱ . ①李… Ⅲ . ①肝脏肿瘤—外科手术—
治疗 Ⅳ . ① R735.756

中国国家版本馆 CIP 数据核字（2024）第 095875 号

策划编辑：张　树
责任编辑：应丽春
封面设计：李　楠

复杂肝肿瘤的外科手术治疗
FUZA GANZHONGLIU DE WAIKE SHOUSHU ZHILIAO
主　　编：李爱军
出版发行：上海科学技术文献出版社
地　　址：上海市淮海中路 1329 号 4 楼
邮政编码：200031
经　　销：全国新华书店
印　　刷：河北朗祥印刷有限公司
开　　本：787mm×1092mm　1/16
印　　张：19.25
版　　次：2024 年 5 月第 1 版　2024 年 5 月第 1 次印刷
书　　号：ISBN 978-7-5439-9068-5
定　　价：238.00 元

http://www.sstlp.com

《复杂肝肿瘤的外科手术治疗》

Surgical treatment of complex liver tumors

主 编

李爱军　海军军医大学第三附属医院（上海东方肝胆外科医院）

副主编

陈科济　海军军医大学第三附属医院（上海东方肝胆外科医院）

耿 利　海军军医大学第三附属医院（上海东方肝胆外科医院）

吴 彬　复旦大学附属中山医院徐汇分院

编 委

（按姓氏笔画排序）

马宏宾　海军军医大学第三附属医院（上海东方肝胆外科医院）

马森林　复旦大学附属华山医院

王 健　上海交通大学医学院附属新华医院

方鲲鹏　海军军医大学第三附属医院（上海东方肝胆外科医院）

尹 磊　海军军医大学第三附属医院（上海东方肝胆外科医院）

朱恒美　海军军医大学第三附属医院（上海东方肝胆外科医院）

刘 辉　海军军医大学第三附属医院（上海东方肝胆外科医院）

李 勇　海军军医大学第三附属医院（上海东方肝胆外科医院）

李 磊　哥本哈根大学

杨 诚　海军军医大学第三附属医院（上海东方肝胆外科医院）

杨晓宇　海军军医大学第三附属医院（上海东方肝胆外科医院）

宋洪杰　海军军医大学第一附属医院（上海长海医院）

张 怡　复旦大学附属肿瘤医院闵行分院

陆炯炯　海军军医大学第三附属医院（上海东方肝胆外科医院）

陈　磊　海军军医大学第三附属医院（上海东方肝胆外科医院）

范　飞　海军军医大学第三附属医院（上海东方肝胆外科医院）

林思豪　海军军医大学第三附属医院（上海东方肝胆外科医院）

郎希龙　海军军医大学第一附属医院（上海长海医院）

赵　帅　上海交通大学医学院附属新华医院

赵　腾　海军军医大学第三附属医院（上海东方肝胆外科医院）

赵一军　海军军医大学第三附属医院（上海东方肝胆外科医院）

赵婷婷　海军军医大学第三附属医院（上海东方肝胆外科医院）

段伟宏　火箭军特色医学中心

段克才　海军军医大学第三附属医院（上海东方肝胆外科医院）

袁圣伟　纽约大学

郭俊武　海军军医大学第三附属医院（上海东方肝胆外科医院）

唐庆贺　同济大学附属东方医院

崔龙久　海军军医大学第三附属医院（上海东方肝胆外科医院）

章　琎　海军军医大学第三附属医院（上海东方肝胆外科医院）

隋承军　海军军医大学第三附属医院（上海东方肝胆外科医院）

董志涛　海军军医大学第三附属医院（上海东方肝胆外科医院）

戴炳华　海军军医大学第三附属医院（上海东方肝胆外科医院）

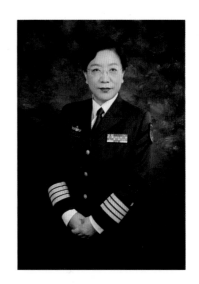

　　李爱军，女，医学博士，主任医师，教授，博士研究生导师。曾任海军军医大学第三附属医院（上海东方肝胆外科医院）特需治疗二科主任。1985 年本科毕业，1995 年获硕士学位，2000 年获医学博士学位，于 2007 年 2 月至 2008 年 3 月在美国匹兹堡大学器官移植中心学习。

　　从事临床工作近 40 年，师从我国著名肝胆外科专家吴孟超院士。擅长复杂肝脏肿瘤切除术和肝胆外科的诊治，尤其是大肝癌、侵犯下腔静脉的肝肿瘤、侵犯第一肝门伴梗阻性黄疸肝癌的外科治疗。在肝脏复杂疑难手术方面有较深造诣，兼顾胆道、胰腺、脾脏等疾病诊疗。

　　以第一作者发表国内外论文 50 余篇，主编和参编专著多部，获得军队医疗成果二等奖 3 项，上海市医疗成果二等奖 1 项，上海市科技进步二等奖 1 项，专利 10 余项。承担省部级课题多项，获得国家科技重大专项研究子课题 1 项，参与多项肝癌基础与临床科研课题的研究。荣立个人三等功 3 次。

序

2021 年 11 月，当我们的《肝癌合并下腔静脉癌栓的外科治疗》一书出版之时，恩师吴孟超院士刚刚离我们远去，对他不能亲眼目睹我们饮水思源的感恩而深感遗憾。今天，我们的新书《复杂肝肿瘤的外科手术治疗》就要出版了，我们怀着一颗感恩之心，感谢吴孟超院士对我们的教育和培养，是他给我们打下了扎实的肝脏外科基础，使我们得以以书籍的形式分享我们在肝脏外科领域的一些心得和实践总结。

随着外科技术的日益发展，肝脏外科领域的专业医生已经成功开展和记录了越来越多的高难度肝脏手术，从而使更多的肝脏肿瘤患者受益。然而，复杂肝脏肿瘤的外科治疗，如临近大血管的肝脏肿瘤、范围超过半肝的肝脏肿瘤、肝癌合并下腔静脉癌栓等情况仍然在很大程度上考验专科医生的理论知识储备和手术技艺。无论是术前准备、术中操作，还是术后管理，每个环节的稍有不慎，都会给患者带来极大风险。

在长期的临床实践中，我们团队通过大胆探索创新，对于各类复杂肝肿瘤的手术治疗积累了丰富的临床经验，逐渐形成了自己独到的见解和方法。在参阅大量相关文献后，进行了组织编写。同时，我们荣幸邀请到外院临床经验丰富的著名外科专家及教授来共同编著此书。

《复杂肝肿瘤的外科手术治疗》一书仅仅是东方肝胆外科的一支溪流，此书的特点是将肝脏外科学的基础理论和临床复杂肝脏肿瘤的实际病例紧密结合，从复杂的专科性较强的个案病例报道着手，归纳总结我们的临床经验。全书从肝脏的解剖生理开始，到复杂肝脏肿瘤的诊断、手术适应证、术前准备、手术难点要点、术后致死性并发症、术后管理支持等均详细阐述，并结合临床，对放化疗、靶向免疫治疗等综合治疗新进展也进行了评述。每位作者尽心尽力，敬业尽职，利用业余时间编写此书，其内容丰富，包含信息量大，且具有系统性。本书重点突出，文字流畅，深入浅出，便于同道们理解和掌握肝脏外科中这一难点的发展动态和最新技术成果。并且，对复杂肝肿瘤的手术技巧、新理论的了解，学习和应用手术新技术、新方法，有相当参考价值。但由于时间仓促，经验较少，难免错误。不妥之处，请同道和读者们多多赐教！

此书编著过程中，得到了海军军医大学第三附属医院各级领导的大力支持和帮助，同时也获得了医院"孟超人才培养计划"项目的资助，在此一并深表感谢！同时还要特别感谢老前辈和专家们对我们无微不至的关怀和毫无保留的支持！最后，我们也衷心感谢所有参与本书编写的作者、审稿人和同行专家，正是你们的辛勤付出和无私奉献，使得这本书得以问世。我们期待与广大读者共同学习、共同进步，为我国肝脏外科事业的发展做出更大的贡献。

我们谨以喜悦的心情，将此书推荐给广大读者。

《复杂肝肿瘤的外科手术治疗》编写组

2023 年 12 月

前　言

原发性肝癌是全球第五大常见的恶性肿瘤，占肿瘤致死原因的第三位，严重威胁着人类的生命和健康。全球每年有超过 50 万人罹患肝癌，其中一半以上在中国。尽管医疗技术的进步和肝癌筛查的推广，已经提高了早期肝癌的治愈率，但由于肝癌的潜伏期较长，大多数患者在发现症状时已经到了晚期。因此，只有不到 20% 的患者适合接受肝切除手术。对于中晚期肝癌患者来说，治疗选择有限，生存期仅为 11 ~ 20 个月，远远低于预期效果。

根据巴塞罗那分期系统，中晚期肝癌因肿瘤多发、或伴有重要脉管系统的侵犯而丧失手术机会，可以采取非手术治疗来延长生存期，如采取经导管动脉化疗栓塞（transcatheter arterial chemoembolization，TACE）、药物治疗等非手术疗法。近年来，随着肝脏外科技术的进步，一种新的治疗模式正在崭露头角，即采用综合治疗，包括手术、放射疗法、TACE、靶向药物治疗和免疫治疗等，以提高中晚期肝癌患者的生存率。

本书旨在探讨复杂肝脏肿瘤，这些肿瘤因其特殊的部位、广泛的范围或严重的病变而对传统手术构成挑战。这种类型的肝恶性肿瘤往往具有很高的复发率和转移率，对患者的生活质量和生存期造成了极大的威胁。

手术是祛除肿瘤、减轻症状并提高患者生存率的主要手段之一，但手术要求严格，涉及患者的整体健康状况、肿瘤特性及肝脏功能等多个因素。复杂肝肿瘤手术风险大，术后并发症发生率高，预期效果差，术后复发率高。因此我们需要注意以下几点：一是要进行全面的术前评估，包括肝功能、肿瘤的大小、位置、深度、数量等因素；二是要根据患者的身体状况和病变情况选择合适的手术方式；三是要在手术过程中尽可能地保留正常组织，减少术后并发症；四是要加强术后的监护和护理，及时发现并处理可能出现的问题。一些较晚期的肝癌，甚至是一些超手术切除指征的患者，如肝癌伴门静脉癌栓、侵犯下腔静脉或伴下腔静脉癌栓，伴有肺转移，肝癌伴梗阻性黄疸，肝癌伴肝内转移等，对这类患者是否采取手术治疗，是目前争论的焦点，同样是风险与效益评估的难点及关键点。

本书将分享近 30 年的肝脏外科实践经验，包括在吴孟超院士的带领下完成的高难度、高风险手术。尽管我们力求准确，但由于编写时间有限，难免存在错误和不足之处，恳请广大读者批评指正。希望通过本书，我们能够为肝脏外科领域的发展和复杂肝脏肿瘤的治疗提供有益的参考和启发！

编 者

2023 年 12 月

目　录

第一章

肝脏的外科解剖

  肝脏是人体内最大的实质性器官，外观为不规则楔形，右侧钝厚而左侧扁窄。左右径约 25cm，前后径约 15cm，上下径约 6cm。成人肝重 1200 ~ 1500g，约占体重的 2%，而新生儿约占 5%。

  当胚胎发育到第四周时，在前肠与卵黄柄相交处的腹侧发生憩室样肝突起，以后其头部衍化为肝脏，尾部形成胆囊和胆囊管，基底部形成胆总管。在胚胎后期，卵黄静脉形成门静脉和肝静脉，脐静脉与以后形成的门静脉左支相吻合，并延续为静脉导管直接与下腔静脉相通，成为胎儿和母体间物质交换的主要途径。当胎儿出生后，脐静脉和静脉导管均闭塞，分别成为肝圆韧带和静脉韧带，但肝圆韧带中的脐静脉仍可以经器械扩张使其通至门静脉左支，并由此进行肝内门静脉造影或插管给药治疗，或作为测量门静脉压力的途径。此外，腹系膜前部形成镰状韧带、左右冠状韧带的前叶和左右二角韧带的一部分；腹系膜的后部形成肝胃韧带、肝 – 十二指肠韧带、左右冠状韧带的后叶和左右三角韧带的一部分。上述这些韧带起到固定肝脏的作用。

  肝表面有薄层纤维组织覆盖，称为 Glisson 包膜。肝脏脏层腹膜覆盖大部分肝表面，其在肝裸区、肝肾隐窝、尾状叶下缘和左侧缘、静脉韧带、肝 II 段、肝 IV 段、肝 VIII 段等部位反转延续为其他邻近脏器腹膜，并形成肝结肠韧带、肝肾韧带、肝胃韧带、左三角韧带、右三角韧带、镰状韧带，在胆囊、肝门及静脉韧带处增厚形成肝门板系统，并与肝十二指肠韧带腹膜相连续包绕门静脉、胆管及肝动脉形成 Glisson 系统深入肝内。但在肝裸区、右肾上腺、肝后下腔静脉周边处没有脏层腹膜覆盖。不同于肝脏脏层腹膜，Laennec 膜是肝实质表面的致密纤维层，包绕整个肝脏内外实质表面，与 Glisson 蒂及肝静脉并行延伸至其终末支[1, 2]。Laennec 膜与 Glisson 肝蒂、肝静脉及下腔静脉等之间的自然间隙是肝脏膜性切除的解剖基础。

  营养肝的血管有肝动脉和门静脉，肝细胞分泌的胆汁由胆管引流出肝。肝动脉、门静脉和胆管进出肝的部位，为第一肝门，肝有三支主肝静脉，即肝右、肝中和肝左静脉，它们于肝后上缘汇入下腔静脉，此处为第二肝门。在多数病例，肝中静脉和肝左静脉先合并成一共干再汇入下腔静脉。进入肝的血液 90% 以上经这三支静脉汇入下腔静脉，余下小部分血液经肝短静脉流入肝后下腔静脉。肝短静脉汇入下腔静脉的部位，称第三肝门。这几个肝门，在肝外科手术中具有十分重要的地位。

肝脏内有两个管道系统，一个是 Glisson 系统，包含门静脉、肝动脉和肝胆管，三者包在一结缔组织鞘内称 Glisson 鞘，经第一肝门处进入肝实质。无论在肝内或肝门附近，三者都行走在一起；另一个是肝静脉系统，是肝内血液输出道，单独构成一个系统。门静脉与肝动脉进入肝后反复分支，在肝小叶周围形成小叶间静脉和小叶间动脉，进入肝血窦中，再经中央静脉注入肝静脉。

肝脏具有双重血供——肝动脉和门静脉，前者来自腹腔动脉，后者则收集来自消化道、脾和胰等处的静脉血。肝动脉和门静脉入肝后反复分支，在肝小叶间分别形成小叶间动脉和小叶间静脉，均注入肝窦中，然后经中央静脉、小叶下静脉而入肝静脉，最后汇入下腔静脉返回心脏。正常肝血供 70% ~ 80% 源自门静脉，仅 20% ~ 30% 来自肝动脉。肝动脉血含氧量高，但由于血流量少，只能供给肝所需氧量的 50%，而门静脉血含氧虽低些，但由于血流量多，也能提供肝需氧量的 50% 左右。门静脉收集肠道血液，向肝脏运送营养和代谢物质。

目前肝脏的分段方法众多，如以肝动脉/胆管系统走行为基础的 Hjortsjo 分段法 [3]、Healey 和 Schroy 分段法 [4]，以门静脉/肝静脉走行为基础的 Couinaud 分段法 [5]、Bismuth 分段法 [6]、Goldsmith 和 Woodburne 分段法 [7]。吴孟超根据肝内血管特点及肝内裂隙提出"五叶四段"理论，竜崇正等人的 7 段分法则以门静脉走行、肝静脉回流为基础，并结合了胚胎学及影像学特征 [8]，而 Takasaki 分段法以肝脏血供 Glisson 系统来源为解剖学基础 [9]，"1-2-20 概念"则单独以门静脉走形为解剖学基础 [10]。其中 Couinaud 分段法是临床上应用最广泛的分段方法。由于分段方法众多，在国际交流中肝脏的解剖学名词显得非常混乱。2000 年 5 月，国际专家提供的统一命名方式在澳大利亚的布里斯班（Brisbane）会议上通过表决。2000 年 10 月，在我国众多肝胆外科专家的努力下，以布里斯班命名规则为基础，翻译了一组新的名词，确定了"肝脏解剖和切除手术统一名称" [11]。根据修改后的肝段划分法，用肝脏的自然沟、裂、窝及韧带作为确定肝段的重要辅助标志。其中正中裂（Cantlie 线）是左、右半肝的分界线，内有肝中静脉走行，分为左内叶（Ⅳ段）及右前叶（Ⅴ、Ⅷ段）。表面标志为肝脏膈面从前下方胆囊窝中点至后上方下腔静脉的左侧壁的连线。左叶间裂：即脐裂，相当于左纵沟位置，是左外叶（Ⅱ、Ⅲ段）和左内叶（Ⅳ段）的分界线，内有左叶间静脉和门静脉左支矢状部走行。表面标志是在肝脏膈面为肝镰状韧带左侧 1cm 处与下腔静脉左壁的连线，于脏面则为肝圆韧带和静脉韧带裂。有学者将Ⅳ分为Ⅳa、Ⅳb 亚段指代其上、下亚段。而日本的肝段的命名Ⅳa 段和Ⅳb 段两个亚段的位置该分段法相反。右叶间裂：即右门裂，于正中裂右侧，是右前叶（Ⅴ、Ⅷ段）与右后叶（Ⅵ、Ⅶ段）的分界线，内有肝右静脉走行。表面标志是肝脏膈面为肝前缘胆囊切迹右侧部的外、中 1/3 交界处斜向右上方至下腔静脉右缘的连线。左段间裂：即左门裂，是左外上段（Ⅱ段）和左外下段（Ⅲ段）的分界线，内有肝左静脉走行。表面标志为肝脏膈面起于肝左静脉汇入下腔静脉处，向左达肝左缘中、后 1/3 交界处，转至脏面，多止于脐静脉窝上 1/3 处。右段间裂：即横裂，将右前上段（Ⅷ段）、右后上段（Ⅶ段）与右前下段（Ⅴ段）、右后下段（Ⅵ段）分开，内有门静脉右支走行。表面标志为肝脏脏面起于肝门横沟右端，向右经肝脏右缘中点达膈面，再水平向左与右叶间裂汇合。背裂：将尾状叶（Ⅰ段）与左内叶（Ⅳ段）及右前叶（Ⅴ、Ⅷ段）分开，位于尾状叶前方，表面标志为起自第二肝门（肝左、中、右静脉出肝处），下至第一肝门。肝脏尾状叶位于肝脏深面，其位于下腔静脉前方，三条主肝静脉（肝左、中、右静脉）的后方，向上至三条主肝静脉汇入下腔静脉处，向下至肝门。因其位置特殊，临床上尤为重视，对其命名也在不断修正。1981 年 Couinaud 把肝尾状叶命名为Ⅰ段，在 1994 年他把尾状叶又分为Ⅰ段和Ⅸ段。而在 1999 年 Couinaud 又放弃了Ⅰ段和Ⅸ段的命名方法。目前，尾状叶的命名是根据 1985 年 Kumon 提出尾状叶的分段，即 Spiegel 叶、腔静脉旁部和尾状突部。现已成为目前肝尾状叶命名与分段的常用术语 [12]。

　　肝脏分段是以门静脉作为肝段的标志，以肝静脉确定肝段范围。因门静脉变异相对较少，临床上常用门静脉走形代替肝内 Glisson 鞘走形。熟知门静脉及肝静脉解剖是肝段及亚段切除的基础。在围肝门区域除了门静脉主干分出的左右支外还有一定数量的门短静脉从门静脉发出。研究发现，门短静脉平均（6.0±2.4）支，直径（2.25±0.89）mm；平均有 2.8 支（45.9%）起自门静脉左支，1.9 支（31.1%）来自门静脉分叉部，1.4 支（23.0%）起自门静脉右支；总结这些门短静脉入肝后的分布规律，平均有 2.5 支进入尾状叶（Ⅰ段，41.7%）、1.3 支进入Ⅳ段（21.7%）、0.6 支进入Ⅴ段（1.0%）、0.2 支进入Ⅵ段（0.3%）、1.4 支进入Ⅶ段（35.3%）[13]。门静脉左支主干在肝外走行较长，常向尾状叶发出分支，但尾状支流入变化大，也可起源于门静脉主干或门静脉右支。门静脉左支不常发生变异，分为横部、角部、矢状部和囊部，横部走行于左前上方，位于横沟，之后是角部，在角部以接近直角转弯形成矢状部，行走于肝圆韧带内，矢状部向前走行为囊部。门静脉左外叶分支常分四型：Ⅰ型，P2 和 P3 仅 1 支的情况最多见，约占 59%；Ⅱ型，2 支 P3 和 1 支 P2，约占 29%；Ⅲ型，2 支 P2 和 1 支 P3 的情况约占 10%；Ⅳ型，2 支 P2 和 2 支 P3 的情况最少见，约占 2%。Ⅳ段门静脉供应主要来自门静脉左支横部（1～2 支）和矢状部。根据矢状部向右侧分出 P4a 和 P4b 的形态可分为 3 型：Ⅰa 型：两者的共干很短，在肝外分支。Ⅰb 型：共干很长，在肝内分支。Ⅱ型：P4a 和 P4b 分别从矢状部分支。最常见的是Ⅱ型，P4a 常有 2 支，P4b 是 1 支，其次是Ⅰa 型，Ⅰb 型很少。门静脉右支粗短，92.5% 直接分出右前和右后支，右前支被认为是主干的延续，右后支走形于 Rouviere 沟内。门静脉右前支分为右前上支（P8）和右前下支（P5）。然而 P5 也可以直接来自右前支主干、右前上支（P8）或右后支主干的第一部分的多个分支。日本竜崇正、Kogure 等建议将右前叶分为腹侧段及背侧段，前腹段由肝中静脉引流，前背段由肝右静脉引流，前腹段与前背段的分界线是位于其中的前裂静脉。P8 根据其方向分为 4 种类型：腹侧支（P8v）、背侧支（P8d）、外侧支（P8I）和内侧支（P8m）。在所有患者中，门静脉右侧前上支分支为腹侧支和背侧支，其大小大致相等，在 56% 的患者中，外侧支发自背侧支。在 33% 的患者中，外侧支发自腹侧支。在 11% 的患者中，没有发现外侧支。在 93% 的患者中，背侧支指向头侧。内侧支分为 3 种类型：在 1 型中，内侧支发自门静脉右支主干或背侧支的近端部分；2 型是发自腹侧支或背侧支远端分支的微小门静脉分支，或者没有发现存在内侧支；3 型的特点是发出多个分支。门静脉右后支被分为上、下两段（P6、P7），且上、下两段的分界线为 Glisson 鞘一级分支水平面。有学者报道门静脉右后支还存在另一种分类方式，在大多数病例中，P7 在周边分叉为 2 条主要分支，即腹侧支（P7v）和背侧支（P7d）。考虑到 P7 的这种分支模式，门静脉右后支的分支类型被分为以下 3：弓状型（A 型）、二分支型（B 型）和三支型（C 型）。弓状型又根据 P6 的数目又细分为 3 个小型：2 条 P6 的 A1 型、3 条 P6 的 A2 型、4 条或更多 P6 的 A3 型。B 型是二分支型，即分出 P6 和 P7。C 型是三分支型[14]。I 段门静脉分支发自门静脉左支、右支及（或）分叉处，有 2 ~ 5 个小分支分组进入尾状叶的蒂中，每蒂可有门静脉支 1 ~ 3 支不等。其中 Spiegel 叶的门静脉分支主要来自门静脉的左支，也可来自于门静脉的右支或分叉处。腔静脉旁的门静脉分支主要来自门静脉分叉处。尾状突门静脉分支可来自于左支，也来自于右支。

肝脏的静脉引流包括肝左、中、右三个主要的肝静脉，这些静脉汇入下腔静脉的肝上部分，除肝左、肝中、肝右静脉以外，直接从肝脏汇入下腔静脉的静脉称为肝短静脉，大部分情况下汇入肝后下腔静脉。还有脐裂静脉和前裂静脉这两支叶间静脉，此外还存在两支外侧上缘支（表浅肝静脉），分别汇入肝左、右静脉外侧上缘支。肝右静脉系统由肝右静脉（RHV）和右后下肝静脉（IRHV）组成，由主要引流 V 段和 VI 段的右前支和主要引流第 VII 段的右后支汇合形成，其汇合部多位于右叶间裂中 1/3 偏上处汇入。肝中静脉从两个肝叶中引流血液，分为 3 型：I 型占 59%，MHV 由两个大小相等的次级血管形成，分别起源于 V 段和 IV b 段其汇合点多位于正中裂 1/3 偏下。在两条次级血管的连接点上方，来自 VIII 段和 IV a 段的静脉分支与两侧的主干相连。II 型为一根单一的 MHV，接受邻近分支的血管，占 23%。III 型占 18%，其大体上与 I 型相似，但是其右侧支接受 V 和 VI 段的引流。VII 段腹侧和背侧之间的静脉称为前裂静脉，在 VIII 段的亚段切除时通常会以前裂静脉作为界线。84.9% 病例中前裂静脉汇入肝中静脉，而 15.1% 的病例中前裂静脉汇入肝右静脉[15]。肝左静脉由左外上支和左外下支汇合而成，主要引流左外叶的血液，主干位于左叶间裂内。肝左静脉的解剖分型分为 3 种类型：I 型（主干型）：V2 和 V3 形成共干，占 57%，Ⅱ型（合干型）：V2 和 V3 分别汇入肝中静脉，占 23%；Ⅲ型（放射型）：V2 汇入肝中静脉而 V3 汇入下腔静脉，占 57%。肝中静脉与肝左静脉形成共干占 81%。脐裂静脉（UFV）位于镰状韧带深面，可视为肝左内叶与左外叶的分界标志。脐裂静脉的发生率约为 91%，一般认为脐裂静脉位于Ⅱ、Ⅲ段和Ⅳ段之间，引流 S3、S4b 段区域的静脉血。根据汇入部位分为 3 型：Ⅰ型，脐裂静脉汇入肝左静脉（72%）；Ⅱ型，汇入肝中静脉和肝左静脉的共干（10.8%）；Ⅲ型，直接汇入肝中静脉（17.2%），主要引流Ⅲ段和Ⅳ段。左侧上肝静脉称为表浅肝静脉（SHV），行走于Ⅱ段的头侧，其多数情况下汇入共干的左侧壁，但是也可直接汇入下腔静脉，引流Ⅱ段。右侧有时也会出现一条表浅肝静脉，少数人可同时出现左、右侧表浅肝静脉。另外在静脉韧带沟内还存在已经闭锁的静脉韧带（Arantius 管），其尾侧连接门静脉矢状部，头侧连接肝左静脉根部或下腔静脉，术中可作为寻找肝左静脉的标志。

肝后下腔静脉是指由右心房至肾静脉汇入处的下腔静脉，长为 7.8 ~ 8.1cm。此范围内存在着重要解剖学意义的第二肝门、第三肝门及肝后下腔静脉前间隙。除了汇入三条主肝静脉外，肝后下腔静脉还引流直接进入下腔静脉的众多静脉出入区域称为第三肝门，这些大量不同口径的静脉支又称肝短静脉。在肝后汇入的肝短静脉，根据 Sato[16] 等的分类，可分为：①尾状叶静脉：引流固有肝尾状叶的，直径＞3mm 的 1 或 2 个静脉；②左侧尾状叶肝短静脉：来自于尾状叶左侧直径在 1 ~ 3mm 的肝短静脉；③右侧尾状叶肝短静脉：来自于尾状叶右侧直径在 13mm 的肝短静脉；④肝右后下静脉：1 或 2 支来自于Ⅴ肝段的直径＞5mm 的粗大静脉；⑤肝右中静脉（MRHV）：来自于Ⅶ肝段的直径＞5mm 的静脉；⑥引流第Ⅷ肝段的直径＞1mm 的静脉。关于肝后下腔静脉间肝短静脉的数目由于没有明确的直径标准，不同的文献有不同的报道。Chang[17] 等研究 60 具正常成人尸肝，发现平均每个肝后下腔静脉有 8.2 个肝静脉开口，分为大、中、小 3 种类型。而 Ger[18] 报道肝后间隙肝短静脉的数目多达 33 支。在肝后下腔静脉的解剖中，肝后下腔静脉前间隙的理解非常重要，肝后下腔静脉前间隙在解剖上是一潜在腔隙，其前壁为尾状叶的腔静脉窝，后壁为肝后下腔静脉，左侧为尾状叶 Spiegel 叶及肝短静脉，右侧为尾状叶的腔静脉旁部、尾状突及其发出的肝短静脉和右肝的肝右下静脉（IRHV）、肝右中静脉（MRHV），下口为 IRHV 的左侧尾状叶后下腔静脉前的裂隙，上口为肝上静脉窝。此间隙有一定数量的肝短静脉。另外有 10% 的个体有右膈下静脉及右肾上腺静脉注入该区域。上述肝短静脉主要分布肝后下腔静脉前间隙两侧，而在该间隙之间分布较少，右侧组为肝右后静脉，主要引流肝右后部Ⅵ、Ⅶ段静脉血，左侧组为尾状叶静脉，主要引流尾状叶静脉血。

总之，肝段或亚肝段是肝脏手术的最小解剖单位。在熟知肝脏精细解剖的基础上，通过依据术中超声引导，结扎肝蒂产生的缺血线、门静脉穿刺染色、ICG 荧光显影、全程显露主要肝静脉等方法，明确目标切除肝段的确切范围，将肿瘤所涉及各个解剖单位的 Glisson 系统和肝实质进行完整切除，并且要保证剩余肝实质具有完整的流入和流出道是我们肝胆外科医生的基本技能。

（郭俊武）

参考文献

[1]Sugioka A，Kato Y，Tanahashi Y. Systematic extrahepatic glissonean pedicle isolation for anatomical liver resection based on Laennec's capsule：proposal of a novel comprehensive surgical anatomy of the liver[J]. J Hepatobiliary Pancreat Sci，2017，24（1）：17-23.

[2] 余德才. 肝脏膜性解剖及 Laennec 入路解剖性肝切除 [J]. 中华腔镜外科杂志（电子版），2019，12（06）：332-336.

[3]Hjortsjo CH. The topography of the intrahepatic duct systems[J]. Acta Anat（Basel），1951，11（4）：599-615.

[4]Healey JE，Sch roy PC. Anatomy of the biliary ducts within the human liver. Anatomy of the prevailing pattern of branchings and the major variations of the biliary ducts[J]. Arch Surg，1953，66：599-616.

[5]Couinaud C. Lobes et segments heptiques. Notes sur I'architecture anatomique et chirurgicale du foie[J]. La Presse Medicale，1954，62：709-712.

[6]Bismuth H. Surgical anatomy and anatomical surgery of the liver[J]. World J Surg，1982，6：3-9.

[7]Goldsmth NA，WoodburneR T. The surgical anatomy pertaining to liver resection[J]. Surg Gynecol Obstet，1957，105：310-318.

[8]Cho A，Okazumi S，Makino H，et al. Relation between hepatic and portal veins in the right paramedian sector：proposal for anatomical reclassification of the liver[J]. World J Surg，2004，28：8-12.

[9]Takasaki K. Glissonean pedicle transection method for hepatic resection：a new concept of liver segmentation[J]. J Hepatobiliary Pancreat Surg，1998，5（3）：286-291.

[10]Fasel JH，Majno PE，Peitgen HO. Liver segments：an anatomical rationale for explaining inconsistencies with Couinaud's eight-segment concept[J]. Surg Radiol Anat，2010，32（8）：761-765.

[11] 中国肝脏专家组. 肝脏解剖和肝脏手术切除术统一名称 [J]. 中华外科杂志，2002，40：

22-24.

[12]nKumon M. Anatomy of the caudate lobe with special reference to portal veinand bile duct[J]. Acta Hepatol JPH, 1985, 26 (11): 1193.

[13]Yan PN, Tan WF, et al. Applied anatomy of small branches of the portal vein in transverse groove of hepatic hilum[J]. Surg Radiol Anat, 2014, 36 (10): 1071-1077.

[14]Ichida H, Imamura H, et al. Re-evaluation of the couinaud classification for segmental anatomy of the right liver, with particular attention to the relevance of cranio-caudal boundaries[J]. Surgery, 2021, 169 (2): 333-340.

[15]Neumann JO, Thorn M, et al. Branching patterns and drainage territories of the middle hepatic vein in computer-simulated right living-donor hepatectomies[J]. Am J Transplant, 2006, 6(6): 1407-1415.

[16]Sato TJ, Hirai I, Murakami G, et al. An anatomical study of short hepatic veins, with special reference to delineation of the caudate lobe for hanging maneuver of the liver without the usual mobilization[J]. J Hepatobiliary Pancreat Surg, 2002, 9 (1): 55-60.

[17]Chang RW, Shan-quan S, Yen WW. An applied anatomical study of the ostia venae hepatieae and retrohepatic segment of the inferior vena cava[J]. J Anat, 1989, 164 (1): 41-47.

[18]Ger R. Surgical anatomy of hepatic venous system[J]. Glin Anat, 1988, 1 (1): 15.

第二章

肝脏的生理功能、显微结构及相关病理

一、肝脏的生理功能

肝脏的生理功能既重要又复杂，主要包括以下几点。

1. 胆汁分泌　肝脏每天可以分泌 600 ~ 1000ml 胆汁，经由胆管输送至十二指肠，有助于脂肪的消化，以及促进脂溶性维生素 A、维生素 D、维生素 E、维生素 K 的吸收[1]。

2. 代谢功能

（1）碳水化合物、蛋白质和脂肪代谢：肝脏可将碳水化合物、蛋白质和脂肪转化为糖原并储存在肝内。当血糖下降时，肝脏能够将糖原分解为葡萄糖并释放入血，以保持血糖浓度稳定。

（2）蛋白质合成与代谢：在蛋白质的代谢过程中，肝脏具有合成、脱氨和转氨作用。它可以利用氨基酸合成人体所必需的多种蛋白质，例如白蛋白、纤维蛋白原和凝血酶原。当肝脏受损时，可导致低蛋白血症和凝血功能障碍[2, 3]。

（3）氨代谢[4]：体内产生的氨是有毒的。在肝性脑病中，血氨会升高。肝脏可以将大部分的氨转化为尿素并通过肾脏排出体外。另外，肝细胞内的转氨酶能够使一种氨基酸转化为另一种氨基酸，提高对各种食物的适应能力。

（4）脂肪代谢：肝脏在脂肪代谢中起到平衡体内多种脂质（如磷脂和胆固醇）的作用。而脂肪的运输与肝中的脂蛋白关系密切，当脂蛋白中卵磷脂不足时，可导致脂肪在肝内堆积，形成脂肪肝。胆固醇在胆汁中的溶解度受到胆盐与卵磷脂的比例影响，失衡可能导致胆固醇结石。

（5）维生素与激素代谢：肝脏参与各种维生素的代谢。例如，它能将胡萝卜素转化为维生素 A 并储存。肝脏还储存了 B 族维生素、维生素 C、维生素 D、维生素 E 和维生素 K[1]。在激素代谢方面，肝脏能够灭活雌激素和抗利尿激素，且肾上腺皮质激素和醛固酮的代谢大部分在肝内完成。在肝硬化的情况下，这些功能可能会减弱，导致体内激素水平上升，从而引发蜘蛛痣、肝掌和男性乳房肥大等症状。增多的抗利尿激素和醛固酮会导致体内水钠潴留，可能引发水肿和腹水。

3. 凝血功能[5]　除了上述提到的纤维蛋白原和凝血酶原合成，肝脏还生产多种凝血因子，如 V、VII、VIII、IX、X、XI 和 XII。肝脏内储存的维生素 K 对凝血酶原及凝血因子 VII、IX、X 的合成至关重要。

4. 解毒功能　体内代谢过程产生的有害物质及外部摄入的毒素主要在肝脏经过分解、氧化和结合等过程实现解毒 [6]。其中涉及的结合过程，主要与葡萄糖醛酸、甘氨酸等物质相关。结合后的产物通常会失去其原有毒性，或被排出体外。

5. 吞噬与免疫功能　肝脏的 Kupffer 细胞 [7] 属于单核 – 巨噬细胞系统，具有吞噬功能，可以清除血液中的细菌、色素和其他碎屑。

6. 造血与血液循环调节

（1）肝脏内含有铁、铜、B 族维生素和叶酸等，这些物质可以间接参与造血过程。

（2）在正常状态下，肝脏的血流量为 1000 ~ 1800ml/min，平均 1500ml/min。肝脏储存了大量的血液，在急性出血时，可以迅速输出约 300ml 血液以维持体内循环，而不影响其功能。

（3）肝脏具有卓越的再生能力。例如，在大鼠或狗的肝脏被切除 70% ~ 85% 后，剩余的部分仍能维持正常生理功能，并在 4 ~ 8 周内恢复至原始大小 [8]。人类肝脏也具备强大的再生能力。如果切除右三叶，留下约 25% 的正常肝组织仍可维持基本生理需要，并在约 1 年内恢复到原始重量 [9]。但肝脏的再生需要充足的血液供应，尤其是门静脉的供血至关重要。实验表明，门静脉的血流量和压力是影响肝细胞再生的关键因素。肝脏对缺氧非常敏感，虽有报道称在常温下肝脏血流阻断长达 60 ~ 72 分钟仍无不良效应，但通常建议阻断时间最好不超过 20 ~ 30 分钟。对于肝实质有明显病变的情况（如慢性肝炎、肝硬化），常温下的阻断时间应严格限制在 10 分钟以内。

二、肝脏的显微结构

肝小叶是肝脏的微观结构单位，一个成人肝脏大约拥有 100 万个这样的单位 [10]。每一个肝小叶的中央是中央静脉，由此放射出去的是一系列肝细胞，它们按放射状单层排列，被称为"肝细胞索"。

肝细胞索之间的空隙是肝窦（或称为窦状隙）。这实际上是肝的毛细血管网络，它连接了肝动脉、门静脉的小分支和中央静脉。肝窦壁上则分布有 Kupffer 细胞。

肝小叶之间有结缔组织组成的汇管区，其中包含肝动脉、门静脉和胆管的小分支。胆管则进一步分为胆小管和位于肝细胞之间的毛细胆管。

通过电子显微镜观察，肝细胞是多角形的，大小约为 $30\mu m \times 20\mu m$。这些细胞的一侧面对肝窦，其膜上有大量的微绒毛伸入狄氏间隙（Disse space），主要负责与肝窦内的血液进行物质交换 [11]。

值得注意的是，在相邻的两个肝细胞之间的缝隙是毛细胆管。它的壁实际上就是肝细胞膜，而肝细胞会将胆汁直接排泄到这些毛细胆管中。

肝细胞的细胞质内包含多种亚微结构，如线粒体、内质网、溶酶体、微体和高尔基复合体等，它们都具有复杂而重要的生理功能。

三、肝癌的相关病理学改变

肝癌发展前常有一系列的病理学改变，这些前驱病变为肝癌的发生提供了"土壤"。显微镜下可以观察到不典型增生结节，尤其在慢性肝病和肝硬化患者中更为常见。这些结节是由小于 1mm 直径的不典型增生肝细胞所组成[12]。

所谓的不典型增生结节（dysplastic nodules，DNs），其实是指那些在组织学上没有明确的恶性证据、直径小于 2cm 的结节。根据其细胞和结构的异型性，DNs 又可以进一步分类为低级别和高级别。其中，低级别的 DNs 通常直径约 1cm、色泽微黄，其转变为恶性的风险相对较低。而高级别的 DNs 虽然相对罕见，但它们的结节直径稍大，最大可达 2cm。这类结节的显著特点包括细胞密度的明显增加、形成不规则的小肝细胞束，以及偶见的非配对动脉形成。由于其与高分化的肝细胞癌（hepatocellular carcinoma，HCC）相似，因此在诊断上经常引发困惑。值得注意的是，DNs 内部可能存在分化良好的 HCC 微小病灶，这也是为何它们被认为是癌前病变。大约有 1/3 的 DNs 有可能进展为恶性。

然而，我们也必须明确，小于 2cm 的肝病灶并不一定都是 DNs，它们同样有可能是真正的 HCC。通过综合考虑病灶的大体形态、肝细胞的分化程度、血管的分布、病灶的外围包膜，以及是否存在血管侵犯，我们可以对 HCC 进行更为详细的分类。这些标准在临床和研究中都具有极其重要的意义。

在 HCC 的大体形态中，其可以表现为单个或多个结节。多结节型 HCC 可以由分散在各个肝段的多个同步发生的病灶构成（称为多中心 HCC），或者是由一个主要的病灶和多个位于相邻肝段的次要病灶（代表肝内转移）构成。弥漫性 HCC 较为罕见，而且其确切定义尚不明确。这种弥漫性肿块在诊断，特别是影像学诊断中，面临诸多挑战。还有一种被称为浸润型的 HCC，其特点是分化程度低，边缘不清楚。

在显微水平，HCC 的细胞可以呈现出各种不同的分化程度。通常，我们基于 Edmondson 的分类系统将其分为四个等级，从 1 ~ 4 级，代表从高分化到未分化。随着肿瘤尺寸的增大，其分化程度通常会降低。高度分化的 HCC 细胞与正常肝细胞非常类似，并可能形成与正常肝小叶相似的结构。因此，通过肝穿刺活检或肝切除手术获得的样本，对高分化的 HCC 进行病理诊断可能较为困难。

幸运的是，我们现在有了一些免疫组化标记，如磷脂酰肌醇蛋白（glypican-3，GPC3）、热休克蛋白70（heat shock protein 70，HSP70）和谷氨酰胺转氨酶（glutamine synthetase，GS）。它们可以帮助我们在诊断高度分化的 HCC 时提供辅助信息[13, 14]。

血管生成是 HCC 与肝再生结节之间的关键区分点。这是一个逐渐的过程，从肝再生结节到低度和高度的不典型增生，最终进展为 HCC。其过程中，一个关键的变化是门静脉的消失和新的动脉形成[15]。新生的动脉成为肿瘤的主要血供，这不仅是 HCC 诊断的关键特点，而且是其治疗的基础。

HCC 的侵袭性是其一个明显的特点。这种癌症很容易侵入周围组织和血管，特别是当肿瘤呈膨胀性生长、低度分化或尺寸较大时。一旦 HCC 侵入门静脉，肿瘤在血管中的扩展会迅速增加，可能导致严重的并发症。

总的来说，HCC 是一个高度侵袭性的癌症，其诊断和治疗需要综合多种手段和策略。不仅要仔细观察肿瘤的形态学特征，还要结合各种生化和免疫标志物来确认诊断，并为后续治疗制定策略。

（马森林）

参考文献

[1]Marin JJ，et al. Bile acids in physiology，pathology and pharmacology[J]. Curr Drug Metab，2015，17（1）：4-29.

[2]Foley CE，et al. Liver injury，hypoalbuminaemia and severe SARS-CoV-2 infection[J]. Gut，2022，71（1）：225-226.

[3]Gatta A，Verardo AM. Bolognesi，Hypoalbuminemia[J]. Intern Emerg Med，2012，7（3）：S193-199.

[4]Trefts EM，Gannon DH. Wasserman，The liver[J]. Curr Biol，2017，27（21）：R1147-R1151.

[5]Potze W，Porte RJ，Lisman T. Management of coagulation abnormalities in liver disease[J]. Expert Rev Gastroenterol Hepatol，2015，9（1）：103-114.

[6]Pineiro-Carrero VM，Pineiro EO. Liver[J]. Pediatrics，2004，113（4）：1097-1106.

[7]Racanelli V，Rehermann B. The liver as an immunological organ[J]. Hepatology，2006，43（2 Suppl 1）：S54-62.

[8]Hu H，et al. Long-Term expansion of functional mouse and human hepatocytes as 3D organoids[J]. Cell，2018，175（6）：1591-1606，e19.

[9]Mao SA, Glorioso JM, Nyberg SL. Liver regeneration[J]. Transl Res, 2014, 163（4）: 352-362.

[10]Cheng ML, et al. The immune niche of the liver[J]. Clin Sci（Lond）, 2021, 135（20）: 2445-2466.

[11]Haussinger D, Kordes C. Space of Disse: a stem cell niche in the liver[J]. Biol Chem, 2019, 401（1）: 81-95.

[12]Ramachandran P, et al. Single-cell technologies in hepatology: new insights into liver biology and disease pathogenesis[J]. Nat Rev Gastroenterol Hepatol, 2020, 17（8）: 457-472.

[13]Varma V, Cohen C. Immunohistochemical and molecular markers in the diagnosis of hepatocellular carcinoma[J]. Adv Anat Pathol, 2004, 11（5）: 239-249.

[14]Timek DT, et al. Arginase-1, HepPar-1, and Glypican-3 are the most effective panel of markers in distinguishing hepatocellular carcinoma from metastatic tumor on fine-needle aspiration specimens[J]. Am J Clin Pathol, 2012, 138（2）: 203-210.

[15]Morse MA, et al. The role of angiogenesis in hepatocellular carcinoma[J]. Clin Cancer Res, 2019, 25（3）: 912-920.

第三章

原发性肝癌流行病学和分子生物学

原发性肝癌是目前世界上发生率位居第七、死亡率位居第二的恶性肿瘤，每年死亡人数达 83 万 [1-3]。近年来，肝癌的发病率在很多国家都在增加 [4]，并且在未来 10 年预计还将进一步升高 [5]。我国一直是一个肝癌大国，新发肝癌患者约占世界新发病例的一半，因此了解肝癌的流行病学发展趋势和分子生物学特点，对于控制我国肝癌发生、制定卫生政策、研究治疗方法意义重大 [6]。

一、流行病学特征及发展趋势

（一）发病率情况

1. 地理分布　鉴于肝炎病毒的全球分布情况，原发性肝癌在全世界不同区域的分布也不尽相同。高达 80% 的肝癌分布于东亚和非洲，中美洲也是肝癌发病率较高的区域，而北欧、中东和美国的发病率则最低。我国一直是肝癌大国，全球 50% 的新发肝癌患者来自我国。2020 年发病率为 4.7%，蒙古是全球发病率最高的国家 [3]。很多中低收入国家并没有基于全民的肿瘤统计数据，所以很难真实确切地了解肝癌实际发病率的情况及变化趋势。

2. 性别差异　总体来讲，男性的肝癌发病率要高于女性，男女比例为（2 ～ 3）∶1，该比例也随地区不同而有所差异，比如在一些欧洲国家，肝癌发病男女比例达（4 ～ 5）∶1，而在墨西哥、中美洲及南美沿海地区，该比例则低于 3∶2 [2]。虽然目前尚不明确其具体原因，但有研究认为男性发病率高于女性可能是由性激素、免疫反应及表观遗传因素等引起的 [7]。

3. 种族差异　在多种族国家中，不同种族人群的肝癌发病率也存在显著的差异。比如在美国，亚裔或太平洋岛民发生肝癌的比例最高，达 14.2/10 万人；印第安人及阿拉斯加原住民为 12.6/10 万，西班牙裔为 12.1/10 万，非西班牙裔黑种人为 9.4/10 万，非西班牙裔白种人为 5.9/10 万 [8]。另外，同一种族生活在不同的地区，其肝癌的发病率也有所不同。比如生活在夏威夷的华裔男性肝癌发病率为 8.7/10 万，而在中国国内的男性发病率则为 21.0/10 万 [1]。因此，肝癌发病率种族间的差异可能源于人群自身的患病风险和生活的地理位置双重因素。

（二）死亡率情况

肝癌是恶性程度较高的癌种，其预后主要与初诊时肿瘤分期及肝病严重情况有关，往往原发性肝癌的发病率和死亡率在大多数国家中都基本相似。有研究显示，2020年肝癌年龄标化发生率（Age-standardized incidence rate，ASIR）东亚最高（男性26.9，女性8.9），其次北非（男性20.2，女性10.5）、东南亚（男性21.2，女性7.1）；在欧洲和中南亚则最低，为2.0 ~ 5.4[3]。死亡率最高的国家为蒙古和埃及，最低为摩洛哥和尼泊尔[1]。

（三）发展趋势

近年来，原发性肝癌在大洋洲、南北美洲及多个欧洲国家的发病率明显增加，而在很多亚洲国家则显著下降。在美国，2008—2012年，原发性肝癌发病率以每年3.1%的速度增长[1]。有研究预测全球肝癌的发病人数将由2018年的84 180例增加至2040年的1 361 836例；死亡人数由2018年的78 131例增加至2040年的1 284 252例。

（四）危险因素

1. 乙型肝炎病毒（hepatitis virus，HBV）　是一种DNA病毒，是引起肝硬化、肝癌的重要危险因素。世界卫生组织测算全球有约2亿5700万人口感染了HBV，占全球人口的3.5%；在2015年，HBV感染导致了887 000例患者死亡。一项Meta分析显示HBV感染者中死于肝硬化或肝癌的风险为10% ~ 25%[6]。非洲是HBV感染率最高的地区，发病率达8.83%；而中国是HBV感染人口最多的国家，乙型肝炎患者总数达9500万，感染率为5.49%；其次是印度和尼日利亚，感染人口分别为1700万和1500万[9]。自1982年HBV疫苗应用以来，已经有105个国家对新生儿进行HBV疫苗的接种，有效预防了HBV的母婴传播，大大降低了HBV的感染，从而进一步减少了HBV相关性肝癌的发生[10]，同时随着抗HBV药物的产生和发展，乙型肝炎病毒将能够得到较好的控制，进而进一步降低发生HBV相关性肝癌的风险。

2. 丙型肝炎病毒（hepatitis virus，HCV）　是一种单链RNA病毒，主要分为7种基因型，也是引起肝癌的重要危险因素。世界卫生组织测算全球有约7100万人口感染HCV，每年有399 000例丙型肝炎患者死于肝硬化或肝癌。埃及是丙型肝炎最高发的国家，感染率达到18%，而欧洲、美国和加拿大的发病率则非常低，在0.5% ~ 2.5%。虽然目前还没有HCV的疫苗，不过随着血液制品常规病毒检测、静脉输液流程标准化等措施的开展，HCV感染的风险有所下降。同时近年来，HCV的治疗也有了显著的发展，既往干扰素治疗的持续病毒学应答（sustained viral response，SVR）仅为50%，而目前，直接抗病毒药物（direct-acting-antiviral，DAA）的SVR则高达90%以上[11]，能够显著降低HC相关性肝癌的风险[12]。

3. 黄曲霉素（aflatoxins）　是由黄曲属真菌分泌的一类毒素，常存在于温暖湿润的环境，容易污染玉米、花生、坚果等食物，进而被人摄入影响健康。黄曲霉素包含 B1、B2、G1 和 G2 等多种类型，其中黄曲霉素 B1（AFB1）是其中毒性最强的一种，也是引起肝癌的重要危险因素。有 Meta 分析显示，在亚洲和非洲，AFB1 对肝癌的人群归因危险度高达 17%（14% ~ 19%）[13]。有研究显示，AFB1 的致癌作用与其引起包括 TP53 在内的多种基因突变、损伤有关，并且在肝癌致癌方面，AFB1 与乙型肝炎病毒具有协同作用[13]。在预防方面，我国通过各项政策减少了高发地区人群对 AFB1 的暴露，进而降低了相应区域肝癌的发病率，成效显著。

4. 饮酒与吸烟　饮酒是引起肝硬化、肝癌的常见危险因素。长期饮酒可诱导细胞色素 $P_{450}2E1$（CYP2E1）活性，产生氧自由基，进而造成 DNA 的损伤，引起肝癌[14]。有研究显示每日饮酒量大于 60ml 的人群罹患肝癌的风险是饮酒量 ≤ 60ml 人群的 7 倍[15]。多项流行病学研究显示吸烟是发生肝癌的中等危险因素。烟草中氨基联苯（4-ABP）、多环芳烃（PAH）等化学物质均可诱发肝癌[16]。2014 年的一项涉及 113 项研究的回顾性分析显示，现行吸烟者罹患肝癌的风险增加 70%，而既往吸烟者患肝癌的风险则增加 40%[17]。

5. 非酒精性脂肪肝（non-alcoholic fatty liver disease，NAFLD）　是指与酒精摄入无关的肝脏脂肪变，可进一步引起非酒精性脂肪性肝炎（non-alcoholic-steatohepatitis，NASH），造成肝脏代谢异常，进而通过多种机制（包括 TNF-α、IL-6、瘦素等水平升高）引起肝纤维化、肝硬化并最终诱发肝癌[18]。肥胖和糖尿病是引起 NAFLD 的主要因素，然而非肥胖、非糖尿病人群也可罹患 NAFLD。近年来随着肥胖人口的增多，NAFLD 的发病率逐年增加，有研究显示全球有 20% 的人口受到 NAFLD 的影响。一项 Meta 分析纳入了 86 项研究，涉及 22 个国家 85 万余人，NAFLD 结果显示的发病率达 25.24%，在中东和南美最高，在非洲最低[19]。10% ~ 30% 的 NAFLD 患者出现 NASH，并可能进一步发展为肝硬化。在美国，NAFLD 已经成为肝细胞肝癌最重要的危险因素之一。

6. 肥胖和糖尿病　能够通过引起低度系统性炎症及代谢异常，从而引起 NAFLD，促进肝癌的形成，其具体致癌机制尚未完全清楚，可能与胰岛素抵抗、脂毒性、氧化应激增强、慢性低度炎症状态等相关[20]。另外，近年来多项研究显示肠道微生物的失调在诱发肝癌方面也起到了重要作用[21]。有研究显示超重（$25kg/m^2$ ≤ BMI < $30kg/m^2$）和肥胖（BMI ≥ $30kg/m^2$）均能增加肝癌的风险，其中超重发生肝癌的风险增加 18%，肥胖则增加 83%[22]。一项美国的研究发现 BMI 每增加 $5kg/m^2$，肝癌的风险就增加 33%；腰围每增加 5cm，肝癌的风险增加 8%[23]。多项研究显示 2 型糖尿病患者罹患肝癌的风险是普通人的 2.0 ~ 2.5 倍，并且 2 型糖尿病患者死于肝细胞肝癌的风险也更高[24]。目前随着肥胖和 2 型糖尿病在全球发病率的增加，由其诱发肝癌的比重将进一步加大，

甚至可能超过 HBV、HCV、AFB1 对于肝癌的影响[25, 26]。

二、分子生物学特点

在分子生物学水平，肝细胞肝癌就基因构成和免疫细胞浸润而言是异质性很大的一类恶性肿瘤，其具体的分子生物学机制尚未完全明确，因此相应的分子靶标疗效相对有限。

随着转录组测序 RNA-seq，全外显子测序 WES，T 细胞表面受体测序 TCR-seq，单核苷酸多态性矩阵 SNP-array，单细胞测序 scRNA-seq，单分子 RNA 荧光原位杂交 smRNA-FISH 及质谱分析 LC-MS 等分子技术的发展，基因组、转录组学联合蛋白质组学和代谢组学的发展以及结合人工智能 AI 预测，使我们能够更深入地了解肝癌发生、发展及转移的机制。TCGA（The Cancer Genome Atlas）的分析结果显示 TERT 启动子突变（44%）、TP53 抑癌基因突变（31%）和 CTNNB1 癌基因突变（27%）是肝细胞肝癌最常见的体细胞突变，其他的分子突变还包括染色质重塑通路（BAP1、MLL、ARIDIA、ARID2 等）、RTK/KRS/PI3K 通路（MET、FGFRI、VEGFA、PIK3CA、PTEN、RP6SKA2 等）、细胞周期通路（RB1、CDKN2A、CCNE1 等）、氧化应激通路（NFE2L2、KEAP1）和 JAK-STAT 通路（JAK1 等）[27]。

近些年来，科学家就根据肝癌的分子生物学特征，从基因突变、转录组、非编码 RNA、代谢组及蛋白免疫组等对异质性肝癌分型，发掘出多种有助于提示预后或治疗效果的分子标志物，进而在分子水平对肝癌进行分型，弥补了目前肝癌分期的不足。然而目前所得的结果还主要来源于回顾性研究，未来尚需要更高循证医学等级的证据。

（一）肝癌的基因组分型

评估基因突变的特性有助于阐明肝癌发展的机制，有研究对 HCV 相关性肝癌进行了基因测序，综合基因拷贝数定量变化和基因表达差异，并根据结果将曾使用索拉非尼治疗的肝细胞癌（HCC）分为 5 组：① CTNNBI1 突变组：以 WNT 通路突变、肿瘤较大为特征；②增生相关组：以肝癌标志物 AFP 水平提高、肿瘤微血管侵犯、染色质不稳定等为特征，该组主要以富集 IGF-IR 磷酸化，IGF-IR 抑制剂和单克隆抗体（A12）及靶向药物（西罗莫司和依维莫司），提示有潜在疗效；③ IFN 相关组：以 IFN 相关联基因突变、肿瘤体积较小、CTNNB1 低突变率为特征，提示该组以抵抗 IFN 和利巴韦林治疗潜力；④染色体 7 号多倍体组：以 MET、EGFR 基因突变为特征，发现 7 号染色体扩增与术后早期复发有关，并针对多个基因为 HCC 分子治疗提供潜在的靶点；⑤非特异性组：无明确特征。然而由于样本量较小，该分组仅与转移潜力相关，预后未显示出显著差异[28, 29]。另一项研究 Schulze 等对 243 例肝细胞肝癌肿瘤样本进行了全外显子测序，结果发现了共 161 个已知突变，涵盖 11 个不同的信号通路[30]。根据基因突变 Laurent-Puig 等分析了 137 个肿瘤，检测了高密度等位型、p53、Axin1、b-catenin 基因突变，根据临床参数分析病变情况以及染色体稳定性，肿瘤可分为 2 组，以染色体稳定组的 b-catenin 突变与染色体 8p 损失常发现单一基因改变；另一组则是以染色体不稳定的最常见等位基因损失在染色体 1p、4q、6q、9p、13q、16p、16q 和 17p 上，Axin1 和 p53 两基因高频突变[31]。复旦分型，通过对 159 例患者测序分析，其中发现了 5 个显著突变基因，包括 TP53（占比 58%）、CTNNB1（占比 19%）、AXIN1（占比 18%）、KEAP1（占比 7%）和 RB1（占比 6%），其 56 例共突变中仅有 2 例 AXIN1 与 CTNNB1 的突变，而 AXIN1 与 CTNNB1 是 WNT 通路负调控因子[32]。通过基因组分型，对不同病因引起原发性肝癌驱动基因和通路变化情况，有助于确定靶向精准治疗的获益人群。

（二）肝癌的转录组分型

Boyault 等通过对肝癌组织进行基因芯片分析，最早提出了肝细胞肝癌的转录组分型，将肝癌分为 6 种不同的亚型 G1 ~ G6：① G1 与 HBV 感染相关，病毒 DNA 水平较低，伴有 AXIN1 突变以及 IGF-2 和 AFP 高表达；② G2 也与 HBV 相关，但病毒水平高，伴有 PIK3CA 突变；③ G3 与等位基因缺失相关，包括 17 号染色体缺失突变、TP53 突变，同时与 CDKN2A 甲基化和细胞周期蛋白高表达相关，其预后最差；④ G4 异质性强，多为分化较好的肿瘤；⑤ G5、G6 与 CTNNBI1 突变（分别为 70%、100%）WNT 激活及 CDH1 甲基化相关[33]。Lee 等根据 HCC 基因表达谱可分为 Cluster A 和 Cluster B 两种亚型，Cluster A 中细胞增生和抑制凋亡相关基因表达上调，预后更差；Cluster B 中泛素化蛋白和组蛋白修饰相关基因表达增加，预后较好[34]。Hoshida 等将 603 肝癌患者分为 S-1、S-2 和 S-3 三种分子亚型，根据不同组特征成分分析表明，S-1 亚型富集恶性特征，早期复发和转移风险高，与肿瘤迁徙和转移密切相关的 WNT 信号通路的异常激活，S2 的特征是增生及 MYC 和 AKT 激活，S3 与肝细胞分化有关[35]。近年来，多项研究提出了多种不同的肝癌转录组分型方法[36]，但目前根据肝癌的转录组变化特征尚无公认推荐的分型方式。

（三）肝癌的非编码 RNA 分类分型

早些年来，对癌症生物学的研究主要集中在参与蛋白质编码的基因上，直到近些年才发现一类不编码蛋白，具有多样化和普遍存在的 RNA，称为非编码 RNA（ncRNA）。随着近些年对 ncRNA 生物学的爆炸式增长地研究，发现 ncRNA 在塑造细胞活动方面起着关键的调节作用[37, 38]。非编码 RNA 包括有 long ncRNA（LncRNAs）、microRNAs（miRNAs）、circularRNAs（circRNAs）、transfer RNA-derived small RNAs（tsRNAs）及 PIWI-interacting RNAs（piRNAs）。

1. 长链非编码 RNA（LncRNAs）　是一类长度大于 200 个核苷酸、不编码或微弱编码蛋白的非编码 RNA，在 HCC 的肿瘤发生和进展中在基因转录、转录后修饰及表观遗传水平等多个层面调控基因的表达，具有多样化的生物学功能和作用机制，如影响癌细胞持续增生、逃避细胞凋亡，通过与 DNA、RNA 或蛋白质结合，加速血管形成和获得侵入性能力等[39]。何祥火实验室团队鉴定了一个肝癌候选促癌 LncRNA LINC01138，揭示了 IGF2BP1/IGF2BP3–LINC01138–PRMT5 通路在肝癌发生发展过程中的分子机制，同时 LINC01138 的高表达可能作为肝癌患者临床预后判断的标志物分子[40]，该团队还在肝癌中通过 RNA-Seq 的方法鉴定到了一种肿瘤特异性的 LIN28B 转录本变异体 LIN28B-TST，该转录本编码一种具有外加 N 端氨基酸序列的蛋白异构体，其表达受 DNA 甲基化的调控，对于促进肿瘤的增生生长具有重要影响[41]。其他的 LncRNA，如 LncRNA SNHG6 通过 LncSNHG6–FAF2–mTOR 复合物激活 mTOR 信号通路[42]，而 LncRNA MALAT1 调控肝癌的糖代谢从而影响 mTOR 通路[43]，LncRNA HEPFAL 和 LncRNA NEAT1 通过调控肝癌的铁死亡[44, 45]。Chen Erbao 等研究对 70 个与脂肪酸（FA）代谢评分高度相关的 LncRNA 分为两个不同的 cluster，与第 1 组相比，第 2 组患者的 FA 代谢评分较低，生存率更差，并表现出高频率的 DNA 损伤、基因突变和致癌信号传导（如上皮到间充质转化 EMT）等。此外，鉴定出与 FA 代谢高度相关的三种 LncRNA（SNHG1，LINC00261 和 SNHG7），LncRNA 标记可以预测免疫治疗对肝癌患者的影响[46]。

2. CircularRNAs（circRNAs）　作为长链非编码 RNA 一类，它们的特点是形成一个闭环结构，不像线性 RNA 那样具有 3'- 末端和 5'- 末端。由于这种特殊的结构，circRNA 具有更高的稳定性，并且对于 RNA 酶的降解具有抵抗性，circRNA 可以通过与 LncRNA 相似的机制发挥促癌或抑癌功能[47]。根据对 HCC 细胞恶性表型的影响，circRNA 可以分为致癌的 circRNA 和肿瘤抑制的 circRNA[48, 49]。与癌旁组织和正常肝细胞系，促癌 circRNA 的表达在 HCC 组织和 HCC 细胞系中通常很高，如 circRHOT1[50]、circMDK、circCPSF6 的甲基化[51, 52] 等促进肝癌细胞的增生及影响肝癌的免疫微环境等来促进肝癌的发展[53, 54]。circRNA 抑制致癌相关基因的表达可以显着减少 HCC 细胞的增生、迁移和侵袭，促进肝细胞凋亡，改善预后[55, 56]。circRNA 也可以通过调节抗肝癌药物 sorafenib 的耐受[57, 58] 及糖基化[59, 60]、代谢等影响肝癌的治疗。可见 circRNA 在抗肝癌药物耐药性预测和血清检测等方面有很好应用前景。

3. microRNAs（miRNAs）　是由 18 ~ 25 个核苷酸组成的非编码单链 RNA 分子，参与转录后基因表达调控，在肝细胞肝癌中会出现异常的表达水平[61]。在所有的非编码 RNAs 中，miRNA 是目前研究最广泛的[38, 62]。Toffanin 等[63] 提出了肝细胞肝癌基于 miRNA 的第一个分型系统，主要针对 HCV 相关性肝癌，分为 3 个亚型：A 型主要为 AFP 水平较低，伴有 CTNNBI1 突变；B 型肿瘤偏小，并且富含干扰素反应相关基因；C

型主要是恶性程度高，预后差，与 IGFR1 和 PI3K/AKT 信号通路异常激活相关。另一项关于静脉转移方面的研究提示 miR-219、miR-207、miR-338 上调明显，而 miR-30、miR-34、miR-148 则明显下降[64]，这与既往报道 miR-34 和 miR-338 与肝细胞肝癌致癌相符。《原发性肝癌诊疗指南（2022 年版）》指出，基于 7 个 miRNA 的检测试剂盒可以作为肝癌早期诊断标志物，其诊断肝癌的敏感性和特异性分别为 86.1% 和 76.8%，特别是对于 AFP 阴性肝癌的敏感性和特异性也达到了 77.7% 和 84.5%[6]。miRNAs 有多种途径调控基因的表达，主要以 DNA 甲基化、RNA 剪切和翻译后修饰三条调控途径影响肝癌的发展[37]。

4. 其他非编码 RNA 在肝癌的研究中，tsRNA 的研究相对于以上几类非编码较少，Kim HK 等研究发现 LeuCAG30tsRNA 可以直接结合 RPS15 和 RPS28 上，并增强其转录组表达水平，从而促进肝癌的细胞的增生[37, 65]。另一项研究通过对比肝癌患者血清和正常患者血清 tsRNA 的差异，发现循环 tRF-Gln-TTG-006，其主要是由肿瘤中释放出来，提示血清 tsRNA 特征可能作为一种新的 HCC 生物标志物[66]。

（四）肝癌的代谢组分型

1924 年，德国生理学家 Otto Warburg 发现，与正常细胞相比，癌细胞的生长重度依赖糖酵解产生的 ATP，而这个过程会产生大量乳酸，这个现象称为瓦博格效应（Warburg effect）[67, 68]。代谢紊乱是恶性肿瘤的重要特征之一，当肿瘤为了适应其快速生长和转移所需的能量和物质时，就会经历代谢重编程[69, 70]。主要表现糖酵解、脂质代谢、氨基酸代谢异常和乳酸过量产生。①糖酵解增强，癌细胞更倾向于通过糖酵解代谢途径将葡萄糖转化为乳酸，这种代谢途径可以更快地提供 ATP，并为癌症提供其他需要的代谢产物；②脂质合成增强：脂质是细胞膜的主要组成部分，并且在细胞信号传导和生理调节中起着重要的作用；③氨基酸代谢改变：肿瘤细胞通常表现出增加特定氨基酸的摄取和利用，并且可以通过代谢途径转化为能量或其他生物合成途径所需的物质的异常氨基酸代谢模式；④乳酸产生增加：由于肿瘤细胞选择通过糖酵解代谢途径产生能量，因此它们通常会产生大量的乳酸作为代谢产物，这种现象称为乳酸酸中毒，导致肿瘤微环境的低 pH，从而导致免疫抑制型微环境，从而促进肿瘤侵袭和转移[71]。

因此，调节肝癌代谢异常微环境可能是肝癌治疗的新思路。因此，Desert R 等研究将 210 名 HCC 患者分为 4 个代谢组学分子亚型：Extracellular matrix-type（ECM-type）、Stem cell-type（STEM-type）、Perivenous-type（PV）和 Periportal-type（PP）。①ECM-type 亚型涉及细胞外基质重塑和上皮间充质转换 EMT，细胞增生；②STEM-type 亚型增生性强，易发生转移，患者生存率低；③PV 亚型常发生脂肪酸和胆盐代谢，肝静脉周围肝细胞特征，预后差；④PP 亚型多发生糖异生、氨基酸分解代谢，表达 HNF4A 诱导基因，门静脉周围肝细胞特征，预后好且肿瘤复发率低[72]。Yang 等基于另外一种代谢特征的分子分型，研究发现 3 种代谢组分子亚型：C1-C3。① C1 代谢活性强，主要涉及氨基酸代谢紊乱；② C2 与免疫紊乱相关，可能是免疫检查点抑制剂治疗的候选人群；③ C3 独特的分子特征，针对 C3 患者的治疗策略较少 [73]。在代谢方面，预后较差的亚型，与缺氧 [74]、代谢酶的高度甲基化、众多代谢通路的下调及多种脂肪酸的累积相关及免疫抑制微环境 [75, 76]。总之，这种代谢分型可能为肿瘤代谢治疗提供了新靶点和新见解。

（五）肝癌的蛋白及免疫组分型

近年来，高通量蛋白组学技术快速发展，开启肿瘤分子分型的新维度，也带来肿瘤精准治疗的新契机。基于高精度蛋白组数据，从蛋白质组水平定义了中国人群早期肝细胞癌的 3 种亚型（S- Ⅰ、S- Ⅱ和 S- Ⅲ），不同亚型的患者具有不同的临床结，S- Ⅰ亚型肝功能相关蛋白上调，具有肝细胞样特征；而 S- Ⅱ和 S- Ⅲ亚型增生相关蛋白上调。S- Ⅲ亚型多条促癌信号通路高度激活，癌症恶性程度最高，患者总生存期最短。甾醇酰基转移酶 1（SOAT1）是 S- Ⅲ亚型的特征性表达分子，其通过调控胆固醇代谢参与肝癌细胞增生和迁移，是潜在的药物治疗靶点。SOAT1 抑制剂——阿伐麦布（avasimibe）在患者来源的移植（PDX）模型上具有良好的靶向抗肿瘤效果 [77]。复旦团队的一项研究也将 HBV 相关 HCC 分为 3 个亚型：S-Mb（metabolism subgroup）、S-Pf（proliferation subgroup）和 S-Me（microenvironment dysregulated subgroup）。S-Mb 代谢相关蛋白表达上调，S-Pf 增生相关蛋白上调，患者总生存期最短，S-Me 免疫、炎症相关蛋白表达降低。S-Me 和 S-Pf 高表达 PYCR2，肿瘤恶性程度高，预后差，而 ADH1A 高表达的患者血清 AFP 水平低，预后较好。因此，这项研究发现 PYCR2 和 ADH1A 预后标志物，对 HCC 患者预后评估意义重大 [32]。同样的，近几年肿瘤免疫治疗取得重大进展，但免疫治疗的个体免疫应答差异极大，亟需要建立特定的免疫分子分型系统，以指导临床治疗与诊断。Sia 等发现约 25% HCC 患者高表达 PD-1 和 PD-L1，定义为免疫激活和免疫抑制两种亚型：以富集 T 淋巴细胞、NK、IFN 强信号及对 PD-1 抑制剂敏感的免疫激活亚型；以富集耗竭 T 淋巴细胞和 M2 巨噬细胞的免疫抑制亚型 [78]。Kim 等 [36] 进一步将高表达 PD-1 的 CD_8^+ T 淋巴细胞群分为 2 个亚型：高表达 PD-1 和低表达 PD-1，高表达 PD-1 亚型表达多种免疫检查点受体，PD-1+CD_8^+ T 淋巴细胞较多，PD-1 抑制剂疗效较好 [79]。此外，还可根据 HCC 免疫微环境功能状态分为免疫正常型、免疫缺陷型和免疫抑制型。免疫正常型可联合使用 T 淋巴细胞反应激活剂（如 IL-12、CpG 寡核苷酸）和免疫检查点抑制剂进行治疗；免疫缺陷型对免疫检查点抑制剂不敏感，需要肿瘤血管生成抑制剂促进 T 淋巴细胞浸润；对于免疫抑制型，免疫检查点抑制剂也有可能维持或促进 T 淋巴细胞浸润，发挥抗肿瘤效应 [80]。

Zhang Q 等首次对肝癌临床样本进行包括病理组织在内的多组织位点的收集，并利用前沿的生物信息学分析方法，通过自身对照，描述了肝癌微环境的免疫组分和免疫状态，还进一步描绘了肿瘤内浸润免疫细胞跨组织的动态过程，发现肿瘤中的巨噬细胞构成腹水中髓系细胞的主要来源，并表示巨噬细胞两种不同的状态（TAM-like 和 MDSC-like）[81]。Xue R 等研究团队对来自 124 例未治疗的肝癌患者的 160 个样本进行了 scRNA-seq，包括 79 名 HC 例患者，25 例 ICC 患者和 7 例 CHC 患者。研究人员根据模块在队列中的富集差异，结合细胞群、功能标记基因表达、TIME 相关基因特征和预后相关性将 TIME 细胞类型聚类成 5 个细胞群模块。其中，①免疫激活型 TIME（TIME-IA）：CM1 包括活性髓系和 T 细胞群，富集 CM1 的患者具有免疫激活状态；②髓系免疫抑制型 TIME（TIME-ISM）：CM2 富集 Mph_03_SPP1 群并高表达 IL-1B，具有髓系免疫抑制特性和促癌趋化因子，且与临床预后差正相关；基质免疫抑制型（TIME-ISS）；③ CM3 含有基质细胞，其中 CM3 高表达肿瘤激活基因，富集胞外基质和肿瘤相关成纤维细胞（CAF）特征，与预后差正相关；④免疫排斥型 TIME（TIME-IE）：CM4 含有内皮和间充质细胞群，缺少免疫细胞，具有排斥 T 细胞的 CXCL12+ 成纤维细胞，GZMK+CD_8^+ T 细胞毒性 T 细胞被隔离在肿瘤区域外；⑤免疫驻留型 TIME（TIME-IR）：CM5 含有肝驻留细胞群，包括驻留 NK 细胞群、库普弗细胞和肝窦内皮细胞[82]。Kurebayashi 等分析 HCC 免疫微环境分为高免疫、中等免疫和低免疫亚型。其中，高免疫亚型 B 淋巴细胞、浆细胞和 T 淋巴细胞浸润增加，CD_8^+ T 淋巴细胞和肿瘤细胞中 PD-1/PD-L1 表达上调，整体疗效和预后较好[83]。Bagaev A 通过对超过 10000 例肿瘤患者的转录组学分析，将肿瘤微环境（TME）区分成 4 种不同的 TME 亚型。评估了约 470 种黑色素瘤肿瘤的表达模式，将黑色素瘤的 TME 分为以下四型：①免疫富集且纤维化（IE/F）；②免疫富集，非纤维化（IE）；③纤维化（F）；④免疫缺乏（D）。这些 TME 亚型包括肝癌患者在内的 20 多种癌症中保守存在，TME 亚型与病人是否响应免疫治疗具有相关性，免疫活性高 TME 亚型的病人从免疫治疗中获益最多。因此，TME 亚型可作为常规性免疫治疗生物标志物[84]。通过蛋白和免疫组分子分型，详细总结了肝细胞癌的分子分型，探讨其与临床病理特征的密切联系，分析分子靶向治疗和免疫治疗的干预新靶标，提出了肝癌精准诊断和个体化治疗的新思路。

（六）肝癌的多组学分型

Gao Q 等通过检测和整合分析基因突变、拷贝数变异、基因表达谱、蛋白质组及磷酸化蛋白质组等多维度组学数据，相对完整地揭示了肝癌肿瘤细胞的分子特性，全面解析了肝癌的发生和发展机制，为肝癌的精准分型与个体化治疗、疗效监测和预后判断提供了新的思路和策略[32]。Ji S 等中科院研究团队使用手术切除的组织，建立了 65 个肝癌患者来源的类器官生物样本库（LICOB），类器官库保留了不同肝癌类型的组织学和分子特征以及肿瘤内异质性，通过基因组（体细胞突变和拷贝数差异）、表观基因组（DNA

甲基化修饰）、转录组和蛋白质组等多组学分析分型，LICOB 被分为 4 个亚型，即 ICC 主导型（L-ICC）、增生主导型（L-PL）、脂质代谢途径主导型（L-LM）和药物代谢途径主导（L-DM），后三种类型的特征与之前报道的基于 HCC 组织的蛋白组学分型结果相似，并且提示与患者预后相关[85]。

　　虽然肝癌表现时空异质性、瘤内异质性、肿瘤间异质性及患者间异质性，但结合 HCC 的流行性病学与其分子生物学特性，多组学分子分型为 HCC 的发病机制[32]、转移[86] 及精准治疗带来新契机，然而由于缺少大规模临床试验和多中心联合试验的数据积累，临床推广的模式尚未成熟。期待不久的将来，随着现代细胞分子生物技术和人工智能的发展，有更多针对不同分子亚型的新药发现，在个体精准化治疗时代，开启肝癌治疗的新篇章，为更多的患者带来福音。

（陈　磊　尹　磊）

参考文献

[1]Bray F, Ferlay J, Soerjomataram I, et al. Global cancer statistics 2018：GLOBOCAN estimates of incidence and mortality worldwide for 36 cancers in 185 countries[J]. CA Cancer J Clin, 2018, 68：394-424.

[2]Siegel RL, Miller KD, Fuchs HE, et al. Cancer statistics, 2022[J]. CA Cancer J Clin, 2022, 72：7-33.

[3]Sung H, Ferlay J, Siegel RL, et al. Global Cancer Statistics 2020：GLOBOCAN Estimates of Incidence and Mortality Worldwide for 36 Cancers in 185 Countries[J]. CA Cancer J Clin, 2021, 71：209-249.

[4]Petrick JL, Braunlin M, Laversanne M, et al. International trends in liver cancer incidence, overall and by histologic subtype, 1978-2007[J]. Int J Cancer, 2016, 139：1534-1545.

[5]Valery PC, Laversanne M, Clark PJ, et al. Projections of primary liver cancer to 2030 in 30 countries worldwide[J]. Hepatology, 2018, 67：600-611.

[6] 中华人民共和国国家卫生健康委员会医政医管局 . 原发性肝癌诊疗指南（2022 年版）[J]. 中华普通外科学文献（电子版），2022，16：81-96.

[7]Dorak MT, Karpuzoglu E. Gender differences in cancer susceptibility：an inadequately addressed issue[J]. Front Genet, 2012, 3：268.

[8]Petrick JL, McGlynn KA. The changing epidemiology of primary liver cancer[J]. Curr Epidemiol Rep, 2019, 6：104-111.

[9]Schweitzer A，Horn J，Mikolajczyk RT，et al. Estimations of worldwide prevalence of chronic hepatitis B virus infection：a systematic review of data published between 1965 and 2013[J]. Lancet，2015，386：1546-1555.

[10]Nelson NP，Easterbrook PJ，McMahon BJ. Epidemiology of Hepatitis B Virus Infection and Impact of Vaccination on Disease[J]. Clin Liver Dis，2016，20：607-628.

[11]Chung HY，Gu M，Buehler E，et al. Seed sequence-matched controls reveal limitations of small interfering RNA knockdown in functional and structural studies of hepatitis C virus NS5A-MOBKL1B interaction[J]. J Virol，2014，88：11022-11033.

[12]Nahon P，Bourcier V，Layese R，et al. Eradication of Hepatitis C Virus Infection in Patients With Cirrhosis Reduces Risk of Liver and Non-Liver Complications[J]. Gastroenterology，2017，152：142-156.

[13]Liu R，Jin Q，Huang J，et al. In vitro toxicity of aflatoxin B1 and its photodegradation products in HepG2 cells[J]. J Appl Toxicol，2012，32：276-281.

[14]McKillop IH，Schrum LW. Role of alcohol in liver carcinogenesis[J]. Semin Liver Dis，2009，29：222-232.

[15]Donato F，Tagger A，Gelatti U，et al. Alcohol and hepatocellular carcinoma：the effect of lifetime intake and hepatitis virus infections in men and women[J]. Am J Epidemiol，2002，155：323-331.

[16]Chen SY，Wang LY，Lunn RM，et al. Polycyclic aromatic hydrocarbon-DNA adducts in liver tissues of hepatocellular carcinoma patients and controls[J]. Int J Cancer，2002，99：14-21.

[17]Warren GW，Sobus S，Gritz ER. The biological and clinical effects of smoking by patients with cancer and strategies to implement evidence-based tobacco cessation support[J]. Lancet Oncol，2014，15：e568-e580.

[18]Alzahrani B，Iseli TJ，Hebbard LW. Non-viral causes of liver cancer：does obesity led inflammation play a role？[J]Cancer Lett，2014，345：223-229.

[19]Berentzen TL，Gamborg M，Holst C，et al. Body mass index in childhood and adult risk of primary liver cancer[J]. J Hepatol，2014，60：325-330.

[20]Lai WL，Hung WY，Wong LL，et al. The centrosomal protein Tax1 binding protein 2 is a novel tumor suppressor in hepatocellular carcinoma regulated by cyclin-dependent kinase 2[J]. Hepatology，2012，56：1770-1781.

[21]Darnaud M，Faivre J，Moniaux N. Targeting gut flora to prevent progression of hepatocellular carcinoma[J]. J Hepatol，2013，58：385-387.

[22]Chen Y，Wang X，Wang J，et al. Excess body weight and the risk of primary liver cancer：an updated meta-analysis of prospective studies[J]. Eur J Cancer，2012，48：2137-2145.

[23]Campbell PT，Newton CC，Freedman ND，et al. Body Mass Index，Waist Circumference，Diabetes，and Risk of Liver Cancer for U. S[J]. Adults. Cancer Res，2016，76：6076-6083.

[24]Wang P，Kang D，Cao W，et al. Diabetes mellitus and risk of hepatocellular carcinoma：a systematic review and meta-analysis[J]. Diabetes Metab Res Rev，2012，28：109-122.

[25]James WP. The epidemiology of obesity：the size of the problem[J]. J Intern Med，2008，263：336-352.

[26]Shaw JE，Sicree RA，Zimmet PZ. Global estimates of the prevalence of diabetes for 2010 and 2030[J]. Diabetes Res Clin Pract，2010，87：4-14.

[27]Gingold JA，Zhu D，Lee DF，et al. Genomic Profiling and Metabolic Homeostasis in Primary Liver Cancers[J]. Trends Mol Med，2018，24：395-411.

[28]Mittal S，Sada YH，El-Serag HB，et al. Temporal trends of nonalcoholic fatty liver disease-related hepatocellular carcinoma in the veteran affairs population[J]. Clin Gastroenterol Hepatol，2015，13：594-601.

[29]Chiang DY，Villanueva A，Hoshida Y，et al. Focal gains of VEGFA and molecular classification of hepatocellular carcinoma[J]. Cancer Res，2008，68：6779-6788.

[30]Schulze K，Imbeaud S，Letouze E，et al. Exome sequencing of hepatocellular carcinomas identifies new mutational signatures and potential therapeutic targets[J]. Nat Genet，2015，47：505-511.

[31]Laurent-Puig P，Legoix P，Bluteau O，et al. Genetic alterations associated with hepatocellular carcinomas define distinct pathways of hepatocarcinogenesis[J]. Gastroenterology，2001，120：1763-1773.

[32]Gao Q，Zhu H，Dong L，et al. Integrated Proteogenomic Characterization of HBV-Related Hepatocellular Carcinoma[J]. Cell，2019，179：561-577.

[33]Boyault S，Rickman DS，de Reynies A，et al. Transcriptome classification of HCC is related to gene alterations and to new therapeutic targets[J]. Hepatology，2007，45：42-52.

[34]Lee JS，Chu IS，Heo J，et al. Classification and prediction of survival in hepatocellular carcinoma by gene expression profiling[J]. Hepatology，2004，40：667-676.

[35]Hoshida Y，Nijman SM，Kobayashi M，et al. Integrative transcriptome analysis reveals common molecular subclasses of human hepatocellular carcinoma[J]. Cancer Res，2009，69：7385-7392.

[36]Munakata T，Iwama S，Kimizuka M. Linear stochastic system with delay：energy balance and entropy production[J]. Phys Rev E Stat Nonlin Soft Matter Phys，2009，79：31104.

[37]Slack FJ，Chinnaiyan AM. The Role of Non-coding RNAs in Oncology. Cell，2019，179：1033-1055.

[38]He L，Hannon GJ. MicroRNAs：small RNAs with a big role in gene regulation[J]. Nat Rev Genet，2004，5：522-531.

[39]Huang Z，Zhou J，Peng Y，et al. The role of long noncoding RNAs in hepatocellular carcinoma. Mol Cancer 2020，19.

[40]Li Z，Zhang J，Liu X，et al. The LINC01138 drives malignancies via activating arginine methyltransferase 5 in hepatocellular carcinoma[J]. Nat Commun，2018，9：1572.

[41]Guo W，Hu Z，Bao Y，et al. A LIN28B Tumor-Specific Transcript in Cancer[J]. Cell Rep，2018，22：2016-2025.

[42]Liu F，Tian T，Zhang Z，et al. Long non-coding RNA SNHG6 couples cholesterol sensing with mTORC1 activation in hepatocellular carcinoma[J]. Nat Metab，2022，4：1022-1040.

[43]Malakar P，Stein I，Saragovi A，et al. Long noncoding RNA MALAT1 regulates cancer glucose metabolism by enhancing mTOR-Mediated translation of TCF7L2[J]. Cancer Res，2019，79：2480-2493.

[44]Zhang B，Bao W，Zhang S，et al. LncRNA HEPFAL accelerates ferroptosis in hepatocellular carcinoma by regulating SLC7A11 ubiquitination[J]. Cell Death Dis，2022，13：734.

[45]Zhang Y，Luo M，Cui X，et al. Long noncoding RNA NEAT1 promotes ferroptosis by modulating the miR-362-3p/MIOX axis as a ceRNA[J]. Cell Death Differ，2022，29：1850-1863.

[46]Chen E，Yi J，Jiang J，et al. Identification and validation of a fatty acid metabolism-related lncRNA signature as a predictor for prognosis and immunotherapy in patients with liver cancer[J]. BMC Cancer，2022，22（1）：1037.

[47]Wesselhoeft RA，Kowalski PS，Anderson DG. Engineering circular RNA for potent and stable translation in eukaryotic cells[J]. Nat Commun，2018，9：2629.

[48]Meng H，Niu R，Huang C，et al. Circular RNA as a novel biomarker and therapeutic target for HCC[J]. Cells，2022，11：1948.

[49]Liu Z，Yang F，Xiao Z，et al. Review of novel functions and implications of circular RNAs in hepatocellular carcinoma[J]. Front Oncol，2023，13：1093063.

[50]Wang L，Long H，Zheng Q，et al. Circular RNA circRHOT1 promotes hepatocellular carcinoma progression by initiation of NR2F6 expression[J]. Mol Cancer，2019，18（1）：119.

[51]Du A，Li S，Zhou Y，et al. M6A-mediated upregulation of circMDK promotes tumorigenesis and acts as a nanotherapeutic target in hepatocellular carcinoma[J]. Mol Cancer，2022，21.

[52]Chen Y，Ling Z，Cai X，et al. Activation of YAP1 by N6-Methyladenosine-Modified circCPSF6 Drives Malignancy in Hepatocellular Carcinoma[J]. Cancer Res，2022，82：599-

614.

[53]Huang X，Zhang P，Wei C，et al. Circular RNA circMET drives immunosuppression and anti-PD1 therapy resistance in hepatocellular carcinoma via the miR-30-5p/snail/DPP4 axis[J]. Mol Cancer，2020，19（1）：92.

[54]Liu W，Zheng L，Zhang R，et al. Circ-ZEB1 promotes PIK3CA expression by silencing miR-199a-3p and affects the proliferation and apoptosis of hepatocellular carcinoma[J]. Mol Cancer，2022，21（1）：72.

[55]Zhang PF，Wei CY，Huang XY，et al. Circular RNA circTRIM33-12 acts as the sponge of MicroRNA-191 to suppress hepatocellular carcinoma progression[J]. Mol Cancer，2019，18：105.

[56]Yu J，Xu Q，Wang Z，et al. Circular RNA cSMARCA5 inhibits growth and metastasis in hepatocellular carcinoma[J]. J Hepatol，2018，68：1214-1227.

[57]Xu J，Wan Z，Tang M，et al. N6-methyladenosine-modified CircRNA-SORE sustains sorafenib resistance in hepatocellular carcinoma by regulating β-catenin signaling[J]. Mol Cancer，2020，19（1）：163.

[58]Xu J，Ji L，Liang Y，et al. CircRNA-SORE mediates sorafenib resistance in hepatocellular carcinoma by stabilizing YBX1[J]. Signal Transduct Target Ther，2020，5：298.

[59]Li Q，Pan X，Zhu D，et al. Circular RNA MAT2B Promotes Glycolysis and Malignancy of Hepatocellular Carcinoma Through the miR-338-3p/PKM2 Axis Under Hypoxic Stress[J]. Hepatology，2019，70：1298-1316.

[60]Li J，Hu ZQ，Yu SY，et al. CircRPN2 Inhibits Aerobic Glycolysis and Metastasis in Hepatocellular Carcinoma[J]. Cancer Res，2022，82：1055-1069.

[61]Wei R，Huang GL，Zhang MY，et al. Clinical significance and prognostic value of microRNA expression signatures in hepatocellular carcinoma[J]. Clin Cancer Res，2013，19：4780-4791.

[62]Khare S，Khare T，Ramanathan R，et al. Hepatocellular Carcinoma：The Role of MicroRNAs[J]. Biomolecules，2022，12：645.

[63]Toffanin S，Hoshida Y，Lachenmayer A，et al. MicroRNA-based classification of hepatocellular carcinoma and oncogenic role of miR-517a[J]. Gastroenterology，2011，140：1618-1628.

[64]Budhu A，Jia HL，Forgues M，et al. Identification of metastasis-related microRNAs in hepatocellular carcinoma[J]. Hepatology，2008，47：897-907.

[65]Kim HK，Fuchs G，Wang S，et al. A transfer-RNA-derived small RNA regulates ribosome biogenesis[J]. Nature，2017，552：57-62.

[66]Zhan S，Yang P，Zhou S，et al. Serum mitochondrial tsRNA serves as a novel biomarker for hepatocarcinoma diagnosis[J]. Front Med，2022，16：216-226.

[67]Hsu PP，Sabatini DM. Cancer cell metabolism：Warburg and beyond[J]. Cell，2008，134：703-707.

[68]Vander HM，Cantley LC，Thompson CB. Understanding the Warburg effect：the metabolic requirements of cell proliferation[J]. Science，2009，324：1029-1033.

[69]Hanahan D，Weinberg RA. Hallmarks of cancer：the next generation[J]. Cell，2011，144：646-674.

[70]Martinez-Reyes I，Chandel NS. Cancer metabolism：looking forward[J]. Nat Rev Cancer，2021，21：669-680.

[71]Izzo LT，Wellen KE. Histone lactylation links metabolism and gene regulation[J]. Nature，2019，574：492-493.

[72]Desert R，Rohart F，Canal F，et al. Human hepatocellular carcinomas with a periportal phenotype have the lowest potential for early recurrence after curative resection[J]. Hepatology，2017，66：1502-1518.

[73]Yang C，Huang X，Liu Z，et al. Metabolism-associated molecular classification of hepatocellular carcinoma[J]. Mol Oncol，2020，14：896-913.

[74]Bao MH，Wong CC. Hypoxia，Metabolic Reprogramming，and Drug Resistance in Liver Cancer[J]. Cells，2021，10.

[75]Zhang D，Tang Z，Huang H，et al. Metabolic regulation of gene expression by histone lactylation[J]. Nature，2019，574：575-580.

[76]Reinfeld BI，Madden MZ，Wolf MM，et al. Cell-programmed nutrient partitioning in the tumour microenvironment[J]. Nature，2021，593：282-288.

[77]Jiang Y，Sun A，Zhao Y，et al. Proteomics identifies new therapeutic targets of early-stage hepatocellular carcinoma[J]. Nature，2019，567：257-261.

[78]Sia D，Jiao Y，Martinez-Quetglas I，et al. Identification of an Immune-specific Class of Hepatocellular Carcinoma，Based on Molecular Features[J]. Gastroenterology，2017，153：812-826.

[79]Kim HD，Song GW，Park S，et al. Association Between Expression Level of PD1 by Tumor-Infiltrating CD8（+）T Cells and Features of Hepatocellular Carcinoma[J]. Gastroenterology，2018，155：1936-1950.

[80]Zhang Q，Lou Y，Yang J，et al. Integrated multiomic analysis reveals comprehensive tumour heterogeneity and novel immunophenotypic classification in hepatocellular carcinomas[J]. Gut，2019，68：2019-2031.

[81]Zhang Q, He Y, Luo N, et al. Landscape and Dynamics of Single Immune Cells in Hepatocellular Carcinoma[J]. Cell, 2019, 179: 829-845.

[82]Xue R, Zhang Q, Cao Q, et al. Liver tumour immune microenvironment subtypes and neutrophil heterogeneity[J]. Nature, 2022, 612: 141-147.

[83]Kurebayashi Y, Ojima H, Tsujikawa H, et al. Landscape of immune microenvironment in hepatocellular carcinoma and its additional impact on histological and molecular classification[J]. Hepatology, 2018, 68: 1025-1041.

[84]Bagaev A, Kotlov N, Nomie K, et al. Conserved pan-cancer microenvironment subtypes predict response to immunotherapy[J]. Cancer Cell, 2021, 39: 845-865.

[85]Ji S, Feng L, Fu Z, et al. Pharmaco-proteogenomic characterization of liver cancer organoids for precision oncology[J]. Sci Transl Med, 2023, 15: eadg3358.

[86]Yang S, Qian L, Li Z, et al. Integrated Multi-Omics Landscape of Liver Metastases[J]. Gastroenterology, 2023, 164: 407-423.

第四章

肝脏影像学诊断

第一节　肝脏常规影像学检查

肝脏的影像学检查项目，包括肝脏的 B 超检查（包括超声造影）、CT 及核磁共振检查等，必要的时候可行 PET-CT 检查来分辨肿瘤的良恶性。典型的肝细胞癌或肝内胆管癌通过影像学检查常常可以基本确诊，但不典型者有时难以通过影像学诊断，需要在超声或 CT 的引导之下行肝脏肿瘤穿刺活检，进行病理检查来确诊肿瘤类型，以指导后续治疗。近年来，影像学技术的快速发展及其在肝脏肿瘤诊断中的应用，为临床诊断、鉴别诊断、疗效检测和评估提供了重要的依据。

一、超声成像新技术研究进展

1. 超声造影成像技术　是近年来发展起来的超声前沿技术，越来越受到肝脏外科的重视，其应用微泡的非线性声学效应来进一步提高灰阶成像的空间分辨率和对比分辨率，使得实时态观察肝脏局灶性病变的血流动力学表现成为可能。随着超声造影剂及成像技术的快速发展，关于肝脏超声造影的研究及应用近年来显著增多。超声造影的优势是可以实时地观察微泡造影剂（如六氟化硫微泡）在肝脏大血管和肿瘤微血管内的动态分布，从而揭示肝脏肿瘤的血流动力学特征，是诊断肝癌的无创性影像学手段之一。但总体而言，对超声造影在肝脏肿瘤诊断方面的使用仍处在应用推广阶段[1]，还没有达到增强 CT 和 MRI 那么广泛。

2. 超声弹性成像技术　是通过定量或半定量测量剪切波在肝内传导或位移情况，间接反映肝脏硬度。当纤维化程度加重，肝脏硬度呈指数增长，剪切波传导速度也会相应的增加。目前常用的超声弹性成像技术为瞬时弹性成像和声辐射力脉冲成像。瞬时弹性成像是目前研究最多的评估肝纤维化的影像学方法。一般将探头置于右侧第 9～11 肋间隙，测量肝右叶的剪切波速度，而不推荐在其他部位进行检查。超声瞬时弹性成像具有快速、廉价、可重复、无痛的优点[2]。

二、肝脏 CT 新技术进展

1. 常规上腹部 CT　是诊断肝癌的重要的影像学检查手段，肝脏平扫 CT 可以在肝脏上看到单个或多发的圆形或类圆形的低密度病灶。肝脏平扫 CT 所能提供的信息较少，对于肝脏肿瘤的鉴别诊断价值不大。因此，肝外科常规行增强 CT 扫描，如果注射增强对比剂，可以在动脉期看到肝实质内的病灶明显强化，要强于周围正常的肝实质，而到了门静脉期或是实质期，这些病灶的强化密度，就会低于周围正常肝脏，称之为快进快出。

除肝细胞癌在 CT 上的典型表现，同时还可以看到如肝硬化表现、脐静脉重新开放、脾大、门静脉增宽、食管胃底静脉曲张等重要信息，以及肿瘤挤压或推移肝内管道出现的变形等异常表现，如肿瘤压迫肝内胆管引起相应的远端胆管扩张。另外肝癌还可合并血管癌栓，包括门静脉系统、肝静脉系统、下腔静脉，甚至达右心房，一旦侵犯了这些血管，也会出现相应的血管充盈缺损的表现。

2. 能谱 CT　不同能量的 X 线穿过同一组织时的衰减程度不同。能谱 CT 通过进行高、低能量扫描，得到两组扫描数据，以此实现对物质的分离，从而获得更丰富的图像和参数。该技术不仅可显示组织解剖和形态学改变，还可量化组织能量学的差异，提供量化指标，如病灶内碘浓度和物质含量测定等[3]。

3. CT 灌注成像　是在静脉注射对比剂后进行动态扫描，获得时间 – 密度曲线，并利用不同的数学模型，计算各种灌注相关定量参数，反映组织器官的血流动力学改变。常用的灌注参数包括肝动脉灌注量、门静脉灌注量、总肝灌注量、肝动脉灌注指数（肝动脉灌注量在总肝灌注量中所占的比例）、血容量、达峰时间、平均通过时间等。目前，相关研究认为，肝脏在纤维化过程中会出现血供的变化，如门静脉灌注量和总肝灌注量减低，而肝动脉灌注量、肝动脉灌注指数、达峰时间和平均通过时间则增加。有学者发现 CT 灌注成像有助于在肝硬化背景中检出肝癌，相对于未癌变的组织，癌变区门静脉灌注量和肝动脉灌注指数均有显著的改变[4]。

三、肝脏 MRI 新技术进展

相对于 CT 检查，MRI 具有无辐射性、更高的软组织分辨率和多参数成像的优点。近年来，MRI 设备的更新、MRI 功能成像和定量技术的快速发展及肝细胞特异性造影剂的应用都大大提高了 MRI 在肝脏疾病评估中的应用价值。特别是 MRI 检出肝脏小病灶的能力远大于 CT 检查，因此在肝脏外科 MRI 已经成为常规的影像学检查项目。

肝细胞癌 MRI 的表现，表现为在 T_1 像呈不均匀的低信号，T_2 像呈不均匀的高信号，DWI 表现为高信号，增强扫描表现类似于 CT 表现，动脉期病灶周边呈不均匀的明显强化，液化坏死区不强化，门静脉区造影剂迅速退出，表现为快进快出型，病灶呈低信号表现。MRI 能清楚显示肝细胞癌的部位、大小和范围，对弥漫性肝癌，MRI 可以清楚显示病灶对临近肝静脉、门静脉的压迫、侵犯等继发性的改变。

1. 扩散加权成像（diffusion weighted imaging，DWI）　是目前唯一可无创检测活体组织内水分子扩散活动的影像学技术。它通过在成像序列中施加一对方向相反且强度相同的扩散敏感梯度场来检测组织内的水分子扩散的受限程度。当细胞密度增大或细胞水肿时，细胞外间隙中水分子扩散受限程度增高，表现为信号丢失减少而呈相对高信号。DWI 成像速度快，无需对比剂，已常规应用于临床肝病的检查。在肝脏实体性病灶的检出方面，DWI 较 T_2 加权成像有更高的检出率[5]。DWI 图像和 ADC 值测量有助于肝脏良、恶性疾病的鉴别及对肝癌的分级判定，还可较肿瘤体积测量更早地提示肿瘤的治疗反应[6]。

2. 磁共振弹性成像（magnetic resonance elastography，MRE）　是一种用 MRI 方法测量剪切波传播的弹性成像技术。MRE 的实现需在 MRI 成像设备上额外配置一套激发装置以产生剪切波，剪切波在介质内传导使组织质点发生位移，然后用配有运动敏感梯度场的磁共振相位对比脉冲序列对组织位移进行 MRI 检查，通过后处理获得相位图，用反演重组算法计算弹性系数，获得其在组织内部的空间分布图。MRE 被认为是目前对肝纤维化分期诊断效能最高的无创性评估方法。多项分析结果显示，应用 MRE 诊断肝纤维化总体诊断效能优于超声弹性成像[7, 8]。再次，MRE 相对不受患者腹水和肥胖等因素的影响，对操作者的依赖性也较低。然而，MRE 的实现需要配备额外的硬件，限制了 MRE 的普及与应用。目前，国内仅数家医院可进行 MRE 检查。

四、PET-CT 成像技术

PET-CT 显像并不作为肝脏肿瘤的常规影像学检查。PET-CT 对肝细胞癌的早期诊断敏感性不高，但在肝内胆管癌及继发性肝脏肿瘤的敏感度较高。其在肿瘤分期、手术方案的确定、术后评价疗效及复发、转移灶的检测方面都具有独特优势，尤其对于肝外转移灶的检出其灵敏度和特异性高于其他影像学检查。

第二节 三维重建技术在肝脏外科的应用

三维重建技术通过深度数据获取、预处理、生成三维数据等过程，把真实场景刻画成符合计算机逻辑表达的数学模型。这种模型可以对如文物保护、游戏开发、建筑设计、临床医学等研究起到辅助的作用。

计算机三维重建技术应用于肝脏外科 10 余年，已经实现了从经验性手术到三维、实时导航的解剖性肝切除术的创新[9]。三维重建技术可以使手术医师直观了解肝内各个脉管走行、变异情况及病灶与周围脉管的毗邻关系，还可以进行术前手术规划，计算肝切除范围和剩余肝体积；反复模拟手术过程，最大限度地保留肝体积，避免术后肝功能不全或肝衰竭，从而提高手术的安全性，降低术后并发症，符合精准肝切除理念。

一、三维重建软件

目前有多款商业化医学软件用于临床，如美国 EDDA 科技公司的 EDDA-Liver 系统、比利时 Materialise 公司的 Mimics Medical 系统、南方医科大学方驰华团队的 MI-3DVS 系统、青岛海信数字医学等商业化的三维可视化系统、广东 3D 旭东数字化可视系统等。这些系统根据高质量的 CT 或 MRI 图像数据，划分一定的阈值分割二维图像后，采用区域生长法、面绘制、布尔运算等编辑操作，重建血管、胆管、病灶、肝组织等的三维图像，并可设置不同的颜色和透明度，来帮助医师做出疾病诊断、手术规划、模拟手术和评估手术风险等决定[10]。

二、三维重建技术应用于肝体积评估

准确评估预留肝体积对确保手术安全性至关重要。低估残肝体积可能导致患者失去根治性肝切除手术，而高估则可能导致患者术后肝衰竭。一般来讲，对于正常肝脏，残肝体积 / 功能肝体积 > 0.3[11]；而伴有肝硬化等肝脏基础疾病时，需保留残肝体积比 > 0.5[12]，或残肝 / 体重比 > 0.5% 较为安全，超出上述标准，术后出现肝衰竭的概率显著升高。三维重建用于肝脏体积计算准确可靠，其原理是根据薄层 CT 图像将肝脏进行三维重建，计算出肝脏所有体积总和。术前根据三维重建结果计算所需切除肝脏体积及剩余肝体积。与传统二维 CT 或 MR 断层上测算肝脏体积比较，三维重建技术可实现肝脏及任意肝段的体积测算，而且可以避免因血管变异引起的分段误差，还可减去扩张胆管所占据的无功能肝体积，使肝体积更符合实际情况[13]。安全剩余最小肝脏体积是一个很难界定的问题，个体差异很大，受肝脏是否有硬化或脂肪变、血清胆红素水平、术中失血量、术中入肝血流阻断时间及肝静脉回流等多种因素的共同影响，所以不能仅重视剩余肝脏体积而忽视其他影响因素[14]。

三、三维重建技术在复杂性肝肿瘤外科的应用

在复杂性肝脏肿瘤诊治中，三维重建技术优势已逐渐受到重视（图4-1）。目前公认的复杂肝脏肿瘤是指中央型肝癌（波及肝门部）、肿瘤巨大压迫周围脉管严重变形、肝癌伴有下腔静脉乃至右心房癌栓、肿瘤巨大需要极量肝切除术、肝脏肿瘤涉及肝S1、S4、S5、S8段，需进行复杂肝断面切除术等[15]。由于复杂性肝切除术涉及的大血管、胆管多、手术难度大、风险高，因此术前精准评估十分重要。如果仅凭手术医师经验，连续追溯阅片CT、MRI二维断层影像，虽然也能部分了解肿瘤与肝脏脉管之间的毗邻信息，但是难以全面完整了解其毗邻关系和肝内各个脉管的变异信息，给手术造成不确定性；而三维重建技术则可以直观、准确地将肝内各条脉管个体化地表现出来，使手术医师能术前进行精准规划，并能提前演练手术流程，增强医师术中配合程度。在手术实施过程中，还可结合术中B超、ICG荧光染色进行实时引导，进一步提高手术切除的精准性和安全性，使患者获得最佳手术效果[16]。

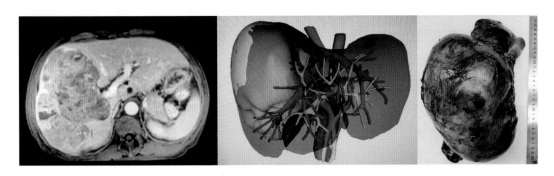

图4-1　a. 肝脏MRI；b：肝脏3D重建；c：肝癌切除标本

四、3D打印、虚拟现实（VR）在肝脏外科手术的临床应用

三维重建肝脏模型后，将肝动脉、门静脉、胆道系统和肝脏病灶的STL文件导入到3D打印机后，设置不同的颜色进行3D打印。它将不可触及的3D重建图像转变为可触摸的逼真3D物理模型，使肝脏的复杂结构变得更加直观。将3D打印模型带入手术室，

在术中实时与手术情况作比对，手术医生可精确定位病灶、实时导航手术切除平面，避免损伤重要解剖结构，从而提高手术根治性，降低手术风险。Tobias 等采用肝脏 3D 打印模型成功完成复杂性巨块型肝癌的肝切除术，证实肝脏 3D 打印模型可减少手术风险，提高手术安全性[17]。随着虚拟现实（virtual reality，VR）的出现，手术医师可根据个人喜好，在定制的视野范围内观察到三维立体的肝脏模型，一定程度上代替了 3D 打印。

　　总之，随着肝脏医学影像学的进步发展和临床应用以及人工智能的发展，使得肝脏手术的安全性、精准性都有了很大的提高。

（陆炯炯）

参考文献

[1]Li Y，Huang YS，Wang ZZ，et al. Systematic review with meta-analysis：the diagnostic accuracy of transient elastography for the staging of liver fibrosis in patients with chronic hepatitis B[J]. Aliment Pharmacol Therap，2016，43：458-469.

[2]Petitclerc L，Sebastiani G，Gilbert G，et al. Liver fibrosis：review of current imaging and MRI quantification techniques[J]. J Magn Reson Imaging，2017，45：1276-1295.

[3]Kim S，Shuman WP. Clinical applications of dual-energy computed tomography in the liver[J]. Semin Roentgenol，2016，51：284-291.

[4]Li JP，Feng GL，Li DQ，et al. Detection and differentiation of early hepatocellular carcinoma from cirrhosis using CT perfusion in a rat liver model[J]. Hepatobiliary Pancreatic Dis Int，2016，15：612-618.

[5]Van Beers BE，Daire JL，Garteiser P. New imaging techniques for liver diseases[J]. J Hepatol，2015，62：690-700.

[6]Vandecaveye V，Michielsen K，De Keyzer F，et al. Chemoembolization for hepatocellular carcinoma：1-month response determined with apparent diffusion coefficient is an independent predictor of outcome[J]. Radiology，2014，270：747-757.

[7]Guo Y，Parthasarathy S，Goyal P，et al. Magnetic resonance elastography and acoustic radiation force impulse for staging hepatic fibrosis：a meta-analysis[J]. Abdom Imaging，2015，40：818-834.

[8]Singh S，Venkatesh SK，Loomba R，et al. Magnetic resonance elastography for staging liver fibrosis in non-alcoholic fatty liver disease：a diagnostic accuracy systematic review and individual participant datapooled analysis[J]. Eur Radiol，2016，26：1431-1440.

[9]Fang C，Zhang P，Qi X. Digital and intelligent liver surgery in the new era：prospects and dilemmas[J]. EBioMedicine，2019，41：693-701.

[10]方驰华，张鹏，刘允怡，等. 肝胆胰疾病数字智能化诊疗核心技术、体系构建及其应用 [J]. 中华外科杂志，2019，57（4）：253-257.

[11]Jian Yang，Hai-Su Tao，Wei Cai，et al. Accuracy of actual resected liver volume in anatomical liver resections guided by 3-dimensional parenchymal staining using fusion indocyanine green fluorescence imaging[J]. J Surg Oncol，2018，118（7）：1081-1087.

[12]龚文锋，陆战，张志远，等. 标准残肝体积预测肝癌合并肝硬化患者半肝切除术后肝衰竭的临床研究 [J]. 中国肿瘤临床，2018，45（5）：232-236.

[13]李留峥，王峻峰，徐雷升，等. 三维可视化技术辅助解剖性肝切除术的应用体会 [J]. 肝胆胰外科杂志，2019，31（1）：38-42.

[14]沈英皓，孙惠川，周俭. 肝切除术前肝脏储备功能评估 [J]. 中华肝脏外科手术学（电子杂志），2019，8（6）：469-472.

[15]Fang CH，Tao HS，Yang J，et al. Impact of three-dimensional reconstruction technique in the operation planning of centrally located hepatocellular carcinoma[J]. J Am Coll Surg，2015，220（1）：28-37.

[16]王晓颖，高强，朱晓东，等. 腹腔镜超声联合三维可视化技术引导门静脉穿刺吲哚菁绿荧光染色在精准解剖性肝段切除术中的应用 [J]. 中华消化外科杂志，2018，17（5）：452-458.

[17]Tobias H，Florentine H，Verena T，et al. Experiences With threedimensional printing in complex liver surgery[J]. Ann Surg，2021，273（1）：26-27.

第五章

人工智能数字科学在肝脏外科的应用

在 21 世纪，医疗领域正经历着前所未有的技术变革，其中尤为显著的是人工智能、机器学习和先进的医疗影像技术的广泛应用。在肝脏外科领域，这些技术的融合和应用已经开始深刻地影响临床医生如何诊断、治疗和管理复杂的肝肿瘤。传统医学上，肝脏手术被认为是高风险的，需要医生拥有丰富的经验和高超的技能。康复时间长、并发症风险高及手术后的生活质量受到影响都是患者和医生所担忧的问题。但现在，这一切都在发生着积极的变化。

借助如肝脏融合影像技术和三维可视化，医生可以在手术前得到更清晰、更准确的视图，从而更好地计划手术步骤[1]。3D 打印技术进一步提供了将这些影像转化为物理模型的能力，使得外科医生能在实际手术前进行模拟操作[2]。增强现实（AR）技术为外科医生在手术中提供了实时的视觉信息，帮助他们更好地导航和定位，确保切割的精确性[3]。数据融合技术则允许从不同来源获得的医学数据结合在一起，为医生提供了一个全面、整合的患者健康档案[4]。

此外，像 ChatGPT 这样的语言生成模型为医生提供了强大的工具，助力于快速的决策、实时的问题解答，以及获取关于疾病和治疗方法的最新研究资料[5]。这种技术整合为患者带来了更好的治疗效果、更短的康复时间和更高的生活质量。

一、数字人工技术简介

随着医疗技术的不断进步，多种先进技术在肝脏外科手术中的应用越来越广泛，使得手术更为精确、安全和高效。这些技术的细节和工作原理往往在应用前都经过了大量的研究和临床测试，从而确保它们在实际手术中的有效性和安全性。特别是在复杂的肝脏手术中，如肝脏 ICG 融合影像技术、三维可视化、3D 打印、增强现实（AR）、实时导航和数据融合，术后 AI 智能检测和管理和 ChatGPT 生成式 AI 等技术已成为外科医生的重要工具，帮助他们在手术中实现更好的效果。以下将详细介绍这些技术的工作原理、优势以及近年来的应用案例。

1. 肝脏 ICG 融合影像技术　吲哚菁绿（ICG）是一种荧光染料，经过静脉注射后迅速分布在体内并主要由肝脏清除。该物质的生物分布特性和荧光特性使其成为了肝脏外科的重要工具[6]。经静脉注射后，ICG 主要在肝脏的肝细胞内被摄取，并通过胆汁排出体外。不健康或受损的肝脏组织对 ICG 的摄取和排放表现出不同的特性。因此，ICG 融合影像技术通过结合荧光显微镜，为外科医生提供了对肝脏血流、胆管结构和肿瘤的高对比度、高分辨率的实时可视化。此技术特别对于定义复杂的肝脏切口，鉴别肿瘤和非肿瘤组织及在手术中实时评估手术切除范围和效果具有巨大价值。

2. 三维可视化　随着数字医学影像的进步，三维（3D）可视化技术现在已经广泛应用于肝脏手术的规划和实施中[7]。基于患者特定的 CT 或 MRI 扫描数据，三维重建技术能够为医生提供肝脏的详细三维解剖结构和病灶信息。相比传统的二维图像，3D 可视化技术使得医生能够更直观地了解病变与主要血管、胆管的关系，从而制订更准确的手术策略。例如，在需要部分肝切除的手术中，这种技术可以帮助确定最佳的切除线，确保最大限度地保留健康的肝组织，同时确保充分切除病灶。

3. 3D 打印　3D 打印技术，通过逐层叠加材料来创建三维物体，已在医学领域得到广泛应用[8]。在肝脏外科中，3D 打印可以根据患者的医学影像数据制作出肝脏的实体模型。这些模型为外科医生提供了一个可触摸、可操作的三维参考，从而帮助他们更好地理解复杂的解剖结构和病变，尤其是在高度复杂或罕见的病例中。此外，3D 打印模型还可以用于医生与患者之间的沟通，帮助患者更好地了解即将进行的手术及其潜在风险。

4. 增强现实（AR）　增强现实技术通过叠加虚拟信息到真实环境中，为用户创造了一个混合现实体验。在肝脏外科中，AR 技术可以将预先获取的医学影像数据（例如 CT 或 MRI 图像）与手术现场的实时视图相结合[9]。这样，外科医生在进行手术时可以直接在患者身体上看到重要的解剖标记，如主要血管、胆管和肿瘤位置。这种视觉叠加可以大大提高手术的精确性和安全性，特别是在进行复杂或微创手术时。

5. 实时导航和数据融合　实时导航系统结合了各种医学影像技术，为外科医生提供了在手术中实时定位和导航的能力[10]。这类系统通常包括一个手术跟踪设备，能够实时捕捉手术器械的位置和方向，与预先获取的医学影像数据融合，从而为医生提供实时反馈。这种技术的主要优点是它可以帮助医生避开关键结构，如主要血管和胆管，同时确保肿瘤被完全切除。

6. 术后 AI 智能检测和管理　随着人工智能技术的快速进步，AI 已经开始在术后的患者管理和监测中发挥作用[11]。AI 系统可以自动分析患者的生理数据，如心率、血氧饱和度和呼吸率，从而实时检测术后的并发症。此外，这些系统还可以辅助医生制订个性化的术后管理计划，预测患者的恢复进程，并及时发出警报，以防止可能的并发症。

7. ChatGPT 生成式 AI　生成式 AI，如 ChatGPT，已被广泛应用于各个行业，包括医疗健康[12]。在肝脏外科领域，这类 AI 技术的应用不仅局限于信息查询和文献推荐。首先，它可以为医生提供实时的疾病知识和最新研究成果，以便进行更有针对性的治疗策略制订。其次，通过与电子医疗记录系统的整合，ChatGPT 可以自动生成手术报告、患者随访记录和其他文档，大大提高医生的工作效率。此外，生成式 AI 还可以作为患者教育工具，为患者提供有关手术、康复和家庭护理的详细信息，从而增强患者的信心和满意度。此外，ChatGPT 等工具在遥感医疗、远程会诊和多学科团队协作中也展现了巨大的潜力。

二、在临床中的应用

1. 肝脏 ICG 融合影像技术的应用　此技术利用靛青绿（Indocyanine Green，ICG）这一特殊荧光染料对血流的敏感性，能够清晰地描绘肿瘤和正常肝组织之间的界限。在实际应用中，ICG 注射到患者体内后，其在正常的肝细胞中迅速排泄，但在肿瘤细胞中的清除速度较慢。通过特定的荧光摄像系统，外科医生可以实时观察到肿瘤组织与周围正常组织的明显对比，从而实现精准切除[13]。

这种融合影像技术的应用不仅限于肿瘤的检测。它也有助于评估肝脏功能，特别是在进行部分肝切除时，能够准确确定哪些部分仍保持正常的代谢功能。此外，此技术在追踪术后的肿瘤复发、转移或在其他肝脏手术如移植中也显示出潜在的价值[14]。对于外科医生来说，定位、定性和界定复杂肿瘤的范围与正常组织的边界是至关重要的。在复杂的肝脏外科手术中，肝脏 ICG 融合影像技术的细致度和高分辨率确保了医生可以在手术中获得实时、高清晰度的视图，从而大大提高了手术的成功率[15]。

ICG 融合技术还与其他影像技术（如 CT、MRI）相结合，使得在肿瘤的形态、大小和深度等方面的信息更为丰富和准确[16]。例如，在某些病例中，复杂的肝脏肿瘤可能与关键的血管结构紧密相邻或部分叠加，这种情况下，单一的影像技术可能难以提供充分的信息。但通过 ICG 融合技术，医生能够清晰地看到肿瘤与血管的关系，这对于规划手术路径和避免可能的并发症至关重要[17]。

此外，ICG 技术在术后恢复和复查中也发挥了重要作用。因为 ICG 荧光染料会在肿瘤细胞中滞留较长时间，医生可以通过定期的荧光成像来追踪可能的肿瘤复发或残留，并及时进行干预。这种连续监测方法增加了患者的生存率和生活质量，降低了术后复发的风险[18]。

总的来说，肝脏 ICG 融合影像技术为肝脏外科手术中复杂肿瘤的切除提供了强大的技术支持，大大提高了手术的准确性和安全性。

2. 三维可视化技术在复杂肝脏肿瘤中的应用　在外科领域，三维可视化技术已成为一种不可或缺的工具，尤其是在处理复杂的肝脏肿瘤时[19]。该技术将二维的扫描图像转化为三维立体图像，为医生提供了更真实、更直观的视角。这种立体的观点允许外科医生从各种角度观察肿瘤，以及与其相邻的关键结构，如血管和胆管[20]。

对于那些位置较深、形态不规则或与主要血管相邻的复杂肿瘤，三维可视化技术能够提供细致、清晰的图像，帮助医生制订个性化的治疗方案。这不仅增强了手术的精确性，还有助于降低术中和术后的并发症[21]。

此外，三维可视化技术也被用于医生和患者的沟通。传统的二维图像对于大多数患者来说都难以理解，但三维图像可以为他们提供更直观的视角，帮助他们更好地理解自己的病情、治疗方案及可能的风险[22]。这种信息的透明化大大增强了患者的信任和合作意愿。

综上所述，三维可视化技术为复杂肝脏肿瘤的治疗提供了强有力的支持，不仅提高了手术的精确性和安全性，还有助于增进医患之间的沟通与信任[23]。

3. 3D打印在肝脏肿瘤手术中的应用　3D打印技术正在革命性地改变医学界，特别是在肝脏外科中处理复杂肿瘤时的策略[24]。此技术允许从患者的影像数据创建实体的三维模型，这些模型对于手术规划、模拟和教育都具有极大的价值。具体到复杂肝脏肿瘤，3D打印为外科医生提供了真实尺寸的模型，这对于预见手术过程中可能遇到的困难和风险至关重要[25]。例如，对于那些紧邻主要血管或胆管的肿瘤，精确的3D模型可以帮助医生更好地理解肿瘤的位置和周围的解剖结构。

此外，3D打印模型也被用作培训工具，允许住院医生在无风险的环境中进行模拟手术。这不仅增强了他们的手术技能，而且提高了对复杂手术的信心[26]。对于患者来说，3D打印模型为他们提供了一种直观的方式来理解自己的病情。医生可以使用模型展示肿瘤的位置、大小和与关键结构的关系，从而帮助患者更好地理解手术的必要性和潜在风险[27]。

总体而言，3D打印技术为复杂肝脏肿瘤的治疗提供了一个高度个性化和革命性的方法，能够显著增强手术的准确性、安全性和效率[28]。

4. 增强现实（AR）在肝脏肿瘤手术中的应用　增强现实（AR）技术为外科医生提供了一个独特的视角，它将虚拟信息叠加到真实世界的图像上[29]。在复杂的肝脏肿瘤手术中，AR技术提供了实时的解剖结构和病变的视觉导航，从而显著提高了手术的准确性和安全性。AR技术通过使用透明的显示屏或投影技术将影像学数据（如CT、MRI或超声）与实时的手术视场相融合[30]。这允许外科医生直观地看到隐藏在组织下的解剖结构，如血管、胆管和肿瘤边界。这种内部视图在切除邻近关键解剖结构的肿瘤时尤为有价值。

除了视觉导航外，AR还提供了手术规划工具，使医生可以在手术前模拟各种干预策略。这有助于确定最佳的手术路径，最大限度地保留正常的肝脏组织，同时确保完整地切除肿瘤[31]。随着 AR 技术的进步，我们预期它将在外科教育、远程协作和患者教育中发挥更大的作用。例如，通过 AR，资深的外科医生可以为初学者提供实时的指导和反馈，无须出现在手术室[32]。此外，AR 也为患者提供了更好地理解疾病和手术的机会，从而促进医患之间的沟通和信任[33]。

5. 实时导航系统在肝脏肿瘤手术中的应用　实时导航系统为肝脏外科医生提供了与飞行员使用的飞行导航系统相似的功能[34]。在复杂的肝脏肿瘤手术中，确切地知道工具和手术切口在肝脏内的位置至关重要，尤其是在接近关键解剖结构如主要的肝脏血管和胆道时。该系统结合了预先获取的影像学数据（如 CT 或 MRI）与手术现场的实时图像[35]。通过对这两种数据进行配准，系统能够为外科医生生成一个实时的 3D 导航地图。这使得医生能够在切除肿瘤的过程中，实时跟踪其工具的位置和方向，确保避开关键的解剖结构，同时确保肿瘤被完整切除。

此外，该系统还提供了预测功能，允许外科医生模拟不同的手术策略，并预测它们对患者的影响。例如，系统可以预测在切除特定部分的肝脏后，剩余部分的功能如何[36]。这些功能使得外科医生可以更有信心地进行决策，并选择最佳的治疗方法。近年来，与增强现实（AR）技术的结合使实时导航系统更加直观。医生可以看到虚拟的 3D导航地图直接叠加在实际的手术场景上，从而进一步提高了其手术的准确性和效率[37]。

6. 数据融合技术在肝脏肿瘤手术中的应用　数据融合是多种医学影像学方法的整合，其目的是提供对手术区域更全面、更清晰的视觉。在肝脏外科，处理复杂的肿瘤往往需要融合来自不同影像源的数据，如超声、CT、MRI 和 PET[38]。这些技术独立使用时都有其局限性，但当它们融合在一起时，可以为外科医生提供更为详尽的信息。例如，MRI 可以清晰地显示肿瘤的位置和大小，但在显示微小的血管和胆道方面可能不如超声敏感。通过将 MRI 和超声图像融合，医生可以同时看到肿瘤的详细结构和其周围的微细解剖结构，从而更准确地计划手术切口[39]。

此外，PET 扫描提供了有关肿瘤生物活性的信息，它可以帮助外科医生识别出哪些部分的肿瘤是活跃的，哪些是坏死的。与 CT 或 MRI 的结合则能够提供关于肿瘤位置和活跃区域的空间上的详细信息[40]。数据融合的一个主要挑战是如何确保从不同来源得到的图像在空间上精确对齐。为此，开发了多种配准算法，以确保不同的影像数据可以准确叠加[41]。此外，为了在手术中实时使用这些融合图像，需要强大的计算资源和高级的软件工具，这也是近年来的研发重点。

7. 术后 AI 智能检测与管理的应用　随着 AI 技术在医学领域的广泛应用，肝脏外科也从中受益。术后监测是确保患者安全和恢复的关键步骤。传统上，这需要医生和医护人员进行频繁的检查和实时的医学评估。然而，AI 技术现在能够自动化这一过程，从而大大提高效率[42]。基于机器学习的算法可以实时分析患者的生命体征、实验室结果和医学影像资料，以预测并识别术后并发症的早期迹象。例如，通过分析患者的心率、血压和氧饱和度，AI可以提前发现出血或感染的迹象，使医生能够迅速采取干预措施[43]。

此外，AI也在患者的术后恢复管理中扮演了重要角色。通过智能分析患者的移动模式、疼痛评分和其他生理参数，AI可以帮助医生制订个性化的恢复计划，确保患者在最短的时间内达到最佳的恢复状态[44]。然而，尽管AI提供了强大的辅助工具，但医生和医护人员的经验和直觉在患者管理中仍然是不可或缺的。为了最大化AI技术的效益，医疗团队需要进行充分的培训，并确保他们理解和信任这些系统。

8. ChatGPT生成式AI在医疗中的应用　ChatGPT和其他生成式AI模型为医学领域提供了多种新的应用可能性。在肝脏外科中，这些模型可以用于患者教育、手术计划和术后监测[45]。患者教育是外科治疗的关键部分，但传统的方法可能效率不高，难以满足患者的个性化需求。ChatGPT可以与患者进行实时互动，根据他们的问题提供定制的答案，从而帮助他们更好地了解他们的病情和手术过程[46]。

在手术计划阶段，ChatGPT可以分析医学影像数据，与外科医生合作确定最佳的手术路径。通过与其他AI工具（如图像融合和3D可视化）的结合，ChatGPT可以提供更为详细和准确的手术建议[47]。术后，ChatGPT可以帮助医生监测患者的恢复进度，自动分析医学数据并提供反馈。此外，它还可以作为一个虚拟助手，为患者提供关于术后护理和康复的建议[48]。

总的来说，ChatGPT和其他生成式AI技术为肝脏外科提供了强大的辅助工具，有助于提高手术的成功率和患者的满意度。

三、展望

随着数字医疗技术的飞速发展，未来肝脏复杂肿瘤的管理策略有望发生显著变化。在医疗影像领域，荧光造影剂如ICG已被用于显像，提供对血流和组织特性的高分辨率视图。将这种技术与先进的三维成像和增强现实技术相结合，可以为医生提供关于肿瘤位置、大小和邻近结构的详细信息，从而帮助他们进行更为精确的手术规划和导航。实时数据融合技术，通过合并来自多个源的医学图像数据，可以为外科医生提供一个综合、动态的视图，从而优化手术路径并最大限度地减少周围组织的损伤。这种即时反馈的能力可能会降低手术中的错误率，减少术后的并发症，并提高手术的整体效果。

与此同时，深度学习和其他先进的人工智能技术正在逐步融入临床诊断和治疗流程中。通过分析大量的患者数据，AI可以帮助医生更准确地预测疾病进展，识别高风险患者，并为他们制订个性化的治疗计划。此外，AI还可以自动分析术后数据，提供实时的治疗反馈，并自动调整治疗策略以优化患者的恢复。生成式 AI 如 ChatGPT 在医学领域的潜力也不容忽视。通过与患者进行互动，这些系统可以提供即时的医学咨询，帮助患者了解他们的状况，并为他们提供有关治疗、康复和预后的建议。

综上所述，医疗技术的快速进展为肝脏复杂肿瘤患者带来了前所未有的机会。这些技术的融合不仅有望提高治疗的效果，还有望为患者提供更个性化、高效的治疗方案，从而极大地提高他们的生活质量。

（李　磊　袁圣伟）

参考文献

[1]Miller JT，et al. ICG Fusion Imaging in Hepatic Surgery[J]. Journal of Hepatic Surgery，2020，7（2）：105-113.

[2]Anderson K，et al. Applications of 3D Printing in Liver Surgery：Current Perspectives[J]. Hepatic Medicine，2021，13，57-67.

[3]Gupta R，Thompson A. The Role of Augmented Reality in Hepatic Surgery[J]. Surgical Technology International，2019，34：121-128.

[4]Kim L，et al. Data Fusion in Modern Hepatic Medicine[J]. World Journal of Hepatology，2021，23（5）：325-336.

[5]Nolan T，Smith R. Applications of AI Models like ChatGPT in Medical Diagnostics and Surgery Planning[J]. Medical Informatics Review，2022，10（2）：24-30.

[6]Kudo H，Ishizawa T，Tani K，et al. Visualization of hepatic blue dye-stained tumors using indocyanine green fluorescence imaging[J]. Journal of Surgical Oncology，2018，117（8）：1837-1843.

[7]Egger J，Tokuda J，Chauvin L，et al. Integration of the OpenIGTLink network protocol for image-guided therapy with the medical platform MeVisLab[J]. International Journal of Medical Robotics and Computer Assisted Surgery，2012，8（3）：282-290.

[8]Zein NN，Hanouneh IA，Bishop PD，et al. Three-dimensional print of a liver for preoperative planning in living donor liver transplantation[J]. Liver Transplantation，2013，19（12）：1304-1310.

[9]Peterhans M，Vom Berg A，Dagon B，et al. A navigation system for open liver surgery：design，workflow and first clinical applications[J]. International Journal of Medical Robotics and Computer Assisted Surgery，2011，7（1）：7-16.

[10]Kenngott HG，Wagner M，Gondan M，et al. Real-time image guidance in laparoscopic liver surgery：first clinical experience with a guidance system based on intraoperative CT imaging[J]. Surgical Endoscopy，2014，28（3）：933-940.

[11]Gibson E，Li W，Sudre C，et al. NiftyNet：a deep-learning platform for medical imaging[J]. Computer Methods and Programs in Biomedicine，2018，158：113-122.

[12]Radford A，Wu J，Amodei D，et al. Better language models and their implications. OpenAI Blog，2019.

[13]Wang Z，Liu Q，Zhang R. Indocyanine Green （ICG） Fluorescent Imaging in the Identification of Liver Cancer[J]. World Journal of Surgical Oncology，2018，16（1）：87.

[14]Zhang Y，Zhou G，Liu C. Precision hepatic resection using image fusion of indocyanine green fluorescence imaging and 3D computed tomography[J]. Journal of Hepatology，2019，71（6）：1202-1212.

[15]Tanaka E，Choi HS，Fujii H，et al. Image-guided Oncologic Surgery Using Invisible Light：Completed Pre-clinical Development for Sentinel Lymph Node Mapping[J]. Annals of Surgical Oncology，2006，13（12）：1671-1681.

[16]Beyer LP，Pregler B，Michalik K，et al. Indocyanine Green （ICG）-Enhanced Fluorescence for Intraoperative Assessment of Bowel Microperfusion During Laparoscopic and Robotic Colorectal Surgery[J]. Surgical Endoscopy，2017，31（10）：4184-4193.

[17]Sugimoto H，Obara H，Ishizawa T. Application of a Novel Fluorescent Cholangiography Method During Laparoscopic Cholecystectomy[J]. American Journal of Surgery，2018，215（1）：137-141.

[18]Liu Y，Chan J. Indocyanine Green Fluorescence Imaging in the Surgical Management of Liver Tumors：Current Facts and Future Implications[J]. Journal of Gastrointestinal Surgery，2019，23（4）：786-794.

[19]Kobayashi K，Kawaguchi Y，Kobayashi Y. Enhancing the Precision of Hepatic Surgery through ICG Fluorescence Navigation[J]. Liver Surgery，2020，10（3）：245-254.

[20]Nakaseko Y，Ishizawa T，Saiura A. Advanced Intraoperative Imaging Techniques for Liver Resection：Current Status and Future Perspectives[J]. Annals of Gastroenterological Surgery，2021，5（1）：15-24.

[21]Uchiyama K，Ueno M，Ozawa S. Image-guided Surgery Using Real-time Indocyanine Green Fluorescence Can Improve the Curability of Resection for Pancreatic and Biliary Malignancies[J]. Asian Journal of Surgery，2019，42（1）：172-178.

[22]Tokuda Y，Oshima H，Narita M. Innovations in ICG-fluorescence Guided Liver Surgery[J]. Surgical Oncology，2017，26（3）：319-326.

[23]Ishikawa N，Inomata M，Etoh T. Advanced Application of Indocyanine Green Imaging in Laparoscopic Surgery[J]. Surgical Innovation，2018，25（6）：561-567.

[24]Kitai T，Inomoto T，Miwa M. Fluorescence Navigation with Indocyanine Green for Detecting Sentinel Lymph Nodes in Breast Cancer[J]. Breast Cancer，2019，12（4）：211-215.

[25]Chen Q，Dang L，Tan X. Novel Uses of ICG in Hepatic Surgery：A Review[J]. World Journal of Hepatology，2017，9（17）：789-798.

[26]Kudo H，Ishizawa T，Tani K. Visualization of Hepatic Bile Ducts during Laparoscopic Cholecystectomy by ICG Fluorescence[J]. Journal of Hepato-Biliary-Pancreatic Sciences，2017，24（11）：662-668.

[27]Morita Y，Sakaguchi T，Unno N. ICG Fluorescence Imaging for Quantitative Evaluation of Gastric Tube Perfusion in Patients Undergoing Esophagectomy[J]. Journal of Surgical Research，2016，205（2）：474-483.

[28]Saito S，Mori Y，Murono K. Application of Indocyanine Green Fluorescence Imaging during Robotic-assisted Liver Resection[J]. Surgical Case Reports，2019，5（1）：73.

[29]Aoki T，Murakami M，Fujii T. Indocyanine Green Fluorescence Imaging Techniques and Interdisciplinary Collaboration in Hepatic Surgery[J]. Liver Cancer，2021，10（1）：1-12.

[30]Yoshida M，Kubota K，Kuroda J. The Role of ICG Fluorescence Imaging in the Strategy for Repeated Hepatectomy[J]. Surgical Oncology Clinics，2020，29（2）：287-297.

[31]Okusanya OT，Holt D，Heitjan D. Intraoperative Near-infrared Imaging Can Identify Pulmonary Nodules[J]. Annals of Thoracic Surgery，2015，100（1）：28-35.

[32]Koizumi N，Harada Y，Minagawa R. Applications and innovations of ICG fluorescence in hepatic surgery：a review[J]. International Journal of Medical Sciences，2018，15（3）：274-280.

[33]Han K，Kim A，Jeong J. Enhanced reality visualization in liver surgery[J]. Journal of Hepatology，2019，71（6）：1175-1185.

[34]Maruyama K，Koda K，Oda K. Indocyanine Green（ICG）Fluorescence Imaging-guided Laparoscopic Liver Resection[J]. World Journal of Surgery，2020，44（10）：3375-3381.

[35]Watanabe M，Tsunoda A，Narita K. Colorectal Tumor Detection Using ICG Fluorescence Imaging[J]. Anticancer Research，2016，36（6）：2955-2960.

[36]Ishizawa T，Fukushima N，Shibahara J. Real-time Identification of Liver Cancers by Using Indocyanine Green Fluorescent Imaging[J]. Cancer，2009，115（11）：2491-2504.

[37]Kukleta JF，Frey DM，Oertli D. Evaluation of the Real-time Indocyanine Green Fluorescence Imaging System for the Detection of Liver Tumors[J]. Journal of Laparoendoscopic & Advanced Surgical Techniques，2015，25（12）：987-992.

[38]Satou S, Ishizawa T, Masuda K. Indocyanine Green Fluorescent Imaging for Detection of Peritoneal Metastases[J]. Cancer, 2013, 119（20）: 3789-3793.

[39]Lim C, Vibert E, Azoulay D. Indocyanine Green Fluorescence Imaging in the Surgical Management of Liver Cancers: Current Facts and Future Implications[J]. Journal of Visceral Surgery, 2014, 151（2）: 117-124.

[40]Ushimaru Y, Omura N, Fujiwara A. Clinical Application of Indocyanine Green （ICG） Fluorescent Imaging of Hepatobiliary Surgery[J]. Journal of Visualized Surgery, 2018, 4: 109.

[41]Kudo H, Ishizawa T, Yoshida M. Visualization of Bile Ducts Using Indocyanine Green Fluorescence Imaging during Laparoscopic Cholecystectomy[J]. BJS Open, 2015, 1（1）: 15-23.

[42]Seki Y, Ohue M, Sekimoto M. Evaluation of the Technical Difficulty Performing Laparoscopic Resection of a Rectosigmoid Carcinoma: Vascular Anatomy Preserves a Safe Surgical Margin[J]. Surgery Today, 2017, 47（6）: 723-730.

[43]Karanicolas PJ, Lin Y, Tarulli G. Fluorescent Cholangiography Illuminating the Biliary Tree During Laparoscopic Cholecystectomy[J]. British Journal of Surgery, 2018, 105（3）: 152-158.

[44]Van der Vorst JR, Schaafsma BE, Verbeek FPR. Dose Optimization for Near-infrared Fluorescence Sentinel Lymph Node Mapping in Patients with Melanoma[J]. British Journal of Dermatology, 2013, 168（1）: 93-98.

[45]Terwisscha van Scheltinga AGT, van Dam GM, Nagengast WB. Intraoperative Near-infrared Fluorescence Tumor Imaging with Vascular Endothelial Growth Factor and Human Epidermal Growth Factor Receptor 2 Targeting Antibodies[J]. Journal of Nuclear Medicine, 2011, 52（11）: 1778-1785.

[46]Mieog JSD, Troyan SL, Hutteman M. Toward optimization of imaging system and lymphatic tracer for near-infrared fluorescent sentinel lymph node mapping in breast cancer[J]. Annals of Surgical Oncology, 2011, 18（9）: 2483-2491.

[47]Peloso A, Franchi E, Canepa MC. Combined Use of Intraoperative Ultrasound and Indocyanine Green Fluorescence Imaging to Detect Liver Metastases from Colorectal Cancer[J]. HPB, 2016, 18（7）: 615-621.

[48]Shengxin Peng, Deqiang Wang, Yuanhao Liang, et al. AI-ChatGPT/GPT-4: An Booster for the Development of Physical Medicine and Rehabilitation in the New Eral[J]. Annals of Biomedical Engineering, 2023, 1-5.

第六章

手术治疗的适应证及术前评估

对于复杂肝细胞癌的治疗，肝切除手术是最可能将肿瘤细胞确切清除的治疗手段。在病例的选择上，应从肿瘤层面和患者肝脏功能储备层面两个方面综合评判。

以 BCLC 为代表的欧美肝癌分期标准对于肝切除术的标准过分严苛。以 BCLC 为例，符合肝切除术的病例只是局限在单个肿瘤结节，肝脏储备功能必须为 Child-Pugh A 且无门脉高压。这个手术标准与我国肝癌患者的实际情况相差甚远，我国各个肝癌治疗中心每年十几万例的肝癌切除手术病例证明，多个结节的肝癌甚至有些伴有门静脉侵犯或者胆管侵犯的病例手术切除后预后仍然较好，为此我国专家也制定了自己的肝癌分期标准。《原发性肝癌诊疗指南（2022 年版）》指出了最新的我国肝癌的治疗路线图（图 6-1）。

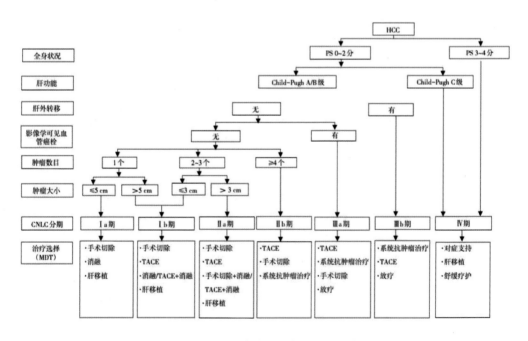

图 6-1　中国肝癌临床分期与治疗路线图

注：系统抗肿瘤治疗包括，一线治疗：阿替利珠单抗＋贝伐单抗、信迪利单抗＋贝伐单抗类似物；多纳非尼、仑伐替尼、索拉非尼；FOLFOX4；二线治疗：瑞戈非尼、阿帕替尼、卡瑞利珠单抗、替雷利珠单抗

根据上图，中国肝癌的分期方案（China liver cancer staging，CNLC），包括：CNLC Ⅰa 期、Ⅰb 期、Ⅱa 期、Ⅱb 期、Ⅲa 期、Ⅲb 期、Ⅳ期。

CNLC Ⅰa 期：体力活动状态（performance status，PS）评分 0～2 分，肝功能 Child-Pugh A/B 级，单个肿瘤、直径 ≤ 5cm，无影像学可见血管癌栓和肝外转移。

CNLC Ⅰb 期：PS 0～2 分，肝功能 Child-Pugh A/B 级，单个肿瘤、直径 > 5cm，或 2～3 个肿瘤、最大直径 ≤ 3cm，无影像学可见血管癌栓和肝外转移。

CNLC Ⅱa 期：PS 0～2 分，肝功能 Child-Pugh A/B 级，2～3 个肿瘤、最大直径 > 3cm，无影像学可见血管癌栓和肝外转移。

CNLC Ⅱb 期：PS 0～2 分，肝功能 Child-Pugh A/B 级，肿瘤数目 ≥ 4 个、肿瘤直径不论，无影像学可见血管癌栓和肝外转移。

CNLC Ⅲa 期：PS 0～2 分，肝功能 Child-Pugh A/B 级，肿瘤情况不论、有影像学可见血管癌栓而无肝外转移。

CNLC Ⅲb 期：PS 0～2 分，肝功能 Child-Pugh A/B 级，肿瘤情况不论、有无影像学可见血管癌栓不论、有肝外转移。

CNLC Ⅳ期：PS 3～4 分，或肝功能 Child-Pugh C 级，肿瘤情况不论、有无影像学可见血管癌栓不论、有无肝外转移不论。

（1）肝脏储备功能良好的 CNLC Ⅰa 期、Ⅰb 期和 Ⅱa 期肝癌是手术切除的首选适应证。新近的研究结果显示手术切除局部复发率显著低于射频消融治疗[1]，且手术切除的远期疗效更好[2]。即使对于复发性肝癌，手术切除的预后仍然优于射频消融[3]。

（2）对于 CNLC Ⅱb 期肝癌患者，在多数情况下手术切除疗效并不优于 TACE 等非手术治疗。但如果肿瘤局限在同一段或同侧半肝者，或可同时行术中射频消融处理切除范围外的病灶，即使肿瘤数目 > 3 个，手术切除有可能获得比其他治疗方式更好的效果[4]，因此也推荐手术切除，但需更为谨慎的术前多学科评估。

（3）对于 CNLC Ⅲa 期肝癌，如有以下情况也可考虑手术切除：①合并门静脉主干或分支癌栓者，若肿瘤局限于半肝，门静脉分支癌栓是手术适应证，可考虑手术切除肿瘤并经门静脉取栓，术后再实施 TACE、门静脉化疗或其他系统治疗；门静脉主干癌栓（Ⅲ型）者手术切除有争议，其手术疗效可能与 TACE 或外放疗相当，因此不是手术切除的绝对适应证。②合并胆管癌栓且伴有梗阻性黄疸，肝内病灶亦可切除者。③伴有肝门部淋巴结转移者，切除肿瘤的同时行淋巴结清扫或术后外放射治疗。④周围脏器受侵犯，可一并切除者。

全身状况的评估根据 CNLC，即通过患者的体力活动状态（performance status，PS）的评分来了解患者的一般健康状况及对于手术的耐受能力。目前通常采用美国东部肿瘤协作组（ECOG）的评分系统（表 6-1）。

表6-1　美国东部肿瘤协作组（ECOG）评分系统

ECOG 体力状况评分标准	
计分	活动水平
0 分	完全正常，能毫无限制地进行所有活动
1 分	不能进行剧烈的体力活动，但可以走动，并能从事轻体力活动或办公室工作
2 分	可以走动，生活可自理，但不能进行任何工作，白天卧床时间不超过 50%
3 分	生活勉强可以自理，白天超过 50% 的时间需要卧床或坐在椅子上休息
4 分	完全丧失活动能力，生活严重不能自理，必须卧床或使用轮椅
5 分	死亡

CNLC 对于手术治疗的要求是 PS 0 ~ 2 分。但对于复杂肝癌手术，除了要求患者有良好的心肺功能储备和肝肾功能储备，对于重要脏器功能的要求比普通肝癌手术更为严苛，因为此类手术往往需行多次长时的肝门阻断甚至全肝血流阻断。会较易引起肝脏缺血再灌注损伤及全身血流动力学的急剧改变。心脏方面，要求患者无器质性心脏疾病，常规查心脏彩超明确心脏功能是否良好。呼吸方面，要求肺功能正常或轻度下降，常规查血气分析明确氧分压、二氧化碳分压是否正常。对于高血压患者，要求术前将血压控制在 140/90mmHg 以下；糖尿病患者，术前改用胰岛素控制血糖，空腹血糖要求控制在 5.6 ~ 11.2mmol/L。

年龄对于手术指征的影响相对较小，因为只要确定重要脏器功能良好，则能较大概率保证术后顺利恢复。对于儿童患者，需要精心评估，因为儿童总体血容量有限，一旦出现较多术中出血，往往对循环系统影响较大，另外术后需精确补液，避免因补液过多引起的心肺负担增加。对于老年患者，因为各器官的脆弱而耐受力不足，相对发生术后并发症的可能性增加。

目前一般希望通过术前全身 PET-CT 或 PET-MRI 的检查排除远处脏器转移，因为一旦出现远处转移则提示预后不佳，是否还需冒较大风险行复杂肝切除手术仍处于争议之中。根据 CNLC，一旦出现远处转移，就不在手术治疗范围内。我们的经验是需要结合原发灶、转移灶的情况及患者和家属的意愿综合判断。若转移灶单一或较少可以通过综合治疗控制，且患者及家属手术意愿强烈，行手术治疗亦无不可，毕竟原发灶的切除及转移灶的有效控制对于延长患者生命通常是有益的。

目前肝脏功能的 Child-Pugh 分级仍是临床应用最多及最广泛的分级方法（表 6-2）。

表6-2　肝脏功能Child-Pugh分级

指标	得分		
	1分	2分	3分
血清总胆红素（μmol/L）	< 34	34 ~ 51	> 51
人血白蛋白（g/L）	> 35	28 ~ 35	< 28
腹水	无	轻度，可以控制	顽固性腹水
肝性脑病	无	轻度	重度
凝血酶原时间延长（PT）/ 国际标准化比值（INR）	< 4 秒（< 1.7）	4 ~ 6 秒（1.7 ~ 2.2）	> 6 秒（> 2.2）

注：Child-Pugh 分级：总分：5 ~ 6 分 Child-Pugh A，7 ~ 9 分 Child-Pugh B，10 ~ 15 分 Child-Pugh C

CNLC 对于手术治疗的要求是 Child-Pugh A/B。但对于复杂肝切除的病例，要求必须严格达到 Child A 级，因为复杂肝切除手术时间长，肝脏缺血时间长，血流动力学影响大，出血可能较多，故良好的肝脏功能是术后肝功能恢复和全身状况恢复的保证。

此类患者多伴有肝炎、肝硬化，有时肿瘤较大。故术前最好能行肝脏的三维成像，确定残余肝脏体积[5]。普遍认为，在行肝癌切除术时，通常患者术后剩余肝脏体积需超过 30% 即可，而合并肝硬化者，剩余肝脏体积需超过 40% 才能避免术后肝衰竭的发生。过去临床曾用肝脏 CT 面积法进行体积测算，结果误差较大、不够准确。近年来随着影像学和计算机技术的迅速发展，以 CT 三维成像技术为基础的手术模拟系统在肝癌切除术中应用越来越广泛。患者术前经CT扫描，获取亚毫米扫描数据导入三维可视化软件中，利用软件进行肝脏三维重建、肝脏分段、体积计算、设计虚拟切除平面、制订手术规划，能清晰完整地显示肝脏个体化分段、肝内各血管系统立体解剖形态及肿瘤部位、大小、数量，为进行精准肝脏切除提供依据。该技术可实现肝癌手术彩排，对手术前的方案设计、规划，进行反复操作和修正，直到既能完全切除病灶，又尽可能减少对患者的创伤、减少术中决策时间、降低手术风险。此外，利用三维手术模拟系统可以确定切除肝癌的安全界限，以免误伤周围重要血管，使得术后剩余肝脏体积与全肝体积比值在安全范围内，最大限度减少肝脏损害和减少出血。以 CT 三维成像技术为基础的三维手术规划系统，能更好地显示肝脏肿瘤与周围组织的毗邻关系、胆管扩张等情况，并能较准确地预测肿瘤切除体积，尤其适用于复杂肝癌的切除术，如半肝以上切除、需进行极量肝脏切除、解剖部位特殊，累及第一、二肝门部等部位的手术。缺点是：肝脏实质病变对肝功能的影响无法从三维成像上做出准确判断，其能显示的仅仅是肝脏的形态和体积大小，无法反映肝功能，因此仍需结合肝脏各项功能评估指标，综合判断术前和术后肝脏情况。

精确的术前肝脏功能评估包括吲哚菁绿（ICG）滞留试验等能更有助于对术前肝功能的准确判断。ICG 滞留试验是目前临床应用最广泛、最为公认的反映肝储备功能指标。ICG 注入血液循环后和血清蛋白结合，通过载体介导途径被肝细胞完全摄取，在肝脏内不与其他物质结合，进入胆汁以原型排泄而被清除，且不进入胆肠循环，其清除率可反映有效肝血流量。ICGR15 滞留试验，即静脉注射 ICG 0.5mg/kg，于 15 分钟时测定其滞留率，正常参考值 ≤ 10%。由于 ICG 运输与胆红素之间存在竞争，因此对于黄疸患者 ICGR15 滞留试验并不适用。ICG 滞留试验反映肝脏的储备功能，而 Child-Pugh 评分反映的是某一时间的肝功能状况，因此即使肝功能同为 Child-Pugh 评分 A 级的肝癌患者，ICGR15 滞留试验差别仍然可以很大，即患者的肝脏储备功能可以有很大不同。肝脏储备功能相对较好的患者术后并发症相对较少。ICG 滞留试验作为反映肝脏储备功能的重要指标已成为肝癌术前的常规检查，临床应用广泛，对选择合适的治疗方案、手术方式等能提供重要参考。但缺点是准确性容易受黄疸、肝脏的血流异常（门静脉栓塞和肝内动、静脉瘘等）、胆道梗阻等因素的影响。

研究结果提示：经过选择的合并门静脉高压症的肝癌患者仍可以接受肝切除手术，其术后长期生存优于接受其他治疗。因此，更为精确地评价门静脉高压的程度（如肝静脉压力梯度测定等）[6]，有助于筛选适合手术切除的患者。

通常认为，肝功能 Child-Pugh A 级、ICGR15 < 30% 是实施手术切除的必要条件；剩余肝脏体积须占标准肝脏体积的 40% 以上（伴有慢性肝病、肝实质损伤或肝硬化者）或 30% 以上（无肝纤维化或肝硬化者），也是实施手术切除的必要条件。有肝功能损害者，则需保留更多的剩余肝脏体积。

我国肝癌患者多伴有乙型肝炎病毒的感染，少数伴有丙型肝炎病毒的感染。对于丙型肝炎，目前已有索非布韦等特效药物可予完全治愈。而对于乙型肝炎仍需核苷类药物控制病毒，目前主要推荐丙酚替诺福韦长期服用，对于此类手术，一般希望在术前将病毒指数降至 $10^3/L$ 以下，这样对于术后肝功能的恢复将有相当保证，对于预后亦有帮助。

综上所述，由于复杂肝癌手术治疗的特殊性，其适应证相对于普通肝癌的手术治疗更为严格，尤其是对全身状况及肝脏功能储备的要求更高。术前也应采用包括心脏彩超、三维成像、吲哚菁绿滞留试验等多种先进手段精确评估患者各重要脏器功能，同时综合分析、评估，确定是否采取手术治疗。

转化治疗是将不可切除的肝癌转化为可切除肝癌，是中晚期肝癌患者获得根治性切除和长期生存的途径之一[7]。对于潜在可以切除的肝癌，建议采用多模式、高强度的抗肿瘤治疗策略促其转化，同时必须兼顾治疗的安全性和生活质量。

（1）针对肿瘤的转化治疗。①系统抗肿瘤治疗：其单独或联合应用是中晚期肝癌转化治疗的主要方式之一[8]。肝癌缓解的深度、速度和持续时间及器官特异性的缓解，是影响后续治疗决策的重要因素。不同的药物组合对肝脏组织和后续手术安全性的影响，需要更多的探索。②局部治疗：包括经导管动脉化疗栓塞（transcatheter arterial chemoembolization，TACE）、肝动脉置管持续化疗灌注（hepatic arterial infusion chemotherapy，HAIC）等局部治疗手段为初始不可切除肝癌患者创造潜在手术切除机会，并且能够转化为生存获益。系统抗肿瘤治疗联合局部治疗有望获得更高的肿瘤缓解和更高的转化切除率[9]。

　　（2）针对剩余肝脏体积不足的转化治疗。①经门静脉栓塞（portal vein embolization，PVE）：肿瘤所在的半肝，使剩余肝脏代偿性增生后再切除肿瘤[10]。PVE成功率为 60% ～ 80%，并发症发生率为 10% ～ 20%。PVE后余肝增生时间相对较长（通常 4 ～ 6 周），约有 20% 以上患者因肿瘤进展或余肝增生体积不足而失去手术机会。②联合肝脏分隔和门静脉结扎的二步肝切除术（associating liver partition and portal vein ligation for staged hepatectomy，ALPPS）：适合于预期剩余肝脏体积占标准肝脏体积 < 30% 的患者。近年来已出现多种 ALPPS 改进术式，主要集中于一期手术肝断面分隔操作（部分分隔和使用射频消融、微波、止血带等方式分隔）及采用腹腔镜微创入路行 ALPPS。术前评估非常重要，需要综合考虑肝硬化程度、患者年龄、短期承受两次手术的能力等[11]。ALPPS 术可以在短期内提高肝癌的切除率，快速诱导余肝增生的能力优于 PVE[12]；因两期手术间隔短，故能最大程度减少肿瘤进展风险，肿瘤切除率达 95% ～ 100%。需注意短期内两次手术的创伤及二期手术失败的可能性，建议谨慎、合理地选择手术对象并由经验丰富的外科医师施行 ALPPS。另外，对于老年肝癌病人慎行 ALPPS。

（陈科济）

参考文献

[1]Mohkam K，Dumont P，Manichon A，et al. No-touch multibipolar radiofrequency ablation vs. surgical resection for solitary hepatocellular carcinoma ranging from 2 to 5 cm[J]. J Hepatol，2018，68（6）：1172-1180.

[2]Liu PH，Hsu CY，Hsia CY，et al. Surgical resection versus radiofrequency ablation for single hepatocellular carcinoma ≤ 2cm in a propensity score model[J]. Ann Surg，2016，263（3）：538-545.

[3]Xia Y，Li J，Liu G，et al. Long-term effects of repeat hepatectomy vs percutaneous radiofrequency ablation among patients with recurrent hepatocellular carcinoma：a randomized

clinical trial[J]. JAMA Oncol，2020，6（2）：255-263.

[4]Yin L，Li H，Li AJ，et al. Partial hepatectomy vs transcatheter arterial chemoembolization for resectable multiple hepatocellular carcinoma beyond milan criteria：a RCT[J]. J Hepatol，2014，61（1）：82-88.

[5]Kubota K，Makuuchi M，Kusaka K，et al. Measurement of liver volume and hepatic functional reserve as a guide to decisionmaking in resectional surgery for hepatic tumors[J]. Hepatology，1997，26（5）：1176-1181.

[6]Bosch J，Abraldes JG，Berzigotti A，et al. The clinical use of HVPG measurements in chronic liver disease[J]. Nat Rev Gastroenterol Hepatol，2009，6（10）：573-582.

[7] 中国抗癌协会肝癌专业委员会转化治疗协作组. 肝癌转化治疗中国专家共识（2021 版）[J]. 中国实用外科杂志，2021，41（6）：618-632.

[8]Zhu X，Huang C，Shen Y，et al. Downstaging and resection of initially unresectable hepatocellular carcinoma with tyrosine kinase inhibitor and anti-PD-1 antibody combinations[J]. Liver Cancer，2021，10（4）：320-329.

[9]He M，Liang R，Zhao Y，et al. Lenvatinib，toripalimab，plus hepatic arterial infusion chemotherapy versus lenvatinib alone for advanced hepatocellular carcinoma[J]. Ther Adv Med Oncol，2021，13：17588359211002720.

[10]Wakabayashi H，Okada S，Maeba T，et al. Effect of preoperative portal vein embolization on major hepatectomy for advanced-stage hepatocellular carcinomas in injured livers：a preliminary report[J]. Surg Today，1997，27（5）：403-410.

[11]D'Haese JG，Neumann J，Weniger M，et al. Should ALPPS be Used for Liver Resection in Intermediate-Stage HCC？[J]. Ann Surg Oncol，2016，23（4）：1335-1343.

[12]Li PP，Huang G，Jia NY，et al. Associating liver partition and portal vein ligation for staged hepatectomy versus sequential transarterial chemoembolization and portal vein embolization in staged hepatectomy for HBV-related hepatocellular carcinoma：a randomized comparative study[J]. HBSN，2020，11（1）：4578-4578.

第七章

肝癌切除手术的术前准备

一、常规术前准备

1. 影像学检查　复杂肝癌，特别是毗邻重要脉管的肝肿瘤诊断及术前规划主要依靠影像学检查，主要包括肝脏血管 B 超、CT、MRI、血管成像及肝脏 3D 成像等。例如肝脏多普勒 B 超、CT 及 MRI 血管成像可显示病灶周围管道，病灶有无侵犯血管，周围胆管有无扩张；近年来出现的 3D 成像技术则能更好地显示肿瘤与血管、胆管之间的关系，并能规划切除范围，计算剩余肝脏体积，评估术后肝功能不全的风险，方便术前预判和术中指导。

2. 术前沟通　患者及家属的术前沟通相当重要，因为此类手术风险较大，术中一旦出现癌栓脱落、空气栓塞或大出血等情况，相当凶险，对患者生命会产生极大威胁。故此类手术之前必须取得患者及其家属完全的理解和信任。

3. 术前准备　患者住院后开始给予高蛋白、高碳水化合物和高维生素饮食，以增加患者的营养。对进食较少、一般情况较差的患者，可静脉滴注 GIK 液体（高渗葡萄糖、胰岛素和氯化钾）、支链氨基酸；白蛋白低下的患者补充白蛋白。必须准备充足的红细胞、血浆、人血白蛋白甚至冷沉淀的供应，因为此类手术容易引起大量失血、凝血功能不足。必须联系麻醉医生会诊，共同做好术中应对下腔静脉进气导致空气栓塞的风险。

4. 抗病毒及保肝治疗　我国肝癌患者多伴有乙型肝炎病毒感染史，目前已有证据表明乙肝病毒的载量对于肝癌患者的预后具有重要的影响[1]。有研究表明抗病毒治疗是影响肝切除术后残余肝脏功能恢复的重要因素，也是影响肝癌术后长期生存率的最重要因素之一[2]。对于合并乙肝的肝癌患者，肝切除术、术中麻醉打击、术中出血、肝门阻断、应激等因素可导致患者术后免疫力减低，肝癌患者体内 HBV 可能被激活[3]。HBVDNA 载量是反映乙型肝炎活动性的指标，即使低 HBVDNA 载量患者术后也可能发生病毒再激活[4]，而高 HBVDNA 载量被认为与术后 HBV 再激活密切相关，并与并发症的发生率增加和病死率的增加有关[5]。因此术前即开始抗病毒治疗，使病毒载量尽可能地降低非常重要。即使病毒载量不高，术前也应给予抗病毒药物治疗。如果术前病毒水平较高，且 ALT 水平＞2 倍正常值上限，可先给予抗病毒及保肝治疗，待病毒水平下降，肝功能好转后再行手术切除；对于病毒水平较高，但肝功能未见明显异常的患者，虽然希望能尽快手术切除病灶，但是较高的病毒水平同样会增加术后肝功能恢复缓慢甚至肝衰的风险，因此对于术前 HBV-DNA 水平较高的患者，建议至少给予一周左右的核苷类抗病毒药物治疗，一般希望在术前将病毒指数至少降至 10^4/L 以下。如担心等待时间太长肿瘤进展，则至少要相对于初始数值能降低 10^2/L 以上再行手术。

二、围术期高血压的控制

围术期高血压是指从确定手术治疗到与本手术有关的治疗基本结束期间内发生的血压升高，可发生于手术前、手术中及麻醉恢复期。通常分为两种情况，①既往高血压：围术期血压升高幅度大于基础血压的 20%；②既往无高血压：围术期血压收缩压 $\geqslant$ 140mmHg 和（或）舒张压 $\geqslant$ 90mmHg。

有证据显示围术期血压剧烈波动可能引发脑卒中、急性冠脉综合征、肾衰竭，进而增加围术期的死亡风险。大样本临床 Meta 分析表明，围术期的血压控制不良与术后的心脑血管事件密切相关[6]，包括脑卒中、心肌梗死、心力衰竭、肾功能不全乃至死亡的发生率都明显增加。未行规律治疗情况下，围术期血压急剧波动时会产生重要器官供血异常，包括出血或缺血，严重者产生心脑血管意外，如心肌梗死、脑出血、卒中等并发症，是危害性很大的疾病，需紧急处理。国外统计高血压人群发生围术期心脑血管事件的风险是普通人群的 3 倍[7]。最新研究发现，高血压还会导致认知功能障碍[8]。因此，须对拟手术的高血压患者进行严格的评估和血压控制。

围术期高血压患者术前应做如下准备：①在术前数天内将降压药替换为长效制剂；②在术前当天仍然给药；③须注意术前一天清晨应停用 RAS 阻滞剂类药物；④术前 β 受体阻滞剂的应用可以有效减少血压波动、心肌缺血以及术后心房颤动的发生；⑤手术前 1～2 周（最好 2 周）停用利血平及含有利血平的降压药。

术前血压控制目标值：①年龄 $\geqslant$ 60 岁，血压 < 150/90mmHg；②年龄 < 60 岁，糖尿病与慢性肾病患者，血压 < 140/90mmHg；③术中血压波动幅度不超过基础血压的 30%。高血压的控制应在术前数周内进行；不推荐在数小时内紧急降压以免导致重要脏器缺血及出现降压药物的不良反应。

进入手术室后血压仍 > 180/110mmHg 的患者建议推迟手术；高血压合并威胁生命的靶器官损害（如急性左心衰竭、不稳定型心绞痛、少尿型肾衰竭等），应在短时间内采取措施改善脏器功能；合并严重低血钾症（血钾 < 2.9mmol/L），亦应尽快纠正。

围术期高血压急症处理，①静脉降压药物：应起效迅速、可控制、易滴定、安全、经济且方便应用，首选拉贝洛尔、艾司洛尔、尼卡地平，硝酸甘油和硝普钠等也可应用；②在 30 ~ 60 分钟内使舒张压降至 110mmHg 左右，或降低 10% ~ 15%，但不超过 25%；③如患者可耐受，在随后的 2 ~ 6 小时将血压降低至 160/100mmHg；④积极寻找并处理各种可能的原因如疼痛、血容量过多、低氧血症、高碳酸血症和体温过低等。

三、围术期血糖异常的管理

1. 围术期血糖异常 包括高血糖、低血糖和血糖波动，增加手术患者的死亡率，增加感染、伤口不愈合及心脑血管事件等并发症的发生率，延长住院时间，影响远期预后。血糖控制有利于减少外科重症患者术后感染等并发症，但控制过于严格（如降至正常范围）则增加低血糖风险，对降低总死亡率并无益处。

糖尿病是胰岛素相对或绝对不足及不同程度的胰岛素抵抗，引起碳水化合物、脂肪和蛋白质代谢紊乱的综合征，主要表现为血糖升高和（或）糖尿，是一种慢性全身性疾病。长期碳水化合物及脂肪、蛋白质代谢紊乱可引起多器官损伤，导致眼、肾、心血管等器官慢性进行性病变、功能减退及衰竭；病情严重或应激时可发生急性严重代谢紊乱，如糖尿病症酸中毒、高渗高血糖综合征。除酮症酸中毒、高渗性昏迷等急症外，糖尿病本身对术中不会带来主要危险，其风险程度主要取决于器官的受累情况。在分别对糖尿病患者的器官改变（心脏、神经系统、肾、血管疾病），和糖尿病与年龄等进行分类研究中发现，糖尿病患者在外科死亡率中是非糖尿病患者的 5 倍。手术患者糖尿病的主要风险与手术类型无关，而与终末器官的病理改变有关。当合并以下情况时，通常认为围术期危险程度为高危：年龄 ≥ 65 岁，病程 ≥ 5 年，糖尿病合并高血压和冠心病，术前空腹血糖增高（平均 ≥ 13.3mmol/L），手术时间 ≥ 90 分钟。尤其是术前合并有心血管疾病，手术和麻醉危险性大增，应重视围术期处理。

2. 糖尿病可能造成的围术期意外和并发症

（1）加重病情：手术及应激反应是诱发糖尿病患者发生并发症及加重病情的重要因素，即使非糖尿病患者，较大的手术常可使血糖升高至 8.3 ~ 11.1mmol/L，而糖尿病患者手术时，如胰岛素缺乏或用量不足则常易发生严重高血糖，甚至发生酮症酸中毒及高渗性非酮症糖尿病昏迷。对于一些血糖控制不理想的患者，如果实施手术和麻醉，酮症酸中毒风险将进一步加大。糖尿病患者本身的代谢紊乱给手术增加了危险，而手术和麻醉又加重了糖尿病患者的病情，两者在特定环境下互为因果，又相互影响。

（2）心血管意外：糖尿病并发无痛性心肌梗死是围术期的主要死亡原因。糖尿病患者随着病程的延长，易引发严重的心、脑、血管并发症。糖尿病患者心血管病的死亡率是非糖尿病患者人群的 1.5 ~ 4.5 倍，有 70% ~ 80% 的糖尿病患者死于心血管并发症和伴随症状。约 1/3 糖尿病性心脏病患者，特别是因心脏微血管病变和心肌代谢紊乱引起心肌梗死的患者，由于同时伴有未被发现的末梢神经炎和神经功能障碍掩盖了疼痛症状，早期无典型的心血管症状；如果实施手术麻醉，手术本身及创伤失血极易诱发心肌梗死和脑血管意外，成为糖尿病患者围术期死亡的主要原因。因此，外科医师对手术前糖尿病患者都应当看作有冠状动脉粥样硬化性心脏病（冠心病）的可能。

（3）术后感染：糖尿病影响机体细胞的免疫功能，如果在围术期血糖控制不好合并糖尿病酮症酸中毒时，机体防御功能明显下降，增加了患者术后感染的机会和程度，易引发难以控制的感染，有时还可以引发败血症或脓毒血症等全身性感染。报道显示术后感染率为 14.2% ~ 23.8%，同时糖尿病患者微循环功能障碍和蛋白分解增加，易导致术后切口愈合不良或延迟愈合。

（4）肾损害：糖尿病患者术后易出现肾功能损害，其发生率为 4.48%。糖尿病病史较长者，均可有不同程度的肾损害，糖尿病肾病的发生率约占糖尿病患者的 33.6%。主要是肾小球硬化致功能受损，而手术本身又会引发组织损伤、细胞溶解及一些代谢产物吸收增加，又进一步影响了肾小球滤过功能，出现严重的肾功能损害。肝脏手术患者术后常需留置导尿管，由于糖尿病患者的尿糖浓度高时促进尿路细菌繁殖，易引发尿路感染，而尿路感染又增加肾功能不全的发生 [9]。

3. 围术期管理

（1）术前准备：完善术前检查，做好术前脏器功能评估。糖尿病患者心血管、脑、肾及眼底并发症发病率明显高于一般患者，术前应进行相关心、脑、肾及眼底检查，充分评估了解主要脏器功能状态，充分做好术前血糖监测及控制。

胰岛素是围术期唯一安全的降糖药物。术前应将原有降糖方案过渡至胰岛素，并根据禁食情况减去控制餐后血糖的胰岛素剂量。①糖尿病患者手术当日停用口服降糖药和非胰岛素注射剂。磺脲类和格列奈类口服降糖药可能造成低血糖，术前应停用至少 24 小时；二甲双胍有引起乳酸酸中毒的风险，肾功能不全者术前停用 24 ~ 48 小时。停药期间监测血糖，使用常规胰岛素控制血糖水平。②术前住院时间超过 3 天的患者可在入院后即换用短效胰岛素皮下注射控制血糖，术前调整到适合的剂量。③入院前长期胰岛素治疗者，长时间大手术、术后无法恢复进食的糖尿病患者，手术日换用短效胰岛素持续静脉泵注控制血糖。④术前控制餐前血糖 ≤ 7.8mmol/L，餐后血糖 ≤ 10.0mmol/L。术前血糖长期显著增高者，围术期血糖不宜下降过快。可适当放宽术前血糖目标上限至空腹 ≤ 10mmol/L，随机或餐后 2 小时 ≤ 12mmol/L。⑤避免术前不必要的长时间禁食，糖尿病患者择期手术应安排在当日第一台进行。禁食期间注意血糖监测，必要时输注含糖液体。

术前保证患者热量、营养供给，防止机体发生代谢紊乱：为了保证糖尿病患者术前有足够热量，术前 3 日应每日供给糖类 250g 以上，防止患者机体内脂肪和蛋白质的分解增加，对手术前不能进食或合并营养不良的患者应常规给予肠外营养。

（2）围术期血糖控制目标：①推荐正常饮食的患者餐前血糖≤ 7.8mmol/L，餐后血糖≤ 10.0mmol/L。②术后 ICU 住院时间≥ 3 天的危重患者，推荐血糖目标值≤ 8.4mmol/L。③根据患者手术类型、术前血糖水平、脏器功能，建立围术期血糖控制的个体化目标。

（3）血糖管理实施方案：①糖尿病患者围术期需要输注葡萄糖者，建议液体中按糖（g）：胰岛素（U）=（3 ~ 4）：1 的比例加用胰岛素中和。②尽量避免引起血糖升高的其他因素，如地塞米松、其他糖皮质激素、儿茶酚胺类药物、生长抑素和免疫抑制剂等。③血糖> 10.0mmol/L 开始胰岛素治疗。④严重高血糖可能造成渗透性利尿，引起高渗性脱水和低钾血症，应注意维持水电解质平衡。⑤低血糖的危害超过高血糖。血糖≤ 2.8mmol/L 时出现认知功能障碍，长时间≤ 2.2mmol/L 的严重低血糖可造成脑死亡。⑥长期未得到有效控制的糖尿病患者可能在正常的血糖水平即发生低血糖反应。⑦静脉输注胰岛素的患者血糖≤ 5.6mmol/L 应重新评估，调整泵速。血糖≤ 3.9mmol/L 立即停用胰岛素，开始升血糖处理。

综上所述，复杂肝癌切除手术对患者重要脏器功能要求大致与普通肝癌手术相同，要求患者有良好的心肺功能储备和肝肾功能储备，但对于重要脏器功能的要求比普通肝癌手术更严苛，因为此类手术往往手术时间长，术中出血多，需多次长时肝血流阻断，会引起全身血流动力学的急剧改变，各重要脏器负担更重。因此细致的术前评估及术前准备是手术成功的重要保证。

（陈科济）

参考文献

[1]Yu SJ，Kim YJ. Hepatitis B viral load affects prognosis of hepatocellular carcinoma[J]. World J Gastroenterol，2014，20（34）：12039-12044.

[2]YU LH，LI N，SHI J，et al. Does anti-HBV therapy benefit the prognosis of HBV-related hepatocellular carcinoma following hepatectomy[J]. Ann Surg Oncol，2014，21（3）：1010-1015.

[3] 龚文锋，陆世东，钟鉴宏，等 . 术前抗病毒治疗对 HBV-DNA 阴性肝细胞癌患者术后病毒再激活及肝功能的影响 [J]. 中国肿瘤临床，2016，43（15）：668-673.

[4]Jung Lee，Ja Kyung Kim，Hye Young Chang，et al. Impact of postoperative hepatitis B virus reactivation in hepatocellular carcinoma patients who formerly had naturally suppressed virus[J]. J Gastroenterol Hepatol，2014，29（5）：1019-1027.

[5]Gang Huang，Wan Yee Lau，Feng Shen，et al. Preoperative hepatitis B virus DNA level is a risk factor for postoperative liver failure in patients who underwent partial hepatectomy for hepatitis B-related hepatocellular carcinoma[J]. World J Surg，2014，38（9）：2370-2376.

[6]Serruys PW，Morice Marie-Claude，Kappetein AP，et al. Percutaneous coronary intervention versus coronary-artery bypass grafting for severe coronary artery disease[J]. N Engl J Med，2009，360（10）：961-972.

[7]Bhave PD，Goldman LE，Vittinghoff E，et al. Incidence，predictors，and outcomes associated with postoperative atrial fibrillation after major noncardiac surgery[J]. Am Heart J，2012，164（6）：918-924.

[8]Goldstein FC，Levey AI，Steenland NK. High blood pressure and cognitive decline in mild cognitive impairment[J]. J Am Geriatr Soc，2013，61（1）：67-73.

[9] 张鹏. 糖尿病患者围术期处理策略 [J]. 中国当代医药，2011，18（24）：233-234.

第八章

大肝癌的外科治疗

　　我国每年肝细胞癌（hepatocellular carcinoma，HCC）的新发病例数仍占全世界新发病例的半数以上。尽管肝细胞癌发生的高危因素已经基本明确，但由于其早期症状隐匿，高危人群定期筛查尚未普及，我国肝细胞癌的早诊早治率与国外相比仍有较大差距，大多数患者就诊时已属中晚期，因此大肝癌（直径 ≥ 5cm）在我国大陆地区很常见。近年来，肿瘤大小在 HCC 分期中的作用逐渐被淡化，按照我国肝细胞癌 CNLC 分期，孤立的大肝癌属于 I b 期，手术切除仍是首选的治疗手段[1]。但与小肝癌相比，大肝癌治疗仍具有很大挑战，疗效也还有较大提升空间。

一、大肝癌的定义

　　目前一般将肿瘤直径 ≥ 5cm 的肝癌称为大肝癌，直径 ≥ 10cm 称为巨大肝癌。近年来，在临床实践中发现，与直径 10 ~ 15cm 的肝癌相比，直径 ≥ 15cm 的肝癌，在手术切除率、手术难度、恢复时间、术后并发症及死亡率、预后等方面均有较大差别，因此有学者曾将直径 ≥ 15cm 的肝癌称为特大肝癌[2]。

二、大肝癌的临床特点

　　大肝癌往往具有以下临床特点：①多见于年轻人。②大肝癌患者多数伴有临床症状，如肝区疼痛、腹胀、消瘦等；有的伴有伴癌综合征，如发热、红细胞增多症、凝血机制的改变及中毒症状等。③肝内转移的发生率较高。CT 及 MRI 检查可以发现主瘤，但对一些微小子灶易漏诊，这也是大肝癌术后在短时间内容易复发的主要原因。④往往已发生压迫或侵犯重要的管道结构，或合并门静脉、肝静脉、胆管癌栓，故手术切除难度较大。⑤多数肝硬化程度轻。在肝癌患者多合并有肝硬化，而大肝癌多数肝硬化程度并不严重或残肝能够增大。大肝癌之所以能长大说明肝硬化程度并不严重，残余肝脏能够代偿；否则肝硬化程度严重，病灶未能长大，肝功能就已经失代偿导致患者死亡。这是手术切除的有利条件。

三、大肝癌手术切除的可行性

鉴于大肝癌患者在我国肝癌人群中占有较大比例，对大肝癌的手术切除，国内一直持积极态度。吴孟超院士曾在国际肝胆胰协会中国分会第三届学术会议上报告，我院 1999—2003 年共收治手术切除 2763 例直径 5 ~ 10cm 大肝癌患者，术后 1 年、3 年、5 年生存率分别为 49.0%、31.9% 和 24.2%；而 1316 例直径 ≥ 10cm 的肝癌患者，术后 1 年、3 年、5 年生存率分别也达 36.6%、23.2% 和 18.4%，手术死亡率仅为 0.29%。杨甲梅教授曾报道 86 例特大肝癌切除（直径 ≥ 15cm）术后 1 年、3 年、5 年生存率为 58.8%、35.2% 和 17.6%。最近 10 年我国、日本及韩国均有文献报道部分大肝癌可选择外科治疗，说明手术切除治疗大肝癌不仅可行，而且有效。

为进一步规范我国肝癌诊疗行为，结合中国具体国情及实践积累，2017 年制定了中国肝癌的分期方案（China liver cancer staging，CNLC）。其中 CNLC Ⅰa、Ⅰb 及 Ⅱa 期首选外科手术治疗，特别是属于 CNLC Ⅰb 期的单个瘤体直径 > 5cm 的大肝癌或巨大肝癌均可行外科手术切除，为肝脏外科的临床实践提供了非常重要的理论依据。

目前普遍认为，单个大肝癌尤其是界清、呈膨胀性生长，包膜完整的孤立性大肝癌，往往有较好的手术效果，明确的生存优势。此类肝癌被视为早期肝癌，也被诸多国内外的专家共识或指南所认可 [3, 4]。在我国 CNLC 分期中属于 Ⅰb 期，手术切除仍是治疗此类大肝癌的首选方法和最有效的措施。当肿瘤直径达到一定程度后，HCC 切除后的不良远期结果不由肿瘤大小本身所决定，而是通过与肿瘤相关的不良特征体现，如血管侵犯和卫星灶等，伴有上述特征的大肝癌患者术后容易出现早期残肝内复发 [5-10]。因此，针对大肝癌患者进行准确的术前评估，以明确是否并发肝内微小转移灶和血管侵犯，对是否进行手术切除的治疗决策而言至关重要。

四、手术切除的可行性评估

为保证手术切除治疗大肝癌的安全性和疗效，减少不必要的开腹探查，术前行手术切除可行性评估尤为重要。

大肝癌肝切除的指征主要由患者的全身状况、肝癌分期及肝脏储备功能三个因素所决定。拟接受肝切除的患者一般情况应良好，用美国东部肿瘤协作组提出的功能状态评分（ECOG PS）0 ~ 1 分，心、肺、肾功能正常。影像学检查显示病灶单发，或虽是多发但局限于半肝或相邻 3 个肝叶范围内，健侧肝叶有明显的代偿性增大，或主要病灶可切除伴有其他肝叶内卫星灶少于 3 枚、病灶最大直径 ≤ 3cm 者，同时无多发的不可切除的肝外转移灶，即目前 CNLC 分期中的Ⅰb、Ⅱa 期。值得注意的是由于专业知识的限制及各级医院设备、技术条件的不同，不同的医生对大肝癌的可切除性有不同的理解。临床上经常遇到，初次就诊一些原本可切除的大肝癌被归为"不可切除"而选择其他治疗，从而延误了手术时机甚至丧失手术切除机会。

大肝癌手术切除的可行性需注意以下几点：①肿瘤大小不是能否切除的判断标准，所有孤立的巨大及特大肝癌如无肝外转移的证据，属 CNLC 分期中的Ⅰb 期，如果残肝无合并肝硬化或有明显的代偿性增大，绝大部分患者的肝癌均有切除可能。②肿瘤毗邻肝门或明显挤压和（或）累及肝静脉主干、腔静脉者，也不能完全排除手术切除的可能。肝细胞癌对周围血管常是推挤压迫，真正侵犯血管、难以分离者并不多见。

除依据上述肝脏局部条件评估手术切除可行性外，肝功能是评估手术切除可行性的第二个至关重要的条件，也是决定选择何种肝切除术式的基础。通常认为，肝功能 Child-Pugh A 级、ICG 15 分钟滞留率（ICG-R15）< 30%、剩余肝脏体积需占标准肝脏体积的 40% 以上（无肝纤维化或肝硬化者）、伴有慢性肝病、肝实质损伤或肝硬化者 30% 以上，是实施手术切除的必要条件。还可根据 ICG 15 分钟滞留率的结果决定安全切除的肝脏组织量。当 ICG-R15 < 10% 时，可施行肝三叶切除或半肝切除；10% ~ 19% 可行左半肝切除或右肝一叶切除；20% ~ 29% 可行肝段切除。有肝功能损害者，则需保留更多的剩余肝脏体积。

三维数字化重建技术，可清晰直观地显示肿瘤与肝动脉、门静脉、肝静脉及胆管等脉管的毗邻关系，并早期发现血管变异，准确预测肝脏肿瘤切除范围及残肝比，指导手术方案的制订，辅助外科医师进行更精确的术前规划，提高手术安全性[11]。

五、可切除大肝癌术前新辅助治疗

根据美国国立癌症研究院的定义，新辅助治疗是在主要治疗（通常是外科手术）之前缩小肿瘤的治疗，常见的新辅助治疗包括系统抗肿瘤治疗、介入治疗、放射治疗等，其目标是通过新辅助治疗将肿瘤学特征较差的肝癌转化为肿瘤学特征较好的肝癌，从而减少术后复发率、延长生存期。

目前关于可切除大肝癌的术前新辅助治疗的研究很多，主要方法包括 TACE、系统治疗、放疗等[12]。但均缺乏高级别证据，仍需要大样本、多中心、随机对照的临床研究证实。

就目前的手术技术水平，学者建议对肿瘤包膜完整的巨大肝癌，在技术条件和肝脏代偿功能良好时，可先行一期切除。但对肿瘤包膜不完整而且浸润性生长的巨大肝癌，可考虑先行新辅助综合治疗，再争取获得"二期切除"的机会。

六、手术切除技术

虽然肝癌的肝切除已不受其解剖位置的限制，但由于大肝癌尤其是巨大及特大肝癌往往压迫或侵犯重要的管道结构，手术切除仍有较大风险，为降低手术死亡率和术后并发症发生率，手术操作技术是最重要的环节。

1. 手术切口。选择宽大的切口，充分暴露术野。常选取右肋缘下反"L"形切口，辅以肝脏外科拉钩，一般即可呈现较满意的手术视野。若瘤体暴露仍不充分，可改为"人"字形切口。进腹后、切肝前建议常规探查病灶及周围情况，可辅助术中超声，探查后再次对比术前 CT 或 MRI 等影像学检查，重新评估肿瘤与脉管间的关系，一旦发现拟保留残肝内存在新发转移病灶或肝外转移，不建议实施姑息性的大范围肝切除。

2. 合理的血流阻断技术是预防及控制术中大出血的关键。理想的控制肝创面出血的血流阻断方法应能有效地控制肝创面出血及空气栓塞，同时又能尽量减少残肝缺血再灌注损伤、不影响其他脏器血液循环及保持全身血流动力学稳定。目前常用的肝血流阻断方法主要有：全肝入肝血流阻断（第一肝门阻断）、全肝血流阻断、半肝入肝血流阻断、半肝入肝血流阻断＋同侧肝静脉阻断等。但上述方法均存在各自的不足。2006 年以来笔者单位开展了半肝血流完全阻断下无血肝切除，即半肝入肝血流阻断＋同侧肝静脉、肝短静脉阻断＋肝左右叶交通支血管阻断。用该法断肝实质，创面基本无出血，又可避免肝静脉和肝短静脉出血及空气栓塞；健侧残肝无缺血再灌注损伤，肝功能损害轻，阻断血流时间无严格限制，不需解剖第一、二、三肝门，操作简便；可避免胃肠道及肾脏的淤血，循环稳定；并有可能减少医源性肿瘤扩散。现已在部分患者的切肝中常规应用，取得良好效果。但对肿瘤巨大、无操作空间者或有大血管侵犯者不宜使用。

3. 尽量减少肝组织的丧失，防止术后肝衰竭。在努力彻底切除病灶的基础上，尽可能保留残肝组织量。学者认为巨大肝癌的手术切除不应过分强调根治原则，仅以尽可能彻底切除病灶为目的，这不但可减少术后肝衰竭的发生率，而且允许在术后复发时采用综合治疗，从而提高患者的长期生存率。

4. 近年来，腹腔镜肝脏外科飞速发展，腹腔镜肝切除术具有创伤小和术后恢复快等优点，其肿瘤学效果在经过选择的患者中与开腹肝切除术相当。腹腔镜肝切除术其适应证和禁忌证尽管原则上与开腹手术类似，但是对于大肝癌，尤其是位于困难部位及中央区紧邻重要管道及合并重度肝硬化者，建议经严格选择后由经验丰富的医师实施该治疗 [13，14]。

七、针对余肝体积不足的转化治疗

1. 经门静脉栓塞（portal vein embolization，PVE） 肿瘤所在的半肝，使剩余肝脏代偿性增生后再切除肿瘤。PVE 成功率为 60% ~ 80%，并发症发生率为 10% ~ 20%。PVE 后余肝增生时间相对较长（通常 4 ~ 6 周），约有 20% 以上患者因肿瘤进展或余肝增生体积不足而失去手术机会。

2. 联合肝脏分隔和门静脉结扎的二步肝切除术（associating liver partition and portal vein ligation for staged hepatoectomy，ALPPS） 适合于预期剩余肝脏体积占标准肝脏体积小于 30% 的患者。近年来已出现多种改进术式，主要集中于一期手术肝断面分隔操作（部分分隔和使用射频消融、微波、止血带等方式分隔）及采用腹腔镜微创入路。术前评估非常重要，需要综合考虑肝硬化程度、患者年龄、短期承受两次手术的能力等。ALPPS 术可以在短期内提高肝癌的切除率，快速诱导余肝增生的能力优于 PVE；因两期手术间隔短，故能最大程度减少肿瘤进展风险，肿瘤切除率达 95% ~ 100%。研究结果显示，ALPPS 治疗巨大或多发肝癌的效果优于 TACE。需注意短期内两次手术的创伤及二期手术失败的可能性，建议谨慎、合理地选择手术对象并由经验丰富的外科医师施行 ALPPS 术。另外，对于老年肝癌患者慎行 ALPPS 术[15]。

八、大肝癌术后辅助抗复发治疗

目前复发转移仍然是影响肝癌疗效的重要因素，大肝癌术后复发转移更为常见。术后辅助治疗的目的是预防术后肿瘤复发和转移，以达到长期无瘤生存和治愈的目标。大肝癌术后复发转移更为常见，因此。对于大肝癌术后复发和转移的预防更为必要。针对肝病背景的长期治疗是必须实施的基础治疗；在此基础上，可经全面评估后选择系统和（或）局部治疗，或参加临床研究，进一步争取降低肝癌术后复发转移概率，改善患者预后。

1. TACE 是肝癌术后辅助治疗常用的局部治疗手段。尽管目前国际上对肝癌术后辅助 TACE 治疗的有效性并无一致意见，但国内对具有高危复发风险，尤其是大肝癌患者术后建议行 1 ~ 2 个疗程辅助性 TACE，以减少复发、延长术后生存时间。大肝癌切除术后 1 个月左右行首次 TACE，若无复发灶，则由医师根据患者的一般情况和检查结果评估是否行第 2 次 TACE[16, 17]。

2. 放射治疗 随着调强放射治疗技术在肝癌中的应用，放疗可以更好保护剩余肝脏体积，而给予局部肿瘤更高的剂量，放射治疗已经成为肝癌术后辅助治疗的手段之一。系统性综述结果显示：手术联合术后放疗相比于单纯手术可显著提高 DFS 和 OS。按窄切缘（术后病理学检查结果显示手术切缘距肿瘤 ≤ 1cm）、合并微血管侵犯、合并门静脉癌栓进行亚组分析，结果显示：在各亚组中，术后放疗均可显著提高患者的 DFS 和 OS。笔者开展的一项 RCT 结果显示，对窄切缘伴微血管侵犯者，术后术区立体定向放射治疗可显著延长 PFS[18]。

术后放疗技术推荐采用常规调强放射治疗或者容积旋转调强放射治疗，可显著提高局部瘤床区的剂量，降低周围正常器官的剂量。分割模式上，目前多数研究采用常规分割，仅少数研究采用大分割。由于我国肝癌病因以乙肝或丙肝为主，放疗敏感性高，同时受限于周围邻近空腔器官包括胃、十二指肠和结肠等的剂量限值，尤其是术后这类空腔器官与手术切缘更加贴近，大分割较常规分割缺乏剂量优势，故目前推荐采用常规分割放疗。HCC 术后放疗的靶区范围，对于无淋巴结转移的患者不需要行淋巴结引流区的预防照射，局部靶区建议包括切缘瘤床范围的 1.0 ～ 1.5cm 肝实质，对于取栓术后的患者要包括全部原瘤栓侵及的血管并外扩 1.0cm，处方剂量建议根据周围正常器官的限量给予 50 ～ 60Gy/25 ～ 30Gy。

3. 肝动脉灌注化疗　近年来，我国研究者在采用 FOLFOX 方案为基础的 HAIC 治疗中晚期肝癌领域取得许多进展。1 项包含 12 项临床研究（合计 1333 例患者）的荟萃分析结果显示：术后辅助性 HAIC 相比单纯手术有助于改善 HCC 患者的长期预后，尤其是对于微血管或大血管侵犯的患者，该结论有待进一步验证。1 项在合并微血管侵犯的肝细胞癌患者术后行辅助性 HAIC 的多中心、前瞻性、RCT 结果显示：在这类患者术后行 2 个疗程 HAIC 治疗（时间间隔为 1 个月）可以明显改善 RFS，且患者耐受性和依从性良好。因此对于肝切除术后发现有微血管侵犯的肝癌患者，可在手术后 1 ～ 2 个月内进行术后辅助性 HAIC 治疗。然而肝动脉灌注化疗在术后辅助治疗方面的价值仍有待进一步证实[19]。

4. 靶向药物和免疫检查点抑制剂　近期 1 项旨在评估阿替利珠单抗联合贝伐珠单抗用于合并高危复发因素早期肝癌术后辅助治疗的国际多中心Ⅲ期临床研究（IMbrave150），在预设的中期分析中达到主要研究终点。该研究结果显示：与主动监测相比，阿替利珠单抗联合贝伐珠单抗治疗组意向性治疗人群的 RFS 改善具有统计学意义。

与早期肝癌患者相比，合并高危复发因素的肝癌患者获益于术后系统抗肿瘤治疗的概率可能更高。已完成或正在开展的相关研究结果显示：靶向药物、免疫检查点抑制剂单药或联合应用，有望改善伴有高危复发因素肝癌患者的预后，但仍需持续开展更高级别循证医学证据的临床研究进一步探索和证实。

总之，巨大肝癌在我国并不少见，常伴有肝内或远处转移、腹腔积液、黄疸、门静脉主干或腔静脉癌栓等，这些晚期患者已失去手术机会，只能选择综合治疗。在大量的巨大肝癌患者群体中筛选出符合手术指征的 CNLC–Ⅰb 期巨大肝癌患者，在精准肝切除理念指导下进行外科治疗，保证手术的安全，后期需行巩固和系统治疗，提高患者的远期生存率。同时，期待多中心的客观真实世界研究，为我国大肝癌的外科治疗提供新的证据。

目前长期存活的大肝癌患者举例如下（图 8-1、图 8-2）。

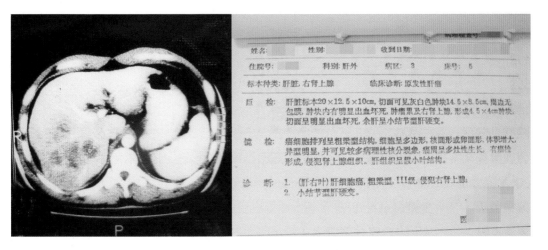

图 8-1 患者 1：1998 年 4 月手术至今健在，已存活 25 年

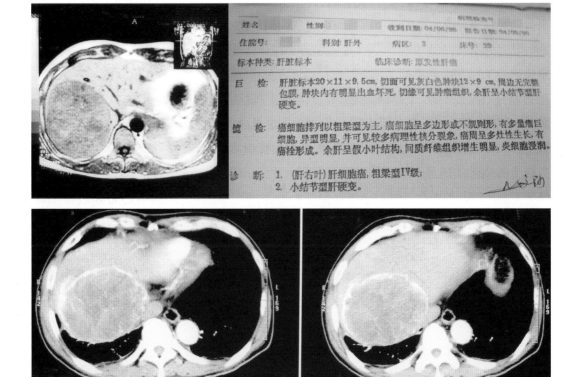

图 8-2 患者 2：1998 年 4 月手术，术后 18 年复发再手术

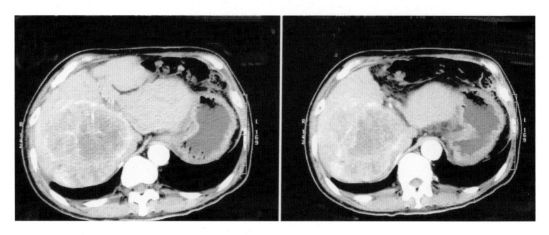

图 8-2　患者 2：1998 年 4 月手术，术后 18 年复发再手术（续）

（耿　利　李爱军）

参考文献

[1] 国家卫生健康委办公厅 . 原发性肝癌诊疗指南（2022 年版）[J]. 中华外科杂志，2022，60（4）：273-309.

[2] 杨甲梅，耿利 . 大肝癌的手术切除治疗 [J]. 肝胆外科杂志，2010，18（1）：3-5.

[3]Elhanafy E，Aboelinin M，Said R，et al. Outcomes of liver resection for huge hepatocellular carcinoma exceeding 10 cm in size: a single center experience[J]. Am J Surg, 2023, 225（6）：1013-1021.

[4]Fang Q，Xie QS，Chen JM，et al. Long-term outcomes after hepatectomy of huge hepatocellular carcinoma: a single-center experience in China[J]. Hepatobiliary Pancreat Dis Int, 2019, 18（6）：532-537.

[5]Kumamoto T，Matsuyama R，Takeda K，et al. Surgical Indications for Huge Hepatocellular Carcinoma. Anticancer Res，2022，42（5）：2573-2581.

[6]Wang JC，Hou JY，Chen JC，et al. Development and validation of prognostic nomograms for single large and huge hepatocellular carcinoma after curative resection[J]. Eur J Cancer，2021，155：85-96.

[7]Yang LY，Fang F，Ou DP，et al. Solitary large hepatocellular carcinoma: a specific subtype of hepatocellular carcinoma with good outcome after hepatic resection[J]. Ann Surg, 2009, 249（1）：118-123.

[8]Lim C，Mise Y，Sakamoto Y，et al. Above 5 cm，size does not matter anymore in patients with

hepatocellular carcinoma[J]. World J Surg，2014，38（11）：2910-2918.

[9]Pawlik TM，Poon RT，Abdalla EK，et al. Critical appraisal of the clinical and pathologic predictors of survival after resection of large hepatocellular carcinoma[J]. Arch Surg，2005，140（5）：450-457.

[10]Zhang Q，Fang G，Huang T，et al. Development of preoperative and postoperative machine learning models to predict the recurrence of huge hepatocellular carcinoma following surgical resection[J]. Oncol Lett，2023，26（1）：275.

[11] 李鹏鹏，王志恒，黄罡，等. 肝脏三维可视化技术在肝脏恶性肿瘤治疗规划中的应用研究 [J]. 中华外科杂志，2017，55（12）：916-922.

[12]Li C，Wang MD，Lu L，et al. Preoperative transcatheter arterial chemoembolization for surgical resection of huge hepatocellular carcinoma（ ≥10cm）：a multicenter propensity matching analysis[J]. Hepatol Int，2019，13（6）：736-747.

[13]Kabir T，Syn NL，Guo Y，et al. Laparoscopic liver resection for huge（ ≥ 10cm） hepatocellular carcinoma：a coarsened exact-matched single-surgeon study[J]. Surg Oncol，2021，37：101569.

[14] 中国研究型医院学会肝胆胰外科专业委员会. 腹腔镜肝切除术治疗肝细胞癌中国专家共识（2020 版）[J]. 中华消化外科杂志，2020，19（11）：19-34.

[15]Deng Z，Jin Z，Qin Y，et al. Efficacy of the association liver partition and portal vein ligation for staged hepatectomy for the treatment of solitary huge hepatocellular carcinoma：a retrospective single-center study[J]. World J Surg Oncol，2021，19（1）：95.

[16]Wei W，Jian PE，Li SH，et al. Adjuvant transcatheter arterial chemoembolization after curative resection for hepatocellular carcinoma patients with solitary tumor and microvascular invasion：a randomized clinical trial of efficacyand safety[J]. Cancer Commun（Lond），2018，38（1）：61.

[17]Wang Z，Ren Z，Chen Y，et al. Adjuvant transarterial chemoembolization for HBV related hepatocellular carcinoma after resection：a randomized controlled study[J]. Clin Cancer Res，2018，24（9）：2074-2081.

[18]Shi C，Li Y，Geng L，et al. Adjuvant stereotactic body radiotherapy after marginal resection for hepatocellular carcinoma with microvascular invasion：a randomised controlled trial[J]. Eur J Cancer，2022，166：176-184.

[19]Li SH，Mei J，Cheng Y，et al. Postoperative adjuvant hepaticarterial infusion chemotherapy with FOLFOX in hepatocellular carcinoma with microvascular invasion：a multicenter，phase Ⅲ，randomized study[J]. J Clin Oncol，2023，41（10）：1898-1908.

第九章

肝癌伴门静脉癌栓的外科治疗

原发性肝癌在发生及发展过程中容易侵犯门静脉而形成门静脉癌栓（portal vein tumor thrombus，PVTT），一旦形成 PVTT，往往快速生长（图 9-1），研究表明从门静脉二级分支生长到一级分支平均仅需 8.5 天，而从一级分支蔓延至主干平均仅需 11.5 天[1]，并且可引起黄疸、腹水、门静脉高压等严重并发症。国内学者报道肝癌患者就诊时合并 PVTT 率高达 44.0% ~ 62.2%[2]；若肝癌合并 PVTT，其中位生存时间仅为 7.2 个月，远低于不合并 PVTT 患者（35.2 个月）[3]。因此，PVTT 成为提高肝癌整体疗效的"瓶颈"。由于高级别的研究证据的缺乏，因而国际上对 PVTT 的诊治标准仍未达成共识。欧美肝癌诊疗指南[4]将 PVTT 归于 BCLC 分期的 C 期，治疗策略主要是口服靶向药物索拉非尼/仑伐替尼、免疫检查点抑制剂（PD-1/PD-L1），或进行非手术综合治疗。中国的全国肝癌合并癌栓诊治研究协作组于 2016 年推出了《肝细胞癌合并门静脉癌栓多学科诊治中国专家共识（2016 年版）》，并于 2018 年进行了更新。2021 年 3 月中国医师协会肝癌专业委员会完成了《中国肝癌合并门静脉癌栓诊治指南（2021 年版）》的修订（以下简称"2021 版指南"）[5]，目的是基于现有的循证医学证据为规范 PVTT 的诊疗提供最新的、持续的方向指引，2021 版指南中主要提出了包括手术、放疗、肝动脉灌注化疗栓塞治疗（transcatheter arterial chemoembolization，

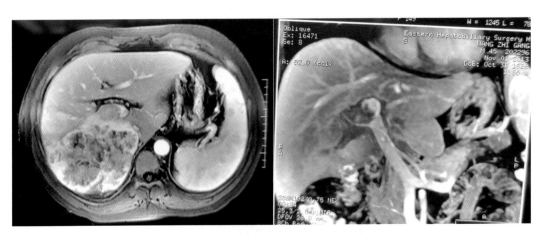

图 9-1　MRI 均显示右肝癌伴门静脉癌栓

TACE）、靶向治疗等方案，但所列治疗方案仍缺乏精细化、个性化的适应证。可见，对于 PVTT 的诊疗仍面临诸多问题，如筛查预防方式有限、手术切除率低、复发率高、非手术治疗/转化方法少且疗效差等，从而造成临床上难以有效提升疗效。因此，本章节从肝癌合并 PVTT 的综合治疗方面就目前存在的问题进行如下的讨论。

一、门静脉癌栓的形成原因与分级

门静脉癌栓的形成机制尚未明确，查阅现有文献可概括为 3 点：①肝癌主要接受肝动脉血液供应，门静脉是回流血管，癌细胞在肝内脱落，进入血液循环，被肝动脉血流冲到引流的门静脉分支中，在门静脉分支中逆流一段距离后被顺流的门静脉血冲到邻近的门静脉分支中，形成门静脉癌栓；②癌周主要是门静脉供血，静脉丰富壁薄，易被癌组织侵犯、突破，癌细胞群破入门静脉腔内，最初漂浮于门静脉 2～3 级分支内，随着脱落细胞的增多，因受血流冲击，糅合成栓，或按血管腔形态"铸"成条状或块状[6-7]；③肿瘤侵犯导致肝动脉－门静脉瘘，门静脉从肿瘤供应血管变为出瘤血管，癌细胞进入门静脉，从而形成门静脉癌栓[8-10]。

PVTT 发生的部位、范围与预后密切相关，国际上常用的肝癌分期如 TNM 分期、BCLC 分期、日本综合分期（JIS）等都认可 PVTT 的重要性，但均未进一步细化分型。目前针对 PVTT 的分型标准有日本的 VP 分型[11] 和中国的程氏分型[12-13]。中国分型依据 PVTT 侵犯门静脉范围分为：Ⅰ型，癌栓侵犯肝叶或肝段的门静脉分支；Ⅱ型，癌栓侵犯至门静脉左支或右支；Ⅲ型，癌栓侵犯至门静脉主干；Ⅳ型，癌栓侵犯至肠系膜上静脉；术后病理学诊断镜下微血管癌栓为Ⅰ0型。中国的临床实践及研究表明，中国分型较日本 VP 分型更适于中国 PVTT 患者的病情评估、治疗选择和预后判断[14-16]。

二、PVTT 与门静脉血栓的鉴别诊断

PVTT 是肝癌发生及进展过程中的表现之一，对 PVTT 的诊断必须结合肝癌的诊断，若首先肝癌诊断明确而又有 PVTT 的征象（各期门静脉内出现实性占位病变，动脉期部分可见强化，门静脉期充盈缺损），则肝癌合并 PVTT 的诊断成立；若继发于严重肝硬化或近期有脾脏切除和涉及门静脉系统的手术史，动脉期无强化，则考虑门静脉血栓可能性大。但是临床上对于门静脉血栓及癌栓的鉴别仍较为困难。Sherman 等[17] 通过建立 A-VENA 评分系统来鉴别门静脉栓子性质，以决定对于合并门静脉栓子的肝癌患者是否施行肝移植，该系统包括 5 个因素，即动脉期有无强化、有无膨胀性生长、有无新生血管、是否紧贴瘤体和甲胎蛋白（AFP）是否＞1000μg/L，若 A-VENA 评分≥3

分，其鉴别 PVTT 的敏感度达 100%、特异度为 93.6%。PVTT 的准确诊断非常重要，A-VENA 评分系统今后可能为 PVTT 的治疗选择提供量化标准。

三、肝癌合并 PVTT 的治疗

（一）手术治疗

临床实践表明，外科治疗是对 PVTT 患者治疗方式的突破与进展。手术切除是部分肝癌合并 PVTT 患者首选并有可能治愈的方法。虽然有文献[18-19]报道手术切除的疗效明显优于非手术治疗如 TACE、放疗等，但目前仍面临手术切除率低、术后复发率高的困境，导致 PVTT 手术效果整体仍不满意。因此，如何提高手术切除率、降低复发率是延长 PVTT 手术患者生存的关键。现从手术指征、方式及预防复发方面进行总结并分析。

1. 手术患者的筛选　一般而言，若 PVTT 的延伸范围不超过门静脉一级分支 Ⅰ 型和 Ⅱ 型、患者肝功能和全身情况许可，此时肝癌及受累的门静脉可同时一并切除以达到根治目的，但仍有部分患者术后早期复发。为实现肝癌伴 PVTT 术最佳目标人群的个体化生存预测和手术决策，中国学者通过多中心研究建立了 EHBH-PVTT 评分系统（东方肝胆门静脉癌栓评估系统）[20]，对于 PVTT Ⅰ 或 Ⅱ 型的患者，评分可通过以下公式计算：EHBH-PVTT 评分＝总胆红素（$< 17.1\,\mu mol/L = 0$，$\geq 17.1\,\mu mol/L = 1$）＋AFP（$< 20\,\mu g/L = 0$，$\geq 20\,\mu g/L = 2$）＋肿瘤直径（$< 3cm = 0$，$3 \sim 5cm = 1$，$> 5cm = 2$）＋卫星灶（无＝0，有＝1），使用截断值 3 分将患者分为两组，结果显示，≤ 3 分的患者预后较 > 3 分的患者好（17.0 个月 ：7.9 个月，$P < 0.001$）；进一步分析发现，EHBH-PVTT 评分 ≤ 3 分的患者手术治疗的效果优于非手术治疗，而对于 EHBH-PVTT 评分 > 3 分的患者手术治疗及非手术治疗后的预后无显著差异。EHBH-PVTT 评分系统可用以筛选出更适合手术治疗的肝癌合并 PVTT 患者，实现患者的差异化治疗，进一步提高 PVTT 手术的疗效，降低复发率，有望改变学界尤其是西方学者对 PVTT 治疗的观念。

2. 手术方式　对于 PVTT Ⅰ 或 Ⅱ 型癌栓，目前的手术方式有 "En bloc" 整体切除、经肝断面门静脉断端取栓术、PVTT 及受累门静脉切除后行门静脉重建、门静脉断端取栓并门静脉内膜剥脱术（peeling off）等方法，其中 "En bloc" 切除效果最佳，因此在保证手术安全的前提下，"En bloc" 切除为首选（图 9-2）。有研究表明[21]，在三维成像引导下的解剖性肝切除联合门静脉取栓可显著提高切除率，降低 PVTT 术后复发风险（$HR = 0.49$）和肿瘤相关死亡风险（$HR = 0.41$）。对于术前或术中 B 超发现的门静脉分支游离性癌栓，可尝试内镜直视下取栓[22]，若条件受限还可选用特制癌栓吸引器在 B 超引导下进行吸除[23]。近年来有报道 "癌栓优先" 切除法可改善 PVTT Ⅱ 型（累及一级分支）或 Ⅲ 型（累及主干）或 Ⅳ 型（累及门静脉上静脉）PVTT 患者的生存时间，这对进一步提升 PVTT 切除率、改善 PVTT 预后有益。Ban 等[24]回顾性研究了 43 例 PVTT 患者的"癌栓优先"切除法的手术疗效，其中Ⅱ型 26 例，Ⅲ型 19 例，Ⅱ型患者先行结扎离断门静脉左支或右支，Ⅲ型患者则先行门静脉主干切开取栓后再行肝肿瘤切除术，结果发现，"癌栓优先"处理后Ⅱ型及Ⅲ型的 1 年、3 年、5 年生存率分别达72.0%/65.8%、35.3%/41.8% 和 21.2%/20.9%，明显高于同期先切除肝肿瘤再处理癌栓组；Peng 等[25]研究发现，"癌栓优先"切除法可明显提高程氏分型Ⅲ或Ⅳ型癌栓的生存率，经此术式存活时间最长的患者已超过 10 年。但是，"癌栓优先"切除法仍需大样本临床对照研究进行验证。肝癌合并 PVTT 手术方式仍在持续改进，特别是针对 PVTT Ⅲ或Ⅳ型癌栓的手术方式研究将来还有很大的空间。

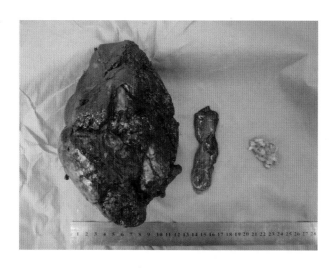

图 9-2　肝癌、胆囊、门脉癌栓标本

3. 术前降期治疗　当前 PVTT 降期治疗的研究主要以术前放疗为主，主要针对目前手术治疗有争议的Ⅲ或Ⅳ型 PVTT 患者。一项前瞻性研究[26]探讨了术前放疗降期治疗的可行性，该研究共纳入了 82 例接受手术切除的Ⅲ型 PVTT 患者，结果显示，术前放疗组的 2 年生存率显著高于未行术前放疗组（45.9% vs 8.9%，$P = 0.023$）。Chong 等[27]报道了放疗联合肝动脉灌注化疗达到降期治疗 PVTT 的方法，98 例 PVTT 患者中有 26 例成功降期并接受手术，降期率达 26.5%，术后中位无瘤生存期为 62 个月，明显高于同期直接手术患者的 15 个月（$P = 0.006$）。Lee 等[28]回顾性研究了术前放疗用于肝癌合并 PVTT 患者肝移植的可行性，结果发现，术前放疗联合肝移植患者的 3 年生存率可达 80%，且不增加手术并发症的风险，但由于所纳入病例数较少（仅为 5 例），尚需进一步扩大样本量进行验证。术前放疗的优点在于：术前同时治疗癌栓及原发灶，控制肿瘤生长的同时可增加对侧正常肝脏的代偿性增生进而达到改善肝功能的目的，部分病例可实现 PVTT 降期以达到根治性切除、延长生存的目的。

4. 术后辅助治疗　近年来，PVTT 手术切除后辅助治疗研究有了一些进展，包括辅助性 TACE、辅助性肝动脉灌注化疗、辅助性放疗或化疗等。Peng 等[29] 将 104 例肝癌合并 PVTT 患者随机分为术后辅助性 TACE 组（51 例）及对照组（53 例），结果显示，术后辅助性 TACE 组的 5 年生存率为 21.5%，明显高于对照组的 8.5%（$P = 0.009$）。一项荟萃分析[30] 结果显示，术后辅助性化疗可以明显提高 PVTT 患者术后 1 年、3 年和 5 年生存率（$OR = 3.22$，95% CI：1.99 ～ 5.20；$OR = 1.74$，95% CI：1.02 ～ 2.96；$OR = 2.24$，95% CI：1.07 ～ 4.69），且效果优于术后辅助性 TACE，其化疗所用药物包括阿霉素＋ 5-FU、铂类＋ 5-FU 和（或）丝裂霉素等。Hatano 等[31] 回顾性研究了日本 22 个中心共 400 例接受手术治疗的肝癌合并 PVTT 患者，分为术后辅助性肝动脉灌注化疗组（134 例）及对照组（266 例），结果发现，术后肝动脉灌注化疗组的无病生存期及总生存期分别为 9.3 个月及 28.1 个月，而对照组仅为 5.4 个月和 18.7 个月。术后抗复发治疗是目前 PVTT 手术相关研究最热门的领域，随着新的药物或治疗方法，尤其是靶免联合治疗等全新治疗方式的出现，将来有望进一步降低术后复发率。

（二）非手术治疗

肝癌合并 PVTT 患者就诊时大部分已失去手术机会，研究非手术治疗可极大地提升肝癌合并 PVTT 的疗效。目前临床应用的非手术治疗主要有 TACE、肝动脉灌注化疗、放疗、区域性治疗、靶向 / 免疫治疗等，现就这些方面的研究进展情况进行分析。

1. TACE 和肝动脉灌注化疗

（1）肝动脉化疗栓塞术（TACE）：是中晚期肝癌的主要治疗方式之一，越来越多的研究证实 TACE 治疗对于 PVTT 患者安全、有效，适用于 PVTT Ⅰ 或 Ⅱ 型及部分 Ⅲ 型的肝癌合并 PVTT 患者。但是，目前认为 TACE 单独用于肝癌合并 PVTT 疗效有限，多建议与其他治疗如放疗、靶向药物、ICI 免疫检查点抑制剂等联用。由于 PVTT 合并动静脉瘘的发病率较高，解剖分流致使碘油难以沉积在 PVTT 内，是 TACE 治疗 PVTT 的难点。针对上述问题，Xiao 等[32] 发现，癌栓分流的始动部位及分流速度最为重要，而癌栓或后续血栓可能累及的范围相对不影响治疗，首先提出了门静脉癌栓的肝动脉造影分型，按分流始动部位分为分支型和主干型，按流速分为慢速型（＞ 3 秒）、中速型（1.6 ～ 3.0 秒）和快速型（0.5 ～ 1.5 秒），最终分型则将两者进行叠加；其次，提出了超选择插管和碘油化疗药物乳剂和颗粒栓塞轮替注入的操作方法，并针对分型推荐了相应的聚乙烯醇，直径分别为 300 ～ 500 μm、500 ～ 710 μm 和 710 ～ 1000 μm，结果显示，动静脉瘘栓塞后未出现明显的不良反应，具有较高的安全性和可操作性，患者总体生存期为 10.1 个月，其中 PVTT Ⅱ 型的总体生存期为 12.5 个月，明显优于 PVTT Ⅲ 型的 8.2 个月。因此，对 PVTT 合并动静脉瘘的患者在 TACE 的同时进行动静脉瘘的封堵，可进一步提升疗效。

载药微球兼有栓塞血管、药物缓释等优点，但文献[33]报道，载药微球治疗 PVTT 的安全性、疗效与 TACE 类似，并无明显优势，尚需进一步大规模研究证实。

（2）肝动脉灌注化疗（HAIC）：是指插管至肝动脉进行灌注化疗，化疗药物包括铂类（Cisplatin/Oxaliplatin）、氟尿嘧啶（5-FU）等，化疗间隔周期通常为 3 ~ 4 周。韩国一项纳入 58 例肝癌伴 PVTT 患者的前瞻性随机对照研究显示[34]，肝动脉灌注化疗组客观缓解率（完全缓解＋部分缓解）和中位生存时间分别为 27.6% 和 14.9 个月，远高于索拉非尼组的 3.4%（$P < 0.001$）和 7.2 个月（$P = 0.012$），且没有明显的不良反应。虽然肝动脉灌注化疗可取得较好疗效，但限于实际操作的复杂性及患者依从性等问题，目前在我国的应用仍受到较大限制。

2. 放疗

（1）体外放疗：随着放疗技术日新月异的发展，投送剂量及精准度越来越高，不良反应越来越小，其在肝癌合并 PVTT 治疗中的应用越来越受到重视。Li 等[35]报道 79 例接受三维适形放疗的肝癌合并 PVTT 患者，应用超声造影评估 PVTT 及肝肿瘤部分缓解率分别达 48.1%（38/79）和 57%（45/79）。Su 等[36]回顾性对比了 323 例肝癌合并 PVTT 患者体外放疗及手术治疗的疗效（手术治疗组 189 例，体外放疗组 134 例），结果发现，PVTT Ⅰ型患者手术治疗组的 1 年和 3 年生存率分别为 83% 和 42%，明显优于体外放疗组的 65% 和 19%（$P < 0.001$），但是对于 PVTT Ⅱ型患者手术治疗组及体外放疗组的 1 年和 3 年生存率比较差异无统计学意义（55% vs 52% 和 25% vs 11%，$P = 0.612$），而对于 PVTT Ⅲ型患者，体外放疗组 1 年和 3 年生存率优于手术治疗组（16% vs 11% 和 0 vs 0，$P = 0.041$）。目前，越来越多的研究发现体外放疗联合应用较单独应用更能明显延长患者生存时间。Shui 等[28]研究发现，立体定向体部放疗联合 TACE 治疗肝癌合并 PVTT 患者的中位生存期明显优于单独立体定向体部放疗者（12.0 个月 vs 3.0 个月，$P < 0.0001$），进一步研究发现，体外放疗后 PVTT 评估为部分缓解、疾病稳定、疾病进展患者的中位生存时间分别为 13.0、8.0 和 4.0 个月，分析其原因可能在于 PVTT 稳定甚至降期后可能改善患者肝功能，并可以接受进一步治疗如 TACE 或手术切除等。Yoon 等[38]的随机对照研究入组 90 例肝癌合并 PVTT 患者，随机分为 TACE 联合体外放疗组（45 例）和口服索拉非尼组（45 例），结果显示，TACE 联合体外放疗组的中位生存期为 12.8 个月，明显高于索拉非尼组的 10.0 个月（$P = 0.04$）。国内研究[39]进一步发现，体外放疗联合 TACE 治疗时，先体外放疗的疗效优于先 TACE 者且对肝功能的影响较小。由于 PVTT 对放疗比较敏感，因此放疗已成为 PVTT 综合治疗中非常重要且发展最快的治疗方法，也是 PVTT 治疗研究的重要方向。

（2）体内放疗：目前国内外报道的体内放射粒子有 ^{131}I、^{125}I、^{90}Y 等，主要通过肝动脉插管或经皮穿刺植入。经肝动脉放射性栓塞既可栓塞肿瘤血管又可以通过射线杀死肿瘤，最常用的为 ^{90}Y 玻璃微球。最近一篇纳入 17 项研究的荟萃分析 [40] 显示，经肝动脉放射性栓塞治疗较索拉非尼治疗可明显提高 1 年生存率［47%，95% CI 为（0.38 ~ 0.57）；24%，95% CI 为（0.18 ~ 0.30）］，且 3 或 4 级不良反应发生率低于索拉非尼。Wu 等 [41] 回顾性分析了 TACE 联合 ^{125}I 粒子支架对比 TACE 联合支架治疗 PVTT 患者的疗效，结果发现，TACE 联合 ^{125}I 粒子支架组的 1 年、2 年的支架狭窄发生率为 55.6% 和 83.3%，明显低于 TACE 联合支架组的 82.5% 和 96.5%（P < 0.05），1 年、2 年生存率分别为 42.6% 和 22.2%，明显高于 TACE 联合支架组的 10.5% 和 0（P < 0.05）。^{90}Y 相关报道多为国外的研究，但随着 ^{90}Y 玻璃微球在国内上市，相应的研究正在快速进行中。虽然体内放疗取得了不错的疗效，但是由于设备和技术的限制，在国内推广仍有一定的难度。

3. 区域性治疗 PVTT 的区域性治疗即局部治疗包括门静脉支架植入、无水乙醇注射、微波或射频消融、激光消融、高能聚焦超声等，其优点在于微创、可重复操作且部分可实现阻塞门静脉的再通，其缺点则在于操作风险大、长期疗效不确切等，目前主要用于不可手术切除的肝癌合并 PVTT 患者，且多以联合治疗的临床研究为主。如 Long 等 [42] 进行了微波或射频消融联合 TACE 对比单纯 TACE 的前瞻性研究，其中微波或射频消融仅针对 PVTT 进行消融，共纳入 PVTT 患者 114 例，结果显示，微波或射频消融联合 TACE 组患者的总体生存时间和 3 年生存率分别为 13.5 个月和 23%，显著高于单纯 TACE 组。Zhang 等 [43] 将接受过门静脉支架植入及 TACE 治疗的 PVTT 患者分为放疗组及对照组，结果显示，放疗组的支架通畅时间及 1 年生存率分别为（475 ± 136）天和 32.5%，明显高于对照组的（199 ± 61）天和 6.9%（P < 0.05）。Lu 等 [44] 报道 108 例 PVTT 患者经激光消融门静脉再通后其临床症状得到了明显改善，其中 44.0%（11/25）的患者腹水消失，57.1%（12/21）的患者腹泻症状好转，1 年、2 年及 3 年生存率分别达 55.56%、33.58% 和 22.38%。区域性治疗仍在发展阶段，对 PVTT 远期的疗效还不确切，尚需时间观察。

4. 系统治疗

（1）TKI 类药物治疗：除索拉非尼外，仑伐替尼 [45] 也成为目前公认的可延长晚期肝癌患者生存期的分子靶向药物，两者均是 BCLC 推荐的一线治疗药物。多纳非尼 [46] 也已经被我国国家食品药品监督管理总局（NMPA）列为中晚期肝癌患者治疗的一线药物。二线治疗药物包括瑞戈非尼、阿帕替尼、卡博替尼、雷莫芦单抗（单用于 AFP > 400μg/L 患者）等，但其在肝癌合并 PVTT 治疗中的作用尚待进一步临床研究加以验证。近年来，靶向药物虽然发展较快，但在 2021 版指南中提出其可作为肝癌合并 PVTT 的基础治疗，联合其他治疗可能会取得更好的效果。

其他药物治疗 EACH 研究 [47] 结果显示，含 FOLFOX 方案对晚期肝癌（含 PVTT 患者）可获得部分客观疗效，但仍面临肝癌耐药等问题。最近有 Ⅱ 期临床研究显示 [48]，FOLFOX 方案联合索拉非尼可取得更好的肿瘤控制率和更长的生存时间且副反应率无明显增加。

（2）免疫检查点抑制剂（ICIs）：CTLA-4 阻断剂、PD-1/PD-L1 阻断剂等有一定的抗肿瘤作用，其疗效在已公布结果的大规模临床研究中已得到证实，包括但不限于卡瑞利珠单抗联合阿帕替尼（RESCUE 研究）、帕博利珠单抗联合仑伐替尼（KEYNOTE 524 研究）、德瓦鲁单抗联合度伐利尤单抗（T300+D 组）、特瑞普利单抗联合贝伐珠单抗、瑞戈非尼联合帕博利珠单抗、仑伐替尼联合纳武利尤单抗（Study117 研究）、安罗替尼联合派安普利单抗等。ICIs 治疗前须完善病史、体格检查、实验室和影像学等检查，对肿瘤病情和基本器官功能进行评估。ICIs 治疗中须警惕免疫相关不良反应（immune-related adverse events，irAEs），包括治疗结束后延迟出现的毒性。若出现 irAEs，需按其分级进行相应处理。

ICIs 单药及联合治疗的研究在肝癌领域非常活跃，但分层数据表明对于合并 PVTT 患者是否能从治疗中受益仍需更多的临床病例验证。

四、小结与展望

PVTT 的发生率高、预后差，如何治疗 PVTT 成为提高肝癌疗效的"瓶颈"。由于我国肝癌合并 PVTT 在病因、肿瘤生物学行为等方面与欧美患者存在差异，以及我国学者对晚期肝癌治疗不懈努力取得的成果，有必要制定适合我国国情的规范化治疗方案。2021 版指南的推出细化了 PVTT 的诊疗，我们今后仍应充分利用中国的病例资源，开展更多临床随机对照研究、研发更有效的 PVTT 诊治方法、提高 PVTT 疗效并进一步完善 PVTT 的标准诊疗路径，同时加大对 PVTT 发生及发展内在机制的研究，为肝癌合并 PVTT 的精准治疗提供更多依据。

（唐庆贺）

参考文献

[1]Gon H，Kido M，Tanaka M，et al. Growth velocity of the portal vein tumor thrombus accelerated by its progression，alpha-fetoprotein level，and liver fibrosis stage in patients with hepatocellular carcinoma[J]. Surgery，2018，164（5）：1014-1022.

[2]Zhang ZM，Lai EC，Zhang C，et al. The strategies for treating primary hepatocellular

carcinoma with portal vein tumor thrombus[J]. Int J Surg，2015，20：8-16.

[3]Mähringer-Kunz A，Steinle V，Düber C，et al. Extent of portal vein tumour thrombosis in patients with hepatocellular carcinoma：The more，the worse？[J]Liver Int，2019，39（2）：324-331.

[4]European Association for the Study of the Liver. EASL Clinical Practice Guidelines：Management of hepatocellular carcinoma[J]. J Hepatol，2018，69（1）：182-236.

[5] 中国医师协会肝癌专业委员会. 中国肝癌合并门静脉癌栓诊治指南（2021 年版）[J]. 中华医学杂志，2022，102（4）：243-254.

[6] 严律南. 肝脏外科 [M]. 北京：人民卫生出版社，2002：376-384.

[7] 刘军杰，李红学，彭洋，等. 肝细胞癌合并门静脉癌栓的临床研究进展 [J]. 医学综述，2017，23（24）：4818-4823.

[8] 樊嘉，周俭，吴志全，等. 肝癌门静脉癌栓形成机制及防治研究 [J]. 医学研究杂志，2006，35（6）：33.

[9]Sun JX，Shi J，Li N，et al. Portal vein tumor thrombus is a bottleneck in the treatment of hepatocellular carcinoma[J]. Cancer Biol Med，2016，13（4）：452-458.

[10] 程倩，李照，朱继业. 门静脉癌栓形成机制的研究进展 [J]. 中华实验外科杂志，2018，35（12）：2373-2377.

[11]Ikai I，Yamamoto Y，Yamamoto N，et al. Results of hepatic resection for hepatocellular carcinoma invading major portal and/or hepatic veins[J]. Surg Oncol Clin N Am，2003，12（1）：65-75.

[12]Cheng SQ，Wu MC，Chen H，et al. A study on imagination features of tumor thrombi in the portal vein of primary liver cancer[J]. Chin J Gen Surg，2004，19（4）：200-201.

[13]Cheng SQ，Wu MC，Chen H，et al. Tumor thrombus types influence the prognosis of hepatocellular carcinoma with the tumor thrombi in the portal vein[J]. Hepatogastroenterology，2007，54（74）：499-502.

[14]Shi J，Lai EC，Li N，et al. Surgical treatment of hepatocellular carcinoma with portal vein tumor thrombus[J]. Ann Surg Oncol，2010，17（8）：2073-2080.

[15]Shi J，Lai EC，Li N，et al. A new classification for hepatocellular carcinoma with portal vein tumor thrombus[J]. J Hepatobiliary Pancreat Sci，2011，18（1）：74-80.

[16]Niu ZJ，Ma YL，Kang P，et al. Transarterial chemoembolization compared with conservative treatment for advanced hepatocellular carcinoma with portal vein tumor thrombus：using a new classification[J]. Med Oncol，2012，29（4）：2992-2997.

[17]Sherman CB，Behr S，Dodge JL，et al. Distinguishing tumor from bland portal vein thrombus in liver transplant candidates with hepatocellular carcinoma：the A-VENA criteria[J]. Liver

Transpl, 2019, 25（2）: 207-216.

[18]Liang L, Chen TH, Li C, et al. A systematic review comparing outcomes of surgical resection and non-surgical treatments for patients with hepatocellular carcinoma and portal vein tumor thrombus[J]. HPB（Oxford）, 2018, 20（12）: 1119-1129.

[19]Wang K, Guo WX, Chen MS, et al. Multimodality treatment for hepatocellular carcinoma with portal vein tumor thrombus: a large-scale, multicenter, propensity matching score analysis[J]. Medicine（Baltimore）, 2016, 95（11）: e3015.

[20]Zhang XP, Gao YZ, Chen ZH, et al. An eastern hepatobiliary surgery hospital/portal vein tumor thrombus scoring system as an aid to decision making on hepatectomy for hepatocellular carcinoma patients with portal vein tumor thrombus: a multicenter study[J]. Hepatology, 2019, 69（5）: 2076-2090.

[21]Wei XB, Xu J, Li N, et al. The role of three-dimensional imaging in optimizing diagnosis, classification and surgical treatment of hepatocellular carcinoma with portal vein tumor thrombus[J]. HPB（Oxford）, 2016, 18（3）: 287-295.

[22]Li N, Wei XB, Cheng SQ. Application of cystoscope in surgical treatment of hepatocellular carcinoma with portal vein tumor thrombus[J]. World J Gastroenterol, 2016, 22（22）: 5297-5300.

[23]Yamashita YI, Imai K, Nakagawa S, et al. Ultrasonography-guided suction thrombectomy for an isolated portal vein thrombus in liversurgery[J]. In Vivo, 2019, 33（1）: 209-212.

[24]Ban D, Shimada K, Yamamoto Y, et al. Efficacy of a hepatectomy and a tumor thrombectomy for hepatocellular carcinoma with tumor thrombus extending to the main portal vein[J]. J Gastrointest Surg, 2009, 13（11）: 1921-1928.

[25]Peng SY, Wang XA, Huang CY, et al. Better surgical treatment method for hepatocellular carcinoma with portal vein tumor thrombus[J]. World J Gastroenterol, 2018, 24（40）: 4527-4535.

[26]Li N, Feng S, Xue J, et al. Hepatocellular carcinoma with main portal vein tumor thrombus: a comparative study comparing hepatectomy with or without neoadjuvant radiotherapy[J]. HPB（Oxford）, 2016, 18（6）: 549-556.

[27]Chong JU, Choi GH, Han DH, et al. Downstaging with localized concurrent chemoradiotherapy can identify optimal surgical candidates in hepatocellular carcinoma with portal vein tumor thrombus[J]. Ann Surg Oncol, 2018, 25（11）: 3308-3315.

[28]Lee KW, Suh SW, Choi Y, et al. Macrovascular invasion is not an absolute contraindication for living donor liver transplantation[J]. Liver Transpl, 2017, 23（1）: 19-27.

[29]Peng BG, He Q, Li JP, et al. Adjuvant transcatheter arterial chemoembolization improves

efficacy of hepatectomy for patients with hepatocellular carcinoma and portal vein tumor thrombus[J]. Am J Surg, 2009, 198（3）: 313-318.

[30]Zhang YF, Shang H, Zeng XL, et al. Postoperative adjuvant chemo（embolization）therapy for hepatocellular carcinoma with portal vein tumor thrombosis[J]. Onco Targets Ther, 2018, 11: 5407-5417.

[31]Hatano E, Uemoto S, Yamaue H, et al. Significance of hepatic resection and adjuvant hepatic arterial infusion chemotherapy for hepatocellular carcinoma with portal vein tumor thrombus in the first branch of portal vein and the main portal trunk: a project study for hepatic surgery of the Japanese Society of Hepato-BiliaryPancreatic Surgery[J]. J Hepatobiliary Pancreat Sci, 2018, 25（9）: 395-402.

[32]Xiao L, Liu Q, Zhao W, et al. Chemoembolisation with polyvinyl alcohol for advanced hepatocellular carcinoma with portal vein tumour thrombosis and arterioportal shunts: efficacy and prognostic factors[J]. Clin Radiol, 2018, 73（12）: 1056.

[33]Gorodetski B, Chapiro J, Schernthaner R, et al. Advanced-stage hepatocellular carcinoma with portal vein thrombosis: conventional versus drug-eluting beads transcatheter arterial chemoembolization[J]. Eur Radiol, 2017, 27（2）: 526-535.

[34]Choi JH, Chung WJ, Bae SH, et al. Randomized, prospective, comparative study on the effects and safety of sorafenib vs hepatic arterial infusion chemotherapy in patients with advanced hepatocellular carcinoma with portal vein tumor thrombosis[J]. Cancer Chemother Pharmacol, 2018, 82（3）: 469-478.

[35]Li H, Liu J, Chen M, et al. Therapeutic evaluation of radiotherapy with contrast-enhanced ultrasound in non-resectable hepatocellular carcinoma patients with portal vein tumor thrombosis[J]. Med Sci Monit, 2018, 24: 8183-8189.

[36]Su F, Chen KH, Liang ZG, et al. Comparison of three-dimensional conformal radiotherapy and hepatic resection in hepatocellular carcinoma with portal vein tumor thrombus[J]. Cancer Med, 2018, 7（9）: 4387-4395.

[37]Shui Y, Yu W, Ren X, et al. Stereotactic body radiotherapy based treatment for hepatocellular carcinoma with extensive portal vein tumor thrombosis[J]. Radiat Oncol, 2018, 13（1）: 188.

[38]Yoon SM, Ryoo BY, Lee SJ, et al. Efficacy and safety of transarterial chemoembolization plus external beam radiotherapy vs sorafenib in hepatocellular carcinoma with macroscopic vascular invasion: a randomized clinical trial[J]. JAMA Oncol, 2018, 4（5）: 661-669.

[39]Li X, Guo W, Guo L, et al. Should transarterial chemoembolization be given before or after intensity-modulated radiotherapy to treat patients with hepatocellular carcinoma with portal vein

tumor thrombus a propensity score matching study[J]. Oncotarget, 2018, 9 (36): 24537-24547.

[40]Kim PH, Choi SH, Kim JH, et al. Comparison of radioembolization and sorafenib for the treatment of hepatocellular carcinoma with portal vein tumor thrombosis: a systematic review and metaanalysis of safety and efficacy[J]. Korean J Radiol, 2019, 20 (3): 385-398.

[41]Wu YF, Wang T, Yue ZD, et al. Stents combined with iodine-125 implantation to treat main portal vein tumor thrombus[J]. World J Gastrointest Oncol, 2018, 10 (12): 496-504.

[42]Long J, Zheng JS, Sun B, et al. Microwave ablation of hepatocellular carcinoma with portal vein tumor thrombosis after transarterial chemoembolization: a prospective study[J]. Hepatol Int, 2016, 10 (1): 175-184.

[43]Zhang XB, Wang JH, Yan ZP, et al. Hepatocellular carcinoma with main portal vein tumor thrombus: treatment with 3-dimensional conformal radiotherapy after portal vein stenting and transarterial chemoembolization[J]. Cancer, 2009, 115 (6): 1245-1252.

[44]Lu ZH, Shen F, Yan ZL, et al. Treatment of portal vein tumorthrombus of hepatocellular carcinoma with percutaneous laser ablation[J]. J Cancer Res Clin Oncol, 2009, 135 (6): 783-789.

[45]Kudo M, Finn RS, Qin S, et al. Lenvatinib versus sorafenib in firstline treatment of patients with unresectable hepatocellular carcinoma: a randomized phase 3 non-inferiority trial[J]. Lancet, 2018, 391 (10126): 1163-1173.

[46]Qin S, Bi F, Gu S, et al. Donafenib versus sorafenib in first-line treatment of unresectable or metastatic hepatocellular carcinoma: a randomized, open-label, parallel-controlled phase Ⅱ ~ Ⅲ trial[J]. J Clin Oncol, 2021, 39 (27): 3002-3011.

[47]Qin S, Bai Y, Lim HY, et al. Randomized, multicenter, open-label study of oxaliplatin plus fluorouracil/leucovorin versus doxorubicin as palliative chemotherapy in patients with advanced hepatocellular carcinoma from Asia[J]. J Clin Oncol, 2013, 31 (28): 3501-3508.

[48]Goyal L, Zheng H, Abrams TA, et al. A phase Ⅱ and biomarker study of sorafenib combined with modified FOLFOX in patients with advanced hepatocellular carcinoma[J]. Clin Cancer Res, 2019, 25 (1): 80-89.

第十章

原发性肝癌伴下腔静脉癌栓和心房癌栓的治疗

　　肝细胞性肝癌（hepatocellular carcinoma，HCC，以下简称肝癌）是常见的恶性肿瘤，肝癌沿其流出道可扩展至静脉内形成静脉癌栓（11% ~ 23%），可延伸到下腔静脉形成下腔静脉癌栓（9% ~ 26%），甚至到右心房（2.4% ~ 6.3%），对癌栓的发生率各家报道不一[1-8]。一旦出现下腔静脉癌栓，其生长速度就会更快，甚至侵入右心房、三尖瓣及右心室。一旦出现下腔静脉癌栓，预示着该患者已处于肝癌晚期，且癌栓随时有脱落的危险，造成患者急性肺动脉栓塞，如不能及时就医，其猝死的发生率极高，即使癌栓没有脱落，肿瘤细胞也会随血液循环转移至身体其他部位。对这部分患者的治疗，以往都会采取非手术疗法，且大多数患者的生存时间都很短。近年来，随着肝脏外科手术技术的提高，手术方法的不断改进，手术器械的不断研发及相关科室的共同协作，这类患者的手术治疗得到了突飞猛进的发展，相关手术方法也各有所长，本文将介绍我们开展此类手术的临床经验。

　　依据目前临床检查手段，术前确切诊断下腔静脉内癌栓的大小、部位、长度、梗阻程度应无困难。除多普勒超声、CT、MRI 等检查外，磁共振的血管成像（MRA）能非常直观显示癌栓的情况，这对选择术式、手术难易度的估计、可能出现的困难及对策的准备等是十分有益的。近年认为如未发现局部或远处转移，肝癌根治性切除的同时再切除肝静脉癌栓和取出下腔静脉癌栓，预后良好，相反如不积极手术治疗患者会很快死亡或发生肿瘤全身转移。

　　1. 下腔静脉癌栓分型　临床上依据癌栓近心端在下腔静脉内所处的解剖位置，将下腔静脉癌栓分为 3 型，①肝后型（Ⅰ型）：癌栓位于肝后下腔静脉内，但在横膈平面以下（图 10-1，图 10-2）；②肝上型（Ⅱ型）：癌栓已经越过膈肌平面的下腔静脉，但在心房外（图 10-3，图 10-4）；③心内型（Ⅲ型）：癌栓超过横膈水平的下腔静脉，进入右心房内[9]（图 10-5，图 10-6）。

　　2. 治疗方法　首先需充分地评估肝脏肿瘤的可切除性及剩余肝脏体积和功能。全麻下取上腹部肋缘下"人"字形切口，进入腹腔后探查肿瘤部位、大小、下腔静脉部位后，切开相关的肝脏周围韧带，充分游离肝脏到下腔静脉处，显露肝上、肝下的下腔静脉，对于肝后型（Ⅰ型），分别于肝上、肝下的下腔静脉各预置血管阻断带。先在 pringle

阻断下离断肝实质，在肝创面上只剩下一根粗大的肝静脉与肿瘤相连。粗大饱满含癌栓的肝静脉游离后暂不切除结扎，在肝上、肝下的下腔静脉各预置的血管阻断带进行阻断或上阻断钳，然后在直视下切开肝静脉及相连的下腔静脉壁（纵向切开肝下下腔静脉），直视下切除癌栓及肝肿瘤，将肿瘤和相连的癌栓一并移出，以灭菌生理盐水反复冲洗切开段下腔静脉，确保下腔静脉腔内无残留癌栓组织或碎块，然后缝合管壁。若肿瘤侵犯下腔静脉血管壁，可以做下腔静脉壁部分切除＋修补。如果肿瘤组织侵及下腔静脉血管壁范围大，或癌栓与血管壁关系紧密，无法彻底清除腔内癌栓组织时，需做癌栓段下腔静脉切除，人造血管置换术，人造血管可选择Gor-TeX人造血管，或者涤纶编织人造血管，型号可根据患者下腔静脉外径大小选择略大一型号的人造血管，采用5-0丙烯线连续缝合即可。

对于Ⅱ型癌栓禁忌在膈下下腔静脉处放置阻断，游离下腔静脉至膈肌裂孔，顿性分离该裂孔，沿膈肌裂孔向正前胸方向电灼切开膈肌约3cm长度，并以牵引线牵开膈肌切口，暴露下腔静脉右心房入口，沿肝静脉–下腔静脉方向，腹主动脉右侧游离下腔静脉，远心端游离至癌栓远端，过阻断带备用。

下腔静脉癌栓取出：束紧下腔静脉上、下端阻断带，纵向切开下腔静脉，以剪刀扩大切口上端至膈肌裂孔下方，完整取出癌栓组织，以灭菌生理盐水反复冲洗切开段下腔静脉，确保下腔静脉腔内无残留癌栓组织或碎块，以5-0丙烯线自近心端切缘连续外翻缝合下腔静脉切口至远心端，暂不打结。解除下腔静脉近心端阻断带，排出下腔静脉内气体后拉紧下腔静脉切口远端缝合线并打结，解除下腔静脉远端阻断带，恢复下腔静脉生理状态。

Ⅲ型癌栓即肝癌癌栓进入下腔静脉到右心房，心胸外科在体外循环下完成右心房下腔静脉癌栓的取出术。体外循环插管方法：采用股动脉、股静脉、上腔静脉插管方法建立体外循环管路，以3mg/kg体重全身肝素化，待ACT（激活凝血酶原时间）达到450秒后，开始体外循环，束紧上腔静脉束带。

下腔静脉癌栓及心脏内癌栓的处理：①延长腹部切口至剑突，以胸骨电锯锯开胸骨体至胸骨角水平，向右横断胸骨，胸骨撑开器撑开胸部切口，电灼打开心包，暴露心脏。②距心脏右侧房室沟2cm处，纵向切开右心房，悬吊右心房切口，将心内吸引器放入冠状静脉窦，探查心房内癌栓位置、形态及比邻关系。③以无菌纱布疏松填塞三尖瓣口，防止癌栓脱落掉入右心室，分离癌栓，直视下取出右心房及下腔静脉内癌栓组织，以生理盐水反复冲洗右心房，彻底清除残留癌栓组织后以5-0丙烯线连续往返缝合右心房切口。④停止体外循环，以同等量鱼精蛋白静脉注入，综合肝素，拔除体外循环各插管。⑤自心包切口上端连续缝合2/3心包切口长度，放置心包引流管，胸骨锯开处以胸骨钢丝绑扎，逐层缝合胸部切口。注意观察阻断前后脉搏、血压及中心静脉压等血流动力学指标有无明显变化。

3. 注意事项　手术中最关键的问题是防止在游离肿瘤时挤压下腔静脉导致癌栓脱落引起肺栓塞。Ⅰ型和Ⅱ型由于癌栓位置较低，多采用标准的根治性肝切除和肝上下腔静脉阻断或右心房下阻断肝上下腔静脉，但在术中游离较大的瘤体时无法避免对肿瘤的搬动和对下腔静脉的压迫，无法完全避免癌栓的脱落。如果在游离肿瘤之前，先在下腔静脉内癌栓近心端放置一个能防止癌栓脱落的保护装置，在术中游离肿瘤时就不必担心癌栓的脱落，用于预防深静脉血栓脱落的下腔静脉滤器正好可以用于捕捉下腔静脉癌栓。对于Ⅲ型下腔静脉癌栓目前普遍认为在体外循环（伴或不伴深低温循环）下取栓是最安全有效的方法。优点是手术者可以在一个无血环境中从容切除癌栓，并能仔细观察，防止部分癌栓黏附在血管壁上而未取尽，手术过程安全。然而体外循环和深低温循环术后有全量肝素化后的继发出血、心跳停搏、体外循环后的血流动力学变化等危险，可能出现凝血功能障碍、局部缺血性损伤以及神经系统后遗症，所以应慎用。

近年来随着影像学的发展和外科技术的进步，术前完全可以明确癌栓距离右心房入口的距离及癌栓是否已侵犯了下腔静脉壁。术前明确肝脏肿瘤的大小、部位，明确癌栓在下腔静脉的部位及癌栓延伸的范围，据癌栓分型来评判手术可切除性。虽然肝肿瘤已侵及下腔静脉内形成癌栓，术前若无远处重要器官的转移，根治术后近期治疗效果良好[2, 9, 10]。近几年开展的非手术治疗也取得了可喜的成绩[7, 11-13]。术后仍然需要综合治疗，以提高生存率。

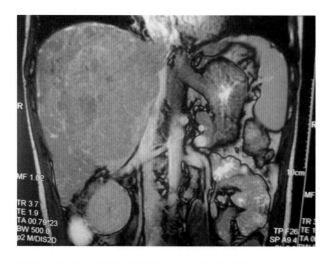

图 10-1　MRI 示癌栓位于肝后下腔静脉内，但在横膈平面以下，肝后型（Ⅰ型）

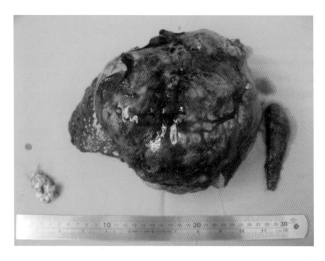

图 10-2　肝癌、胆囊及下腔静脉癌栓标本

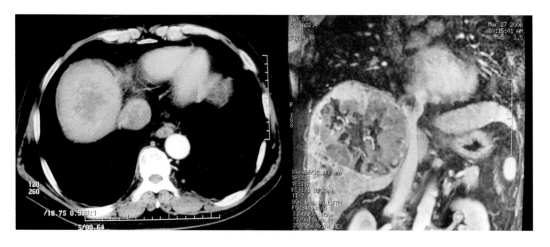

图 10-3　MRI 示癌栓位于肝后下腔静脉内，但在横膈平面以下，肝上型（Ⅱ型）

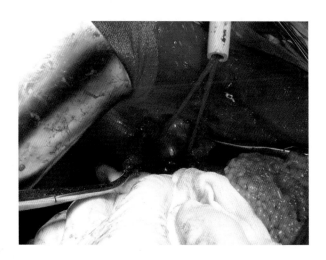

图 10-4　术中膈肌已打开，下腔静脉阻断带套在下腔静脉癌栓的上方

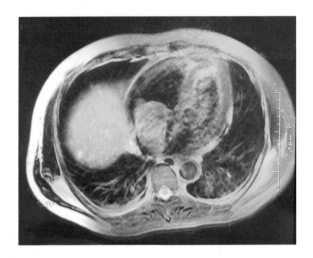

图 10-5　MRI 癌栓位于右心房内，心内型（Ⅲ型）

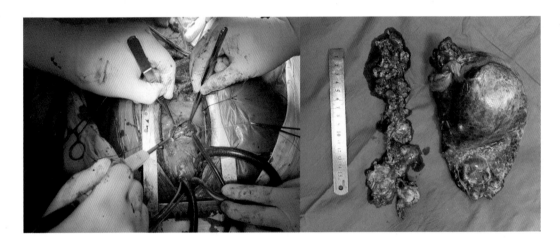

图 10-6　术中照片及肝癌和癌栓标本

（郎希龙　李爱军）

参考文献

[1]Chun Y，Ahn S，Park J，et al. Clinical characteristics and treatment outcomes of hepatocellular carcinoma with inferior vena cava/heart invasion[J]. Anticancer Res，2011，31：4641-4646.

[2]Wang Y，Yuan L，Ge R，et al. Survival benefit of surgical treatment for hepatocellular carcinoma with inferior vena cava/right atrium tumor thrombus：results of a retrospective cohort study[J]. Ann Surg Oncol，2012，20：914-922.

[3]Lee I，Chung J，Kim H. Extrahepatic collateal arterial supply to the tumor thrombi of

hepatocellular carcinoma involving inferior vena cava: the prevalence and determinant factors[J]. J Vasc Interv Radiol, 2009, 20: 22-29.

[4]Georgen M, Jean-Marc R, Kianmanesh R, et al. Removal of hepatocellular carcinoma extending in the right atrium without extracorporal bypass[J]. J Am College of Surgeons, 2002, 195（6）: 892-894.

[5]Sung AD, Cheng S, MoslehiJ, et al. Hepatocellular carcinoma with intracavitary cardiac involvement: a case report and review of the literature[J]. Am J Cardiol, 2008, 102（5）: 643-645.

[6]Stambo GW, Leto J, George C, et al. Endovascular treatment of intrahepatic inferior vena cava obstruction from malignant hepatocellular tumor thrombus utilizing luminexx self-expanding nitinol stents[J]. Radiography, 2008, 14: 166-169.

[7]Woodall CE, Scoggins CR, Ellis SF, et al. Is selective internal radioembolization safe and effective for patients with inoperable hepatocellular carcinoma and venous thrombosis？ J Am College of Surgeons, 2009, 208（3）: 375-382.

[8]Yamanaka J, Iimuro Y, Kanno H, et al. Liver resection for hepatocellular carcinoma with tumor thrombus in hepatic vein, vena cava, and atrium: Long-term prognosis[J]. Gastroenterol, 2003, 124（4）: A695.

[9]Ai-Jun Li, Wei-Ping Zhou, Chuan Lin, et al. Surgical treatment of hepatocellular carcinoma with inferior vena cava tumor thrombus: a new classification for surgical guidance[J]. Hepatobiliary Pancreat Dis Int, 2013, 12（3）: 263-269.

[10]Kuehnl A, Schmidt M, Hornung Hans-Martin, et al. Resection of malignant tumors invading the vena cava: perioperative complications and long-term follow-up[J]. J Vascular Surg, 2007, 46（3）533-540.

[11]Rim C, Kim C, Yang D, et al. External beam radiation therapy to hepatocellular carcinoma involving inferior vena cava and/or right atrium: a meta-analysis and systemic review[J]. Radiother Oncol, 2018, 129: 123-129.

[12]Kang Y, Ryu S, Lee B, et al. Sorafenib treatment in advanced hepatocellular carcinoma with tumor thrombus nearly occupying the entire right atrium[J]. Journal of Liver Cancer, 2018, 18: 142-145.

[13]Duan F, Yu W, Wang Y, et al. Trans-arterial chemoembolisation and external beam radiation therapy for treatment of hepatocellular carcinoma with a tumor thrombus in the inferior vena cava and right atrium[J]. Cancer Imag, 2015, 15: 7.

第十一章

肝癌伴梗阻性黄疸的外科治疗

黄疸是原发性肝癌常见的并发症，可因肝硬化肝功能失代偿、肝癌晚期所致的黄疸引起，但由肝癌引起的胆管受压、受侵及癌栓阻塞胆管所致的梗阻性黄疸则不常见，一旦出现均认为属于晚期，处理棘手[1]。近 20 年来，临床上对肝癌伴胆道梗阻性黄疸有了新的认识，对这类患者进行积极的外科治疗可延长生存期，部分患者甚至可获得根治而长期生存[2]。

一、肝癌合并胆道癌栓的外科治疗

肝癌除侵犯血管形成癌栓外，还可侵犯胆管形成癌栓，其发生率为 1.6% ～ 3%[3, 4]。肝癌伴胆道癌栓者临床表现多伴有黄疸，由于黄疸系阻塞性，患者一般状况往往较好，可以耐受外科治疗。

1. 胆道癌栓的发生途径及方式　　肝癌侵犯胆管形成癌栓是一个十分复杂的病理过程，与肝癌细胞的高侵袭性有关，其侵犯胆管的主要方式为直接浸润，其他可能途径还包括：①癌细胞侵入静脉或淋巴管再逆行侵入肝内胆管壁；②癌细胞通过血液转移至肝内胆管壁营养血管，再穿破胆管上皮进入肝内胆管腔内；③癌细胞沿神经鞘间隙侵入肝内胆管壁。肝癌突破肝内胆管壁后由原发灶血管供血继续生长形成癌栓，并可不断发展延伸至肝外胆管；侵入肝内胆管腔的肝癌组织也可与原发灶脱离，下行至肝外胆管生长形成癌栓；还有一些肝癌侵犯胆管引起出血，在胆管腔内形成含癌细胞的血凝块[5]。

2. 临床表现　　除肝癌的临床表现外，主要表现为胆管阻塞引起的黄疸；大部分患者肝癌本身的症状不明显，而以黄疸为首发症状就诊。黄疸多为无痛性，一般呈进行性加深，若有癌栓坏死脱落也可出现波动；少数患者胆道阻塞后可发生细菌感染，此时除黄疸外还伴有发热、腹痛、白细胞升高等胆道感染症状；胆管癌栓脱落或出血，可引起胆绞痛及黑便。应该指出的是，肝癌伴胆管癌栓并不一定都出现黄疸，只有癌栓阻塞肝总管、胆总管或右肝管后才引起黄疸，而阻塞胆管二级或二级以上分支或左肝管往往不出现黄疸，可仅在影像学上表现为局部胆管扩张而被漏诊，有时还可被误认为门静脉癌栓。

3. 诊断及鉴别诊断　肝癌患者出现黄疸均应想到胆管癌栓的可能，首选要区分是阻塞性黄疸还是肝细胞性黄疸，除肝功能试验外，B超是首选检查方法，可发现肝内胆管扩张、胆管腔内絮状回声或实性回声，其诊断准确率可达90%；CT或MRI上特征表现为肝脏占位和肝内胆管扩张，如能发现胆管腔内病变，其性质与原发灶一致，并与原发灶相连，则可确诊；进一步检查包括磁共振胆管成像（MRCP）和ERCP、PTC等，可显示肝内外胆管全貌、胆道梗阻的部位、范围及程度（图11-1）。

肝癌合并胆管癌栓需与许多疾病鉴别。以黄疸首诊者可被误诊为黄疸型肝炎；黄疸伴有腹痛、发热者易被误诊为胆石症；少数肝癌可以仅表现为胆道癌栓，而CT、MRI、B超等影像上显示肝内无明确原发灶病变，仅提示肝胆管内癌栓和肝内胆管的明显扩张。此时需与胆管癌鉴别；位于肝门部小肝癌伴胆道癌栓者易误诊为肝门部胆管癌。根据肝癌合并胆道癌栓的临床特征：①肝炎病史或肝炎病毒标志物阳性；② AFP阳性；③肝脏占位；④肝内胆管扩张，可与上述疾病鉴别，但有时难以与肝门部肝癌压迫胆管所引起的阻塞性黄疸相鉴别。值得强调的是，最重要的鉴别诊断是要与晚期肝癌、肝功能失代偿所致的黄疸相区别，因为两者的治疗方法和预后迥异。

4. 治疗　肝癌合并胆管癌栓的治疗取决于原发灶[6]。如原发灶可切除，应积极争取手术治疗，如果胆管癌栓仅限于切除的范围内，则可作原发灶和胆管癌栓的整块切除，否则应行肝癌切除＋胆管切开取栓。在原发灶得到根治性切除的前提下，能否取尽胆管内癌栓是影响预后的关键，多数癌栓与胆管壁并无牢固连接，可整条取出；少数癌栓瘤组织可侵入胆管壁，此类癌栓不易完整取出，容易残留及复发。如果胆管癌栓与原发灶相连，在做原发灶切除时可辨认出有癌栓的胆管，可经肝断面胆管开口和胆总管切口同时取栓并"会师"，有如取肝内胆管结石。术中B超、胆道镜及胆道造影有助于确定胆管癌栓是否被取尽。在取出胆管癌栓后有时会遇胆道出血，可用浸有缩血管药物（如肾上腺素、麻黄碱等）或凝血药物（如凝血酶等）的纱条填塞胆管，多可压迫止血；若该方法不能止血，可行肝动脉结扎；如在术后发生胆道出血，在局部和全身应用止血药物不能奏效后，可行肝动脉栓塞（TAE）（图11-2）。

如果原发灶不可切除，一般以非手术治疗为宜。治疗需分阶段实施，应先针对胆道梗阻进行治疗，可在内镜下取栓并放置胆管支架做内引流，在解除或部分解除胆道梗阻、改善肝脏功能后再针对肝癌治疗，可选用TACE，因胆管癌栓与原发灶接受同一动脉血供，TACE可同时控制原发灶和胆管癌栓的生长，达到延长患者生存期的目的。

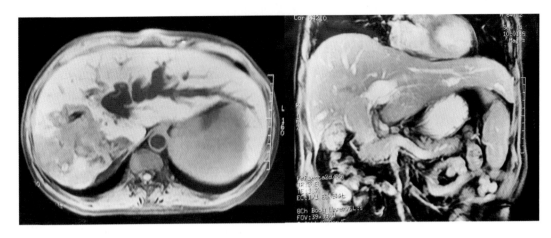

图 11-1 MRI 示右肝癌伴胆管癌栓

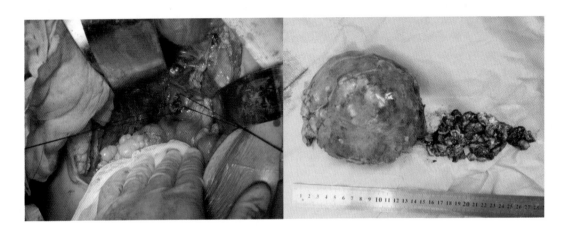

图 11-2 打开胆总管，显露癌栓，肝癌、癌栓标本取出

二、肝癌伴梗阻性黄疸

肝癌侵犯肝门部胆管引起的梗阻性黄疸，大多为肝内胆管细胞型肝癌（intrahepatic cholangiocarcinoma，ICC）引起，因 ICC 具有高侵袭性，易发生淋巴结转移，且存在血管侵犯等高危因素，导致术后复发率高，长期疗效不佳[7, 8]。在排除肝脏多发病灶及远处转移的情况下，可切除的 ICC，建议行手术切除。手术切除是 ICC 患者获得治愈可能的最佳选择[9-11]，其平均无病生存期（disease-free survival，DFS）为 12 ~ 36 个月，平均总生存期（overall survival，OS）可达 80 个月。根治性手术切除是 ICC 患者获得长期生存的唯一选择，然而，只有 20% ~ 30% 的患者满足根治性切除术的条件，对于 ICC 伴有梗阻性黄疸患者，往往伴有门静脉的侵犯，需要一并处理（图 11-3 至图 11-5）。术后仍需要化疗、靶向治疗、免疫治疗等综合治疗。关于 ICC 的治疗进展见后面章节。

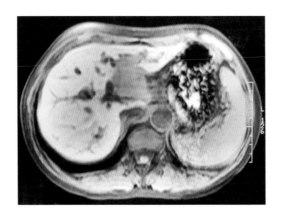

图 11-3　MRI 示胆管细胞型肝癌侵犯肝门部胆管、门静脉

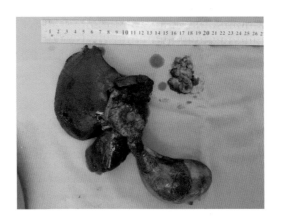

图 11-4　手术切除标本，胆管、门静脉重建

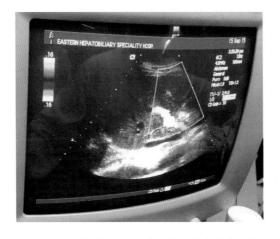

图 11-5　彩色超声显示吻合的门静脉血流通畅

（赵　腾　章　琎）

参考文献

[1] 杨广顺，吴孟超，杨甲梅，等. 手术切除治疗原发性肝癌的疗效评价 [J]. 上海医学，1999，（1）：19-21.

[2] 李爱军，吴孟超，钱光相，等. 原发性肝癌伴胆管癌栓的手术处理（七例报告）[J]. 中华普通外科杂志，1999，1（1）：15.

[3]Ueda M. Classification and surgical treatment of hepatocellular carcinoma （HCC） with bile duct thrombi[J]. Hepatogastroenterology，1994，41（4）：349-354.

[4]Wang HJ，Kim JH，Kim WH，et al. Hepatocellular carcinoma with tumor thrombi in the bile duct[J]. Hepatogastroenterology，1999，46（28）：2495-2499.

[5]Jan YY，Chen MF. Obstructive jaundice secondary to hepatocellular carcinoma rupture into the common bile duct：choledochoscopic findings[J]. Hepatogastroenterol，1999，46（25）：157-161.

[6]Chen MF. Icteric type hepatocellular carcinoma：clinical features，diagnosis and treatment[J]. Chang Gung Medical Journal，2002，25（08）：496.

[7]Melichar B，Cerman J，Dvorak J，et al. Regional chemotherapy in biliary tract cancers-a single institution experience[J]. Hepato-gastroenterology，2002，49（46）：900-906.

[8]Harder J，Blum H. Cholangiocarcinoma[J]. Schweiz-Rundsch-Med-Prax，2002，91（34）：1352-1356.

[9]Neuhaus P，Jonas S，Settmacher U，et al. Surgical management of proximal bile duct cancer extended right lode resection increases respectability and radicality[J]. Langenbecks-Arch-Surg，2003，388（3）：194-200.

[10]Uchiyama K，Nakai T，Tani M，et al. Indications for extended hep-atectomy in the management of stage Ⅳ hilar cholangiocarcinoma[J]. Arch-Surg，2003，138（9）：1012-1016.

[11] 李爱军，吴孟超，杨广顺，等. 原发性肝癌伴梗阻性黄疸 15 例原因分析及处理 [J]. 中华普通外科杂志，2002，22（7）：403.

第十二章

胆管细胞型肝癌临床诊断及治疗进展

原发性肝癌（primary Liver carcinoma，PLC）按病理类型分为肝细胞型肝癌（hepatocellular carcinoma，HCC）、胆管细胞型肝癌（intraheptic cholangiocarcinoma，ICC）和混合型肝癌（com-bined hepatocellular and cholangio-carcinoma，cHCC-CC）。肝内胆管细胞癌（intrahepatic cholangiocarcinoma，ICC）是发病率仅次于 HCC 的人类第二大常见肝脏恶性肿瘤，约占原发性肝癌的 10%～15%，近年来在全球范围内其发病率和病死率都呈明显上升趋势[1-3]。定位于远离左右肝管汇合部的肝内，起源于肝段胆管一直到赫令氏管的胆管上皮，也称为外周型胆管癌、肝内型胆管癌[4, 5]（图 12-1）。由于 ICC 的发病机制和肿瘤特性既不同于肝细胞癌，又不同于肝外胆管癌。因此，2010 年美国癌症联合委员会（the American joint committee on cancer，AJCC）发布的第七版 TNM 分期系统正式将肝内胆管细胞癌作为独立的肝胆系统肿瘤进行分期和研究[6, 7]。

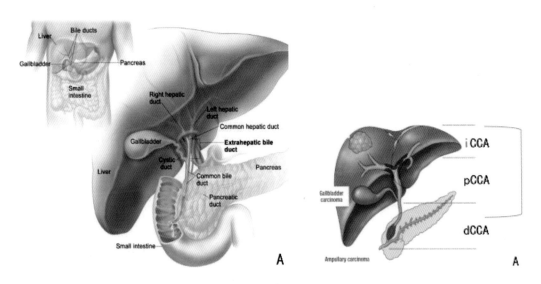

图 12-1　上腹部脏器解剖示意图（A）及胆管癌种区分图（B）

iCCA：肝内胆管癌；pCCA：肝门部胆管癌；dCCA：胆管下段癌

一、肝内胆管癌的研究现状

1. 流行病学统计　据最近数据统计，在近 30 年，全球范围内 ICC 发病率（对年龄调整后）从 0.32/10 万增长到 0.85/10 万人，增长率为 165%[8]。以美国为例，1973—2012 年，ICC 发病率从 0.44/10 万人增加至 1.18/10 万人，年百分比变化为 2.3%。其中发病率最高的是泰国东北部、中国和其他东南亚地区；西方国家发病率较低；中国 2018 年新发肝癌 39.3 万人，ICC 占 10 ~ 15%，约 5.9 万人。ICC 的死亡率亦逐年上升。目前 ICC 生存率未见明显提升，ICC 术后复发率高达 60% ~ 90%，术后 5 年生存率仅为 25% ~ 35%，晚期患者总体 5 年生存仅 5%[9]。且此增长被普遍认为是 ICC 发病个体数的真正增长，而非由于诊断技术的提高使该病发病率增加[10-13]。iCCA 发病隐匿、进展迅速，早期临床症状不明显且缺乏特异性，很快便会进展至晚期阶段，表现出显著的周围脏器、血管、神经侵犯特性，并且在较早期就易发生外周转移，患者极易错过最佳的手术治疗时间窗，预后往往很差[14, 15]。

2. 高危因素　目前研究较为确切的危险因素有：①胆管结石。Thorsen 等报道 20% ~ 57% 的胆管细胞型肝癌患者伴有肝胆管结石[16]，因此认为结石引起的慢性炎症及长期机械性刺激可能是致癌因素[17]。此因素在西方国家非常少见，而在亚洲地区相当普遍。在日本，有 6% ~ 18% 的 ICC 手术患者术中同时发现有肝内胆管结石，在中国台湾则高达 70%。我国一项调查显示，约 1/3 的 ICC 患者合并胆管结石。② HBV/HCV 感染。日本有学者对 600 例 ICC 患者随访 0 ~ 18.5 年，平均 7.2 年 ICC 的发病率为 0.3%，高于当地普通人群的 1000 倍。我国的 ICC 患者 HBV 感染率高达 48.4%，HCV 仅为 2.9%，提示在我国 HBV 是 ICC 发生的主要原因。这是由于西方国家多为 HCV 感染，而我国则是主要是 HBV 感染[18, 19]。③寄生虫感染，包括麝猫后睾吸虫和华支睾吸虫。麝猫后睾吸虫是 ICC 的确定致病因素。麝猫后睾吸虫流行的国家（泰国、老挝等）ICC 的发生率会相应增高，其中泰国 ICC 的发生率最高（87/10 万）。华支睾吸虫感染主要流行于中国、朝鲜等地。④纤维性多囊肝、胆总管囊肿和卡罗利综合征（先天性肝内胆管扩张症）等。增生 – 发育不良 – 癌变这一顺序性变化在胆管致癌作用中很明显，被认为是 ICC 的癌前病变或是临界病变。⑤原发性硬化性胆管炎（primary sclerosing cholangits，PSC）。在 PSC 诊断后第 1 年内有 37% 的患者将发展成胆管癌，以后随时间的延长癌变的发生率增加。PSC 合并溃疡性结肠炎是最确切的危险因素之一。⑥化学致癌物。暴露二氧化钍（早期使用的造影剂）与胆管癌的发生强烈相关，其危险性比普通人群增加 300 倍。⑦其他可能的病因还有酒精性肝病、非特异性肝硬化、糖尿病、炎症性肠病。上述致病因素均可导致胆管的慢性炎症，引起上皮细胞死亡、增生进而发生肿瘤。

3. 临床病理分型　目前最普遍的是日本肝癌协会提出的分类方法。根据肉眼分类，ICC 可分为肿块型、胆管周围浸润型、胆管内型和肿块加胆管周围浸润型（混合型）；根据肿瘤组织分化程度可分为高分化、中分化、低分化和未分化。ICC 主要以高分化和中分化为主，低分化较少，未分化罕见。肿块型以中低分化癌居多；胆管周围浸润型则大多为高分化癌，其内含有丰富的纤维组织，管内生长型大多为恶性程度较低的乳头状腺癌。

4. 生物学行为　ICC 与 HCC 有较大不同，具体可归纳为：肿瘤细胞沿肝内胆管壁内向两端及外周呈浸润型生长，并形成导管状结构及相当致密的纤维基质，丰富的纤维组织集中于瘤体，边缘不规则，易对周围组织、器官形成侵犯，淋巴结转移率高，合并肝门 / 腹膜后淋巴结转移可高达 35.5% ~ 43.0%，而门静脉癌栓较少见 [20-22]。

5. 基因组学研究　近年来，随着靶向及免疫治疗的兴起，肿瘤基因组学、转录组及肿瘤微环境的研究逐渐进入研究者的视野，各项针对基因靶点的先后发现，各临床实验的相继开展，基因组学全外显子测序发现成纤维细胞生长因子受体 2（fibroblast growth factor receptor 2，FGFR2）编码基因是 ICC 最常见的基因突变之一，TP53、KRAS、C1orf4（ARID1A）、IDH1/2 突变和 FGFR 基因融合等关键基因突变和异常信号通路驱动 ICC 发生的机制。122 例 ICC 患者组织样本中发现有 34% 存在 TP53 基因突变、25% 存在 KRAS 基因突变、17% 存在 ARID1A 基因突变。ICC 中常见的染色体臂变化包括 8q、17q 和 20q 的拷贝数扩增及 4q、17p 和 18q 的拷贝数缺失 [23, 24]。转录组研究发现非编码 RNA（non-coding RNA，nc RNA）是一系列不参与蛋白质编码的 RNA 的总称，包括微小 RNA（micro RNA，mi RNA）、长链非编码 RNA（long non-coding RNA，lnc RNA）等；通过招募调控相应基因表达的启动子等特定的蛋白质复合物到基因组 DNA 上，在调节肿瘤细胞的发生、增生、分化、侵袭、迁移、凋亡等方面发挥重要作用；ICC 中 mi R-370 可抑制原癌基因 MAP3K8；miR-204 上调可抑制 ICC 细胞表皮间充质转化；miR-214、miR-21 等也会影响 ICC 细胞增生和转移；miRNA 也可以是胆道肿瘤的一种生物标志物 [25]。

6. 肿瘤微环境（tumor microenvironment，TME）是由肿瘤细胞及其周围基质细胞、免疫细胞、脉管系统及分子信号等形成的复杂网络，是肿瘤发生、发展、维持的一个关键因素 [26]。其中目前研究较多的有：

（1）肿瘤相关成纤维细胞（cancer-associated fibro-blasts，CAFs）（图 12-2）：作为 TRS 的关键成分，通过分泌血小板衍生生长因子 B、基质细胞衍生因子 1 等介质可诱导 ICC 肿瘤生长和侵袭，促进了肿瘤的增生、侵袭、转移和化疗抵抗等恶性行为。对 ICC 患者的癌及癌旁标本进行单细胞测序后发现，大量的 CAFs 高表达 IL-6，诱导

ICC 细胞发生明显的表观遗传学改变，增加其恶性程度。通过单细胞测序技术发现人 ICC 中的 6 个 CAF 亚群，其 CD146 阳性的血管特征相关 CAF（vCAFs）在 ICC 中占绝大部分。vCAFs 能够诱导 EZH2 上调并透过 IL-6/IL-6 受体轴增强 ICC 的恶性程度 [27-31]。

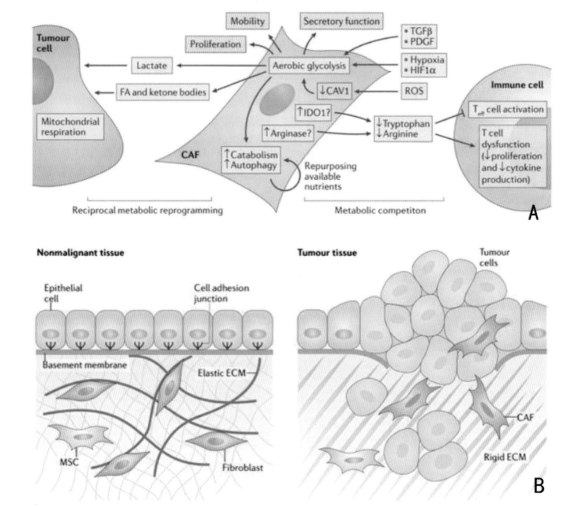

图 12-2　肿瘤相关成纤维细胞示意图

A：正常组织中 CAFs 结构；B：肿瘤组织中 CAFs 作用机制图

（2）肿瘤相关巨噬细胞（tumor-associated macro-phages，TAMs）：是组成 TRS 的另一重要成分，主要通过极化的 M2 表型促进肿瘤细胞的增生、血管生成和转移。在 ICC 患者中，高密度 M2 极化的肿瘤相关巨噬细胞（M2-TAMs）与高侵袭性和不良预后显著相关，M2-TAMs 可通过促进分泌细胞因子（如粒细胞 - 巨噬细胞集落刺激因子、肿瘤坏死因子 - α 和 IL-6 等）、趋化因子（如 CCL1、CCL2 等）诱导肿瘤微环境。CD11b 和 MHC-Ⅱ 均阳性的 TAMs 可以通过与抗体的 Fc 结构域结合，去除结合在

PD-1 阳性 T 细胞上的抗 PD-1 抗体，从而消除这种免疫检查点抑制剂的抗肿瘤作用。上皮 - 间充质转化（epithelial mesenchymal transition，EMT）使肿瘤细胞增加了发生和转移的潜能，抵抗免疫系统对肿瘤的清除（图 12-3）。M2-TAMs 可以促进 ICC 细胞的 EMT，增强了细胞的侵袭和转移能力。集落刺激因子 1（colony stimulating factor 1，CSF1）/CSF1 受体轴是影响 TAMs 分化的关键因素[28-32]。

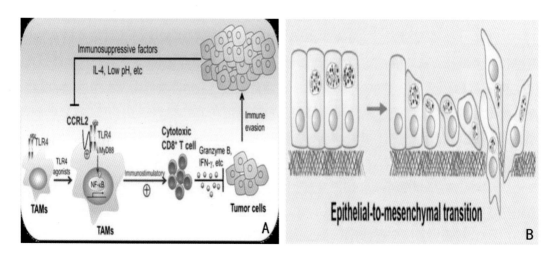

图 12-3　肿瘤相关巨噬细胞结构示意图（A）及上皮 - 间充质转化结构示意图（B）

（3）ICC 微环境中存在大量的调节性 T 淋巴细胞（Treg），Treg 通过分泌 IL-10 和 $TGF-\beta_1$ 抑制自然杀伤细胞和细胞毒性 T 淋巴细胞的抗肿瘤效应。ICC 微环境中的 Treg 高表达细胞毒性 T 淋巴细胞相关抗原 4（CTLA4），CTLA4/CD80 通路的高表达会促进 ICC 细胞的免疫逃逸和治疗耐药[28-32]。

二、临床表现及诊断

1. 临床表现　ICC 通常起病隐匿，与肝外胆管癌相比，ICC 在病程的前中期无明显胆道梗阻症状。有相当一部分患者（约 1/3）即使 ICC 肿块达到 5 ~ 7cm 时，也无明显临床症状[33, 34]。临床上患者通常是由于其他疾病的检查而发现腹部影像中肝区有明显占位而确诊为 ICC。有一小部分患者（10% ~ 15%）会由于癌栓阻塞胆管、转移性淋巴结或 ICC 肿块压迫胆总管而出现黄疸症状；在极少情况下，患者可能出现肝大、发热、白细胞计数升高等非特异性临床表现。由此可见，该病的临床表现特点对该病的早期诊断、治疗带来极大的困难。

2. 病理、生化检查　近几十年来，虽然免疫组化得到了较快发展，能够较好地从其他转移性腺癌组织中鉴别出胆管腺癌，但其发展程度仍不能够很好地用于病理组织切片诊断 ICC。近来有篇关于肝胆胰原发肿瘤的文献报道：根据临床及病理诊断经验，即使在病理切片中没有发现明显的 ICC 组织，也不能排除患者已患 ICC 的可能。在免疫组化标记物方面，也没有非常明确的确诊或排除 ICC 的标记物，但某些标记物可能对诊断胆源细胞性异常结构有帮助，阴性标记物有：TTF1，CDX2，DPC4；阳性标记物有：AE1/AE3，CK7+。

在对 CA19-9 这种肿瘤标记物的研究中，慢性肝炎、细菌性胆管炎、慢性胆道寄生虫、恶性肿瘤的患者会出现 CA19-9 水平升高，但对于 ICC 的诊断来说，仍然缺乏相应的敏感性及特异性。约有 30% 的 ICC 患者 CA19-9 会超过 1000U/ml，另外大约有 25% 的 ICC 患者 CA19-9 水平在 100 ~ 1000U/ml。其他的肿瘤标记物（如 CEA、AFP、CA125 等）在 ICC 的诊断中使用价值则更少。例如：仅有 15% 的 ICC 患者，会出现 CEA 水平 > 20ng/ml 的情况，约 5% 的 ICC 患者 CEA 水平超过 100ng/ml[35]。再如，HCC 患者中，大多数会出现 AFP 水平升高，但在 ICC 患者中，95% 的个体数 AFP 水平 < 200ng/ml[35]。

3. 影像学检查　目前，临床上最长用的诊断 ICC 的手段即为影像学检查，相应的影像学检查方法及特点如下：

（1）B 超检查：很难定性，但可以发现病变及局部扩张的胆管，ICC 具有"蝴蝶征"（即回声不均的肿瘤团块与其周围扩张的左右胆管）的特征性表现。多普勒超声能探查到肿瘤的血供及淋巴结、肝动脉、门静脉受侵犯情况。肿瘤内部门静脉分支血流信号消失亦是 ICC 的特征性声像改变。超声内镜和胆管内超声可清楚地显示肿瘤和周围脏器的关系。还可在超声引导下行淋巴结穿刺活检，但此方法会导致肿瘤播散，不提倡使用。

（2）CT 平扫：对 ICC 的定性诊断帮助不大，但可以判断肿瘤是否侵犯门静脉及肝动脉，对分期、术前准备和血管周围浸润评估方面等很有帮助。螺旋 CT 可作为 ICC 较好的检查方法，增强扫描有利于提高定性诊断的能力和检出率。在对 ICC 及其他肿瘤的 CT 影像学差异分析中发现，ICC 与转移性结直肠肿瘤通常会出现肿瘤中心高信号区，而在其他肝脏肿瘤中，这种现象很少见[36]。ICC 最常见的增强模式是"延期强化"，这是因为肿瘤的外周由大量的癌细胞和少量纤维组织构成，而肿瘤的中心区主要由纤维组织构成，造影剂在纤维组织间质与血管之间弥散缓慢，而后从纤维间质经血管清除也慢，就出现了"延期强化"这一有诊断意义的征象。CT 肝动脉造影以及 CT 肝动脉性门静脉造影是把 CT 动态扫描与血管造影技术相结合的检查，可提供有关门静脉、肝静脉受累及肝内转移的更多信息。三维螺旋 CT 胆道造影诊断 ICC 的准确性高于 CT 和超声，与 ERCP 相似，是一个有应用前途的诊断手段。

（3）MRI 检查：是最有效的影像学检查方法。在 MRI，ICC 的特征为 T_1 加权像上低信号，T_2 加权像上高信号，在 T_2 加权像上中央低信号表示肿瘤中央坏死，动态增强扫描早期表现为不全性边缘强化，晚期则表现为进行性同心性强化，这种现象在 ICC

中最为常见。MRCP（磁共振胰胆管成像技术）更能提高对肿瘤周围轻度扩张胆管的显示率。肿瘤周围肝内胆管局部扩张是 ICC 诊断的重要特征之一，肝脏被膜回缩的征象亦有一定的特征性。另外，MRI 影像可以更好地揭示 ICC 亚型——管外浸润型（一般预后较差）或管内生长型（一般预后稍好）[37-41]。

（4）PTC（经皮肝穿刺胆管造影）和 ERCP（内镜逆行胆胰管造影）：PTC 和 ERCP 分别从胆管近端和远端显示肿瘤形态、部位及侵袭范围，主要用于管周浸润型和管内生长型的诊断，可直观显示胆管狭窄及管内充盈缺损情况。ERCP 为有创检查，如果胆管有梗阻，容易发生梗阻上方胆管的感染。国外有 ERCP 下对胆汁取样，检查胆汁细胞学，联合组织学活检来诊断 ICC。PTC 可行胆道引流，对肝门部阻塞病变的病因诊断也有帮助。

（5）PET（正电子发射断层显像）：ICC 表现为高代谢灶，在显示肿瘤性质、淋巴结转移尤其是远处淋巴结转移等方面 PET 具有明显优势，可以避免不必要的开腹。虽然 PET 敏感性较高，但胆管有炎症时会有假阳性结果。

鉴于 ICC 患者肝外胆管很少受累，不提倡使用复杂的检查如 ERCP、MRCP 等来诊断 ICC。在确诊 ICC 后，为检查患者肿瘤转移情况、确诊治疗方法及评估预后，还应收集可能发生原发肿瘤部位的组织、结肠组织、肺组织、胰腺组织、胃组织及泌尿系统组织以做病理切片，检查是否有相关肿瘤发生。影像学检查则应包括胸部、腹部及盆腔；其次，应该用胃镜及结肠镜对消化道组织进行排查。对于女性患者而言，还应用 X 线对乳腺进行常规检查及必要的妇科检查。只有扩大检查范围，才能更好地评估 ICC 患者病情。

三、治疗进展

1. 手术治疗　ICC 往往不伴肝硬化，肝脏储备功能良好，目前可能治愈 ICC 的唯一方法是根治性切除（R0 切除）。如不进行手术切除治疗，患者生存期一般不会超过 3 年，而进行手术切除后，患者的 3 年生存率一般在 30% ~ 50%[42-44]。故 ICC 患者应积极手术，尽量达到 R0 切除。但 ICC 症状隐袭，一经发现大多已是晚期，手术切除率极低。Jensen 等[14] 总结了 3756 例 ICC 患者，发现接受手术的仅有 446 例患者（12%）。尽管切除率不高，但仍应争取，以提高长期生存率。不能手术的原因包括门静脉主干浸润，特别是对侧浸润；其次是腹腔干、腹膜后淋巴结转移或腹膜转移、肝内多发转移。

根治性手术方式包括左、右半肝切除，左、右三叶切除，尾状叶切除，肝叶楔形切除和肝段切除等。ICC 患者早期即可出现淋巴结转移和周边卫星灶，因此需行淋巴结清扫。肝十二指肠韧带淋巴结转移阳性率最高，肝右叶和左叶分别为 100%（6/6）和

93.7%（15/16）[45]，因此术中应仔细清扫。肝储备功能允许时，加做胆管切除、肝管空肠 Roux-en-Y 吻合术。肝左叶的 ICC 要求切除小网膜并廓清胃小弯侧淋巴结，必要时清除腹主动脉旁肿大的淋巴结。对有黄疸的患者，如不能切除肿瘤可行姑息性手术，包括肝管 – 胆囊 – 十二指肠、空肠吻合、T 管引流等，以减轻黄疸与胆管炎，延长生存期。在拟行根治性切除病例，如残留肝脏体积较小，可先采用门静脉栓塞（portal vein embolization，PVE）诱导病侧肝脏萎缩，对侧肝脏增生，2 ~ 4 周后行患侧肝叶切除，提高 ICC 患者的整体疗效[46]。

目前，在手术切缘状态对 ICC 患者预后的影响方面，仍存在较大争议。许多研究通过多元统计分析表明，手术切缘是对 ICC 术后生存率影响的独立因素[47-51]；而另一些研究表明，手术切缘状态对术后生存率无独立影响[52-55]。造成上述结论不同的原因可能是由于患者肿瘤相关危险因素的差异及手术方式不同。积极的手术方式（R0 切除）可以提高患者术后生存率[33]。

但对于 ICC 来说，虽然进行了积极的手术治疗，其复发的可能性依然很大，在 46% ~ 65%。造成 ICC 术后复发的高危因素主要是肿瘤多发及淋巴结转移。在 Endo 的研究中发现，50% 术后复发时间约术后 36 个月，而中位生存时间约 26 个月，且其复发多为肝脏内的原位复发（63%）。其研究还发现，预后差的原因与肿瘤多发（$P < 0.001$）、局部浸润（$P = 0.012$）、肿瘤大小（$\geq 5cm$；$P = 0.016$）相关。根据 ICC 患者术前肿瘤是否多发及多发数量、肿瘤分期，术中切缘状况，其术后 5 年生存率一般在 21% ~ 63%[54]。

2. 肝移植治疗　到目前为止，应用肝移植治疗 ICC 的预后仍然很不理想，国内外多认为 ICC 是肝移植的一项禁忌证，并且不宜在 ICC 患者中使用极为有限的器官供体[55, 56]。在北美及欧洲地区，每年在 ICC 患者中开展肝移植的病例数在所有肝脏移植手术中所占比例不到 1%。在 Ghali 的一项多中心研究中表明，ICC 患者经肝移植治疗后 3 年生存率约 30%，中位生存时间约 26 个月[43]。还有其他文献报道了一系列器官移植中心生存率，例如：美国辛辛那提器官移植中心的 5 年生存率为 28%[55]，西班牙肝移植中心的 5 年生存率是 30%[57]。因此，就目前状况来看，在治疗 ICC 患者时，肝移植治疗方法应慎重选用。

3. 不可切除的晚期胆管癌的治疗　对于不可切除的晚期 ICC 治疗，依然以放化疗方案为主。随着肿瘤基因测序技术的广泛应用，ICC 的分子靶向治疗也得到迅速发展。而随着免疫检查点抑制剂在诸多实体肿瘤领域的研究进展，在 ICC 领域，也取得一定突破。由于篇幅所限，查阅相关文献后就一些图表进行整理[58-74]，见表 12-1，图 12-4 至图 12-7。

表12-1　临床常见靶点检测及药物

点基因	靶向药物	病理学类型	检测方法
FGFR2 基因融合	Pemigatinib（佩米替尼）	小胆管型	荧光原位杂交，二代测序
IDH1/2 基因突变	Ivosidenib（艾伏尼布）	小胆管型	二代测序，Sanger 测序
NTRK1/2/3 基因融合	Larotrectinib（拉罗替尼）	所有类型	荧光原位杂交，二代测序，免疫组织化学染色
BRAF 基因突变	Dabrafenib（达拉非尼）	所有类型	二代测序，Sanger 测序
PIK3CA 基因突变	Alpelisib（阿培利司）	所有类型	二代测序，Sanger 测序
C-MET 基因扩增	Trametinib（曲美替尼）	未知	荧光原位杂交
HER2 基因扩增	Trastuzumab（曲妥珠单克隆抗体）	大胆管型	荧光原位杂交，二代测序
程序性死亡［蛋白］-1 高表达	Durvalumab（度伐利尤单克隆抗体）	所有类型	免疫组织化学染色
细胞毒性 T 淋巴细胞相关抗原 4 高表达	Ipilimnmab（伊匹木单克隆抗体）	所有类型	免疫组织化学染色
微卫星高度不稳定 / 错配修复蛋白缺失	Durvalumab（度伐利尤单克隆抗体）	所有类型	二代测序，Sanger 测序，免疫组织化学染色

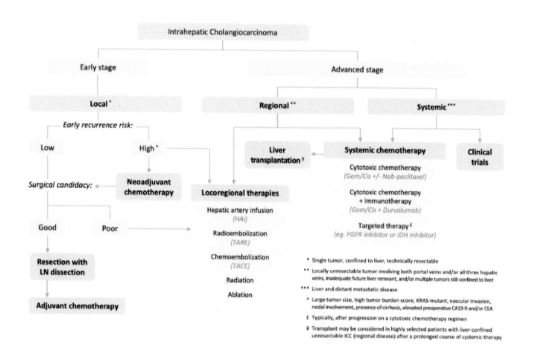

图 12-4　胆管癌临床治疗策略

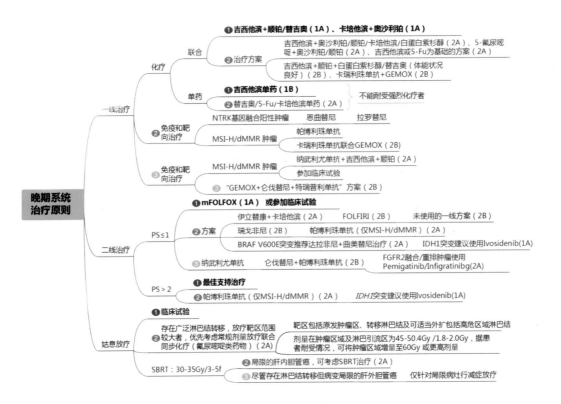

图 12-5　晚期胆管癌治疗方案

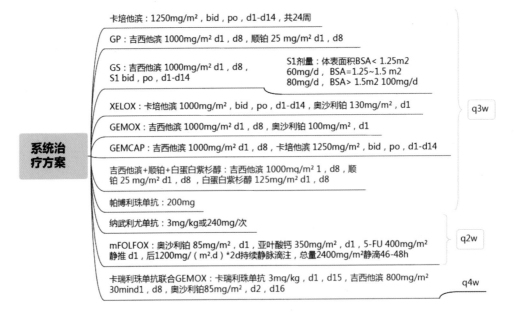

图 12-6　系统治疗方案选择

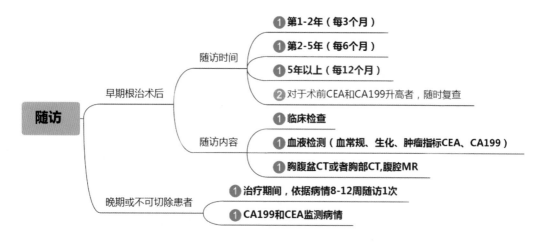

图 12-7　胆管癌治疗后随访内容

四、预后

ICC 的预后很差，Jensen 等研究发现，病变局限和非局限的手术后平均总生存时间分别为 44 个月和 8 个月[14]；术后 5 年生存率分别为 42% 和 4%，无肝硬化 ICC 患者即使行根治性切除，也有很高的复发率（46.7%）[58,59]，复发最常见部位为肝脏，少数也可见于肺、腹膜和骨。

ICC 相对少见，对 ICC 的研究远不及 HCC 深入。目前还没有标准的手术、化疗、放疗及其他有效的辅助治疗方案，临床诊断和治疗的经验需要进一步积累，大规模的前瞻性病例对照研究有助于 ICC 诊断和治疗水平的提高。全面的基础医学研究有助于探索 ICC 发病机制，确定敏感的肿瘤标志物，发现特异性的靶向药物，这些对提高 ICC 的疗效尤为重要。

（方鲲鹏　马森林）

参考文献

[1]Aljiffry M，Abdulelah A，Walsh M，et al. Evidence-based approach to cholangiocarcinoma：a systematic review of the current literature[J]. J Am Coll Surg，2009，208：134-147.

[2]Khan SA，Tavolari S，Brandi G. Cholangiocarcinoma：Epidemiology and risk factors[J]. Liver Int，2019，39（Suppl 1）：19-31.

[3]Sirica AE，Gores GJ，Groopman JD，et al. Intrahepatic cholangiocarcinoma：ontinuing

challenges and translational advances[J]. Hepatology，2019，69（4）：1803-1815.

[4]Alastair DB，Bernard CP，Linda DF. Mac Sweens pathology of the liver. Fifth Edition[M]. Katherine：Elsevier，2007：768-795.

[5]Odze RD，Goldblum JR, Crawford JM. Surgical pathology of theGL tract，liver，biliary tract, and pancreas[M]. Philadelphia：Elsevier，2005：999-1024.

[6]Rosai J，Aekerrnan RI. Surgical pathology[M]. Ninth Edi-tion. London：Elsevier Inc，2004：917-1017.

[7]Fu Xiao-hui. Clinicopathologic features，diagnosis and surgical treatment of intra-hepatic cholangiocarcinoma in 104 patients[J]. Hepatobiliary Pancreat Dis Int，2004，3（2）：279-283.

[8]Shahid A Khan，et al. Cholangiocarcinoma：Epidemiology and risk factors[J]. Liver International，2019，39（Suppl. 1）：19-31.

[9]Shaib YH，Davila JA，McGlynn K，et al. Rising incidence of intrahepatic cholangiocarcinoma in the United States：a true increase[J]？ J Hepatol，2004，40：472-477.

[10]John Bridgewater，et al. Guidelines for the diagnosis and management of intrahepatic cholangiocarcinoma [J]. Journal of Hepatology，2014，60：1268-1289.

[11]Nathan H，Pawlik TM，Wolfgang CL，et al. Trends in survival after surgery for cholangiocarcinoma：a 30-year population-based SEER database analysis[J]. J Gastroint Surg，2007，11：1488-1496.

[12]Patel T. Increasing incidence and mortality of primary intrahepatic cholangiocarcinoma in the United States[J]. Hepatology，2001，33：1353-1357.

[13]Taylor-Robinson SD，Foster GR，Arora S，et al. Increase in primary liver cancer in the UK，1979-94[J]. Lancet，1997，350：1142-1143.

[14]Cillo U，Fondevila C，Donadon M，et al. Surgery for cholangiocarcinoma[J]. Liver Int，2019，39（Suppl 1）：143-155.

[15]Banales JM，Marin JJG，Lamarca A，et al. Cholangiocarcinoma 2020：the next horizon in mechanisms and management[J]. Nat Rev Gastroenterol Hepatol，2020，17（9）：557-588.

[16] 陈义雄，杜达政，陈建业，等 . 肝内胆管细胞癌 DSA 表现与病理对照研究 [J]. 实用放射学杂志，2003，19（7）：606-607.

[17]Blechacz B，Gores GJ. Cholangiocarcinoma：advances in pathogenesis，diagnosis，and treatment[J]. Hepatology，2008，48（1）：308-321.

[18]Lee JW，Han JK，Kim TK，et al. CT features of intraductal intrahepaticcholangiocarcinoma[J] . AJR Am JRoentgenol，2000，175：721-725.

[19]Jensen CC，Natalie GC，Nancy NB，et al. Surgical treatment of intrahepatic

cholangiocarcinoma a population-based study[J]. Ann Surg Oncol, 2008, 15（2）: 600.

[20]Libbrecht L. Hepatic progenitor cells in human liver tumor development[J]. World J Gastroenterol, 2006, 12（39）: 6261-6265.

[21]Zhang F, Chen XP, Zhang W, et al. Combined hepatocellular cholangiocarcinomao riginating from hepatic progenitor cells immunohistochemical and double-fluorescence immunostaining evidence[J]. Histopathology, 2008, 52（2）: 224-232.

[22]Kim H, Park C, Han KH, e ta1. Primaryfiver carcinoma of intermediate （hepatocyte-- cholangiocyte）phenotype[J]. J Hepatol, 2004, 40（2）: 298-304.

[23]Nakamura H, et al. Genomic spectra of biliary tract cancer[J]. Nat Genet, 2015, 47（9）: 1003-1010.

[24]Farshidfar F, et al. Integrative genomic analysis of cholangiocarcinoma identifies distinct IDH-Mutant molecular profiles[J]. Cell Rep, 2017, 18（11）: 2780-2794.

[25]Meng F, et al. Epigenetic regulation of microRNA-370 by interleukin-6 in malignant human cholangiocytes[J]. Oncogene, 2008, 7（3）: 378-386.

[26]Cadamuro M, et al. The deleterious interplay between tumor epithelia and stroma in cholangiocarcinoma [J]. Biochim Biophys Acta Mol Basis Dis, 2018, 1864（4PtB）: 1435-1443.

[27]Zhang M, et al. Single-cell transcriptomic architecture and intercellular crosstalk of human intrahepatic cholangiocarcinoma[J]. J Hepatol, 2020, 73（5）: 1118-1130.

[28]Yao RR, et al. M2-polarized tumor-associated macrophages facilitated migration and epithelial-mesenchymal transition of HCC cells via the TLR4/STAT3 signaling pathway[J]. World J Surg Oncol, 2018, 16（1）: 9.

[29]Sun D, et al. M2-polarized tumor-associated macrophages promote epithelial-mesenchymal transition via activation of the AKT3/PRAS40 signaling pathway in intrahepatic cholangiocarcinoma[J]. J Cell Biochem, 2020, 121（4）: 2828-2838.

[30]Arlauckas SP, et al. In vivo imaging reveals a tumor-associated macrophage-mediated resistance pathway in anti-PD-1 therapy[J]. Sci Transl Med, 2017, 9（389）: eaa13604.

[31]Dongre A. New insights into the mechanisms of epithelial-mesenchymal transition and implications for cancer[J]. Nat Rev Mol Cell Biol, 2019, 20（2）: 69-84.

[32]Vivier E, et al. Targeting natural killer cells and natural killer T cells in cancer[J]. Nat Rev Immunol, 2012, 12（4）: 239-252.

[33]Lang H, Sotiropoulos GC, Fruhauf NR, et al. Extended hepatectomy for intrahepatic cholangiocellular carcinoma （ICC）: when is it worthwhile？ Single center experience with 27 resections in 50 patients over a 5-year period[J]. Ann Surg, 2005, 241: 134-143.

[34]Paik KY，Jung JC，Heo JS，et al. What prognostic factors are important for resected intrahepatic cholangiocarcinoma[J]. J Gastroenterol Hepatol，2008，23：766-770.

[35]Ikai I，Arii S，Okazaki M，et al. Report of the 17th Nationwide Follow-up Survey of Primary Liver Cancer in Japan[J]. Hepatol Res，2007，37：676-691.

[36]Maetani Y，Itoh K，Watanabe C，et al. MR imaging of intrahepatic cholangiocarcinoma with pathologic correlation[J]. Am J Roentgenol，2001，176：1499-1507.

[37]Nesbit GM，Johnson CD，James EM，et al. Cholangiocarcinoma：diagnosis and evaluation of resectability by CT and sonography as procedures complementary to cholangiography[J]. Am J Roentgenol，1988，151：933-938.

[38]Kim TK，Choi BI，Han JK，et al. Peripheral cholangiocarcinoma of the liver：two-phase spiral CT findings[J]. Radiology，1997，204：539-543.

[39]Lacomis JM，Baron RL，Oliver JH，et al. Cholangiocarcinoma：delayed CT contrast enhancement patterns[J]. Radiology，1997，203：98-104.

[40]Takayasu K，Ikeya S，Mukai K，et al. CT of hilar cholangiocarcinoma：late contrast enhancement in six patients[J]. Am J Roentgenol，1990，154：1203-1206.

[41]Honda H，Onitsuka H，Yasumori K，et al. Intrahepaticperipheral cholangiocarcinoma：two-phased dynamic incremental CT and pathologic correlation[J]. J Comput Assist Tomogr，1993，17：397-402.

[42]Goere D，Wagholikar GD，Pessaux P，et al. Utility of staging laparoscopy in subsets of biliary cancers：laparoscopy is a powerful diagnostic tool in patients with intrahepatic and gallbladder carcinoma[J]. Surg Endosc，2006，20：721-725.

[43]Ghali P，Marotta PJ，Yoshida EM，et al. Liver transplantation for incidental cholangiocarcinoma：analysis of the Canadian experience[J]. Liver Transplant，2005，11：1412-1416.

[44]Rea DJ，Heimbach JK，Rosen CB，et al. Liver transplantation with neoadjuvant chemoradiation is more effective than resection for hilar cholangiocarcinoma[J]. Ann Surg，2005，242：451-458；discussion 458-461.

[45] 李殿启 . 肝内胆管癌临床特征初步探讨 [D]. 上海：第二军医大学，2008.

[46]Shaib Y，El-Serag HB. The epidemiology of cholangiocarcinoma[J]. Semin Liver Dis Liver Dis，2004，24（2）：115.

[47]Nakagohri T，Asano T，Kinoshita H，et al. Aggressive surgical resection for hilar-invasive and peripheral intrahepatic cholangiocarcinoma[J]. World J Surg，2003，27：289-293.

[48]Inoue K，Makuuchi M，Takayama T，et al. Long-term survival and prognostic factors in the surgical treatment of mass-forming type cholangiocarcinoma[J]. Surgery，2000，127：498-505.

[49]Uenishi T, Kubo S, Yamazaki O, et al. Indications for surgical treatment of intrahepatic cholangiocarcinoma with lymph node metastases[J]. J Hepato-Biliary-Pancreatic Surg, 2008, 15: 417-422.

[50]DeOliveira ML, Cunningham SC, Cameron JL, et al. Cholangiocarcinoma: thirty-one-year experience with 564 patients at a single institution[J]. Ann Surg, 2007, 245: 755-762.

[51]Jan YY, Yeh CN, Yeh TS, et al. Clinicopathological factors predicting long-term overall survival after hepatectomy for peripheral cholangiocarcinoma[J]. World J Surg, 2005, 29: 894-898.

[52]Shimada K, Sano T, Nara S, et al. Therapeutic value of lymph node dissection during hepatectomy in patients with intrahepatic cholangiocellular carcinoma with negative lymph node involvement[J]. Surgery, 2009, 145: 411-416.

[53]Guglielmi A, Ruzzenente A, Campagnaro T, et al. Intrahepatic cholangiocarcinoma: prognostic factors after surgical resection[J]. World J Surg, 2009, 33: 1247-1254.

[54]Endo I, Gonen M, Yopp AC, et al. Intrahepatic cholangiocarcinoma: rising frequency, improved survival, and determinants of outcome after resection[J]. Ann Surg, 2008, 248: 84-96.

[55]Nakagohri T, Kinoshita T, Konishi M, et al. Surgical outcome and prognostic factors in intrahepatic cholangiocarcinoma[J]. World J Surg, 2008, 32: 2675-2680.

[56]Meyer CG, Penn I, James L. Liver transplantation for cholangiocarcinoma: results in 207 patients[J]. Transplantation, 2000, 69: 1633-1637.

[57]Shimoda M, Farmer DG, Colquhoun SD, et al. Liver transplantation for cholangiocellular carcinoma: analysis of a single-center experience and review of the literature[J]. Liver Transplant, 2001, 7: 1023-1033.

[58]Robles R, Figueras J, Turrion VS, et al. Spanish experience in liver transplantation for hilar and peripheral cholangiocarcinoma[J]. Ann Surg, 2004, 239: 265-271.

[59]Park BK, Paid YH, Park JY, et al. The clinicopathologic significance of the expression of vascular endothelial growth factor-C in intrahepatic cholangiocarcinoma[J]. Am J Clin Oncol-Cancer Clin Ttail, 2009, 29 (2): 138.

[60]AbouAlfa GK, Sahai V, Hollebecque A, et al. Pemigatinib for previously treated, locally advanced or metastatic cholangiocarcinoma: a multicentre, openlabel, phase 2 study[J]. Lancet Oncol, 2020, 21 (5): 671-684.

[61]Goyal L, MericBernstam F, Hollebecque A, et al. Futibatinib for FGFR2 rearranged intrahepatic cholangiocarcinoma[J]. N Engl J Med, 2023, 388 (3): 228-239.

[62]Javle M, Roychowdhury S, Kelley RK, et al. Infigratinib (BGJ398) in previously

treated patients with advanced or metastatic cholangiocarcinoma with FGFR2 fusions or rearrangements: mature results from a multicentre, openlabel, singlearm, phase 2 study[J]. Lancet Gastroenterol Hepatol, 2021, 6（10）: 803-815.

[63]Lamarca A, Palmer DH, Wasan HS, et al. Secondline FOLFOX chemotherapy versus active symptom control for advanced biliary tract cancer（ABC06）: a phase 3, openlabel, randomised, controlled trial[J]. Lancet Oncol, 2021, 22（5）: 690-701.

[64]Choi IS, Kim KH, Lee JH, et al. A randomised phase Ⅱ study of oxaliplatin/5-FU（mFOLFOX）versus irinotecan/5-FU（mFOLFIRI）chemotherapy in locally advanced or metastatic biliary tract cancer refractory to firstline gemcitabine/cisplatin chemotherapy[J]. Eur J Cancer, 2021, 154: 288-295.

[65]Vogel A, Bridgewater J, Edeline J, et al. Biliary tract cancer: ESMO Clinical Practice Guideline for diagnosis, treatment and followup[J]. Ann Oncol, 2023, 34（2）: 127-140.

[66]喻彦熹, 吴忠均, 唐伟, 等. 肝内胆管癌国际临床实践指南和共识的诊疗建议比较 [J]. 中华外科杂志, 2023, 61（4）: 297-304.

[67]Kubo S, Shinkawa H, Asaoka Y, et al. Liver cancer study group of Japan clinical practice guidelines for intrahepatic cholangiocarcinoma[J]. Liver Cancer, 2022, 11（4）: 290-314.

[68]中国抗癌协会肝癌专业委员会胆管癌协作组. 原发性肝癌诊疗指南之肝内胆管癌诊疗中国专家共识（2022 版）[J]. 中华消化外科杂志, 2022, 21（10）: 1269-1301.

[69]国际肝胆胰学会中国分会, 中华医学会外科学分会肝脏外科学组. 胆管癌诊断与治疗——外科专家共识 [J]. 临床肝胆病杂志, 2015, 31（1）: 12-16.

[70]科技部传染病防治重大专项课题"病毒性肝炎相关肝癌外科综合治疗的个体化和新策略研究"专家组. 肝内胆管癌外科治疗中国专家共识（2020 版）[J]. 中华消化外科杂志, 2021, 20（1）: 1-15.

[71]Weber SM, Ribero D, O'Reilly EM, et al. Intrahepatic cholangiocarcinoma: expert consensus statement[J]. HPB（Oxford）, 2015, 17（8）: 669-680.

[72]DíazGonzález Á, Vilana R, Bianchi L, et al. Thermal ablation for intrahepatic cholangiocarcinoma in cirrhosis: safety and efficacy in nonsurgical patients[J]. J Vasc Interv Radiol, 2020, 31（5）: 710-719.

[73]Maio M, Ascierto PA, Manzyuk L, et al. Pembrolizumab in microsatellite instability high or mismatch repair deficient cancers: updated analysis from the phase Ⅱ KEYNOTE158 study[J]. Ann Oncol, 2022, 33（9）: 929-938.

[74]Chu HH, Kim JH, Shin YM, et al. Percutaneous radiofrequency ablation for recurrent intrahepatic cholangiocarcinoma after curative resection: multivariable analysis of factors predicting survival outcomes[J]. Am J Roentgenol, 2021, 217（2）: 426-432.

第十三章

中肝叶肿瘤切除

中肝叶切除术，中央区肝肿瘤的肝切除术，主要是指位于第一、二、三肝门和紧贴下腔静脉的肝肿瘤的肝切除术。凡位于门静脉主干分叉部、三支主肝静脉汇入部及紧贴下腔静脉的肝肿瘤，均属中央型肝肿瘤，肝尾状叶肿瘤也属此类型，但在临床上中肝叶常常是指肝左内叶与右前叶的总称（Ⅳ、Ⅴ、Ⅷ段切除）。传统采用的扩大左或右半肝切除术需切除 60% ~ 80% 的肝组织，易引起包括肝衰竭在内的严重并发症，合并肝硬化的肝癌患者更难以耐受此类手术。与扩大半肝切除术比较，中肝叶切除术（central hepatectomy 或 mesohepatectomy）可保存更多的肝组织。国内吴孟超等于 1963 年报道首例中肝叶切除成功，国外 1972 年 McBride 和 Wallace 首次描述中肝叶切除术 [1-5]。中肝叶肿瘤常用术式极大限度地保存有功能的肝组织，即保存右肝Ⅵ、Ⅶ段和左肝Ⅱ、Ⅲ段肝组织的肝动脉、门静脉血供、静脉回流及胆汁引流的完整性 [6-10]。

尽管肝移植手术的兴起给中央型肝癌的治疗带来了希望，然而，由于供肝来源困难，尤其是肝移植术后肝癌的高复发率，肝切除术仍然是治疗中央型肝癌的主要手段和首选措施。中央型肝癌在临床上并不罕见，这一区域是处于进出肝脏管道的集中枢纽区，解剖部位的特殊性和复杂性，手术时出血多，风险大，手术具有相当的难度。

一、解剖

中肝叶左界为左叶间裂，右界为右叶间裂，脏面为肝门，膈面为肝静脉汇入下腔静脉处。背面紧贴下腔静脉。血液供应来自左、右门静脉干的左内叶支和右前叶支，以及来自左、右动脉的左内叶动脉和右前叶动脉。胆汁引流经过左内叶肝管和右前叶肝管分别汇入左、右肝管。血液回流经过居于正中裂的肝中静脉入下腔静脉（图 13-1）。该区域解剖部位特殊、结构复杂，手术操作困难，术中应仔细辨认、处理这些管道。中肝叶切除术需切断、结扎的主要管道有：①中肝静脉主干；②肝右前叶、左内叶的门静脉支、肝动脉支和胆管支；③腔静脉前壁的肝短静脉。

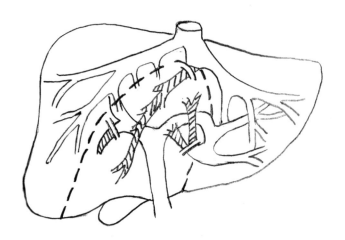

图 13-1　中肝叶切除范围

二、手术（对中肝叶这一区域的左内和右前肝叶做联合切除）

患者取平卧位，采用上腹右肝缘下斜切口，上达剑突，若显露不佳可加左肋缘下短切口，使整个切口呈"人"字形。探查了解肝脏及肝外有无转移灶、肝硬化程度，以决定是否行中肝叶切除术。中央型肝癌切除常规应用第一肝门阻断技术，预置第一肝门阻断带及全肝血流阻断带，必要时全肝血流阻断。首先，要分离肝脏，切断肝圆韧带、镰状韧带、左右冠状韧带、右三角韧带、肝结肠韧带和肝肾韧带，钝性分离肝裸区下腔静脉旁，使右半肝完全游离。充分暴露第二肝门的解剖，彻底分离肝镰状韧带和冠状韧带与膈肌的附着，解剖第二肝门前方的疏松组织，暴露肝上下腔静脉的前壁、左右两侧壁和三支主肝静脉汇入部。放置下腔静脉阻断带。充分显露肝肿瘤与第一、第二、第三肝门和下腔静脉之间关系，确信一旦发生出血能够加以控制。分离胆囊管和胆囊动脉，切断并结扎之，将胆囊颈部稍加游离，待于肝中叶整块一并切除。

解剖肝门：处理入、出中肝叶的血管和胆管。将右肝向上翻起，于胆囊颈部的后面显露肝门右切迹，在右肝下缘沿肝右叶间裂切开肝实质，分离并切开 Glisson 鞘，沿门静脉右干仔细推开肝实质，显露右前叶门静脉分支、胆囊支和动脉支，经仔细辨认，准确无误后，方可结扎切断，此处勿伤及右门静脉干、右肝管和右肝动脉。在左肝门横沟上缘处，分离找出左肝动脉，沿其向肝内分离，于左纵沟上缘可找到进入肝左内叶的动脉分支，切断结扎之；在横沟上缘和左纵沟左侧缘切开肝包膜，于左肝动脉上后方，即可找到左肝管及后方的左肝门静脉干，在其走行方向推开肝实质，显露门静脉矢状部和囊部，在其内侧可找出走向左内叶的门静脉分支和左内叶胆管支，均予以结扎、切断。在膈顶部第二肝门处，沿正中裂走行线切开肝包膜，即可显露出肝中静脉主干，双重结扎，暂不切断（图 13-2）。肝外分离肝中静脉有困难时，可暂不处理，待断肝最后处理。至此肝中叶的供血、回流血管及肝胆管均已结扎切断。

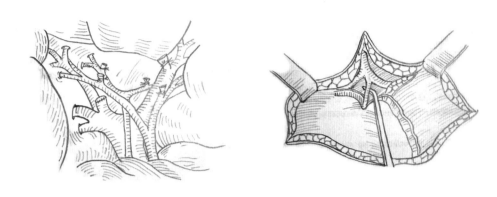

图 13-2 在肝外分离第一肝门和第二肝门

断肝：将肝门阻断带收紧，阻断肝门，沿病变边缘处 1cm 切开肝包膜（镰状韧带右侧 0.5 ~ 1.0cm），钝性分离肝实质，分次钳夹、切断并结扎进出肝中叶的管道，在第二肝门处应注意保护好肝左静脉不受损伤，在其与肝中静脉合干前切断结扎肝中静脉。再从右叶间裂左侧 1cm 处沿切线离断肝实质，深面至右肝门门静脉右前支离断处。在近下腔静脉前壁时，切断并结扎肝短静脉，最后完整切除中肝叶（图 13-3）。

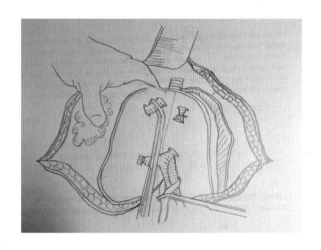

图 13-3 肝叶切除过程

术中出血处理：在切肝过程中，肝创面出血，要立即缝合止血。为了防止术中大出血或空气栓塞，可以在切肝前做全肝血流阻断术（THVE）或不阻断下腔静脉的肝静脉阻断术。

处理肝创面及引流：肿瘤切除后，肝创面成了两个面，将肝断面彻底缝扎、止血，检查无胆瘘之后，将两侧肝断面对拢缝合，肝创口也可以部分对拢缝合。如对拢缝合张力过大，肝创口可以敞开，用一片游离或带蒂大网膜覆盖创面，周边及中央部细针缝合固定。或者，肝创口表面敷以止血喷雾凝胶、止血材料等。肝断面旁或右膈下放置一根双套管引流，从腹壁另戳口引出，术后持续负压引流（图 13-4 至图 13-7）。

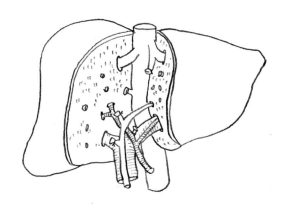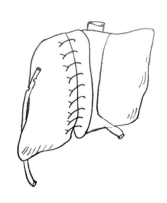

图 13-4　肝创面的敞开和对拢

三、腔镜技术的应用

近年来由于腔镜手术具有创伤小、术后恢复快、手术疗效与开放手术疗效相当的优点，已被开始广泛应用于各外科领域中 [11-15]，其在肝脏外科领域也迅猛发展，腹腔镜肝切除术已从初期仅应用于肝脏良性疾病拓展到肝脏恶性肿瘤的治疗。随着技术的改进、经验的积累、技巧的娴熟，越来越多复杂疑难的腹腔镜肝脏手术得以开展，从开始仅做肝脏边缘及表浅病灶的局部切除过渡到肝段、半肝切除甚至多个肝段的联合切除。因肝中叶切除技术难度大、手术风险高，曾一度作为腹腔镜肝切除术的禁忌证之一，因此腹腔镜 CH（laparoscopic CH，LCH）鲜有报道 [4, 16]。近年来，随着腹腔镜肝切除术的发展，国内外关于 LCH 的研究报道逐年增多，LCH 或将有取代开放肝中叶切除术成为主流术式的趋势。

虽然 1991 年就开始了第 1 例腹腔镜肝切除术 [17]，但因为肝中叶解剖位置的特殊性，LCH 曾被视为腹腔镜手术的禁忌证。2008 年法国学者 Gumbs 等 [18] 对 1 例结肠癌肝转移患者成功实施了首例完全 LCH，标志着肝脏外科医师开始对 LCH 进行尝试。2009 年 Yoon 等 [19] 首次报道了 LCH 成功治疗肝细胞癌的案例；之后国内外陆续有 LCH 的研究报道 [20-27]。学者团队也于 2018 年报道了由吴泓教授带领团队 [21] 完成的 41 例 LCH 与 307 例开放 CH 的倾向性评分研究，其结果显示，LCH 在缩短住院时间、降低术后并发症发生率方面具有明显优势，再次印证了 LCH 的安全性与可行性。截止到目前为止，对于 LCH 的报道仍多以个案报道、小样本回顾性研究为主，缺乏大样本的研究和相关的对照研究。检索近年来国内外的相关文献后发现，关于 LCH 的研究报道主要集中在国内，国外多是个案报道和案例回顾，本次共检索到国内外共 17 篇文献[10, 18, 20-34] 共 128 例 LCH，涉及的肿瘤主要有肝细胞癌、胆管细胞癌、混合细胞癌、乳腺癌肝转移、结直肠癌肝转移、胆管囊腺瘤、海绵状血管瘤、肝脏局灶性结节增生等。

随着达芬奇机器人手术系统的发展，机器人手术系统也开始逐渐应用于肝脏外科，目前已有机器人辅助下的 CH 治疗肝脏肿瘤的报道。2020 年法国 Camerlo 等[35] 首次应用机器人手术系统开展 CH 治疗 1 例肝脏孤立性纤维瘤患者；次年 Camerlo 等[36] 成功完成世界第 1 例机器人 CH 治疗 1 例肿瘤位于Ⅳ、Ⅴ、Ⅷ段的肝癌患者并以视频形式展示机器人辅助下 CH 的要点和可行性。2021 年美国 Sucandy 等[37] 对 15 例胆囊癌患者进行机器人 CH 治疗，15 例患者中仅有 2 例患者术后出现并发症（1 例胆汁漏，1 例呼吸衰竭），无 30 天内死亡病例。

对于 LCH 的适应证，郑树国[4] 曾主张：①全身情况及重要器官功能良好，能耐受肝切除手术；②≤ 10cm 的孤立病灶；③无肝门侵犯，未累及下腔静脉，门静脉、肝静脉、下腔静脉及胆管无癌栓，无肝内及远处转移，肿瘤未浸润膈肌或周围组织；④肝功能 Child–Pugh 分级 A 级或 B 级，无严重肝硬化、门静脉高压症及活动性肝炎，肝胆管结石患者无严重萎缩 – 增生复合征，无肝门部胆管狭窄；⑤吲哚菁绿 15 分钟滞留率 < 15%，剩余肝脏体积 / 标准肝脏体积之比 > 40%；⑥术中探查无血性腹水，肿瘤无破裂出血；⑦上腹部手术史不视为绝对禁忌证。随着腔镜肝胆外科技术的发展，2018 年李敬东等[3] 提出，> 10cm 的病灶虽然会增加 LCH 的手术难度，但还是有一定的机会获得 R0 切除，可以行 LCH。既往对于侵犯门静脉右前支的肝脏恶性肿瘤被认为是 LCH 手术的绝对禁忌证之一，然而随着外科技术的提高，对于侵犯血管的肝中叶肿瘤实施 R0 切除也成为可能。学者团队认为，对于初期开展 LCH 的医疗中心仍建议优先选择无大血管侵犯、肿瘤直径较小、良性肿瘤或恶性程度较低的病例，而对于开展 LCH 较多的大型临床肝脏外科中心团队可以对侵犯重要血管的肝中叶肿瘤实施 LCH。总之，LCH 适用于肿瘤位于肝脏中叶的各类良恶性肿瘤如肝血管瘤、肝腺瘤、肝细胞癌、结直肠癌肝转移、胆囊癌（Ⅳ期）、肝门胆管癌（Bismuth Ⅳ型）等。

郑树国[4] 将 LCH 分为两大类，即解剖性 LCH 和非解剖性 LCH。解剖性 LCH 要求完整地切除Ⅳ、Ⅴ、Ⅷ段肝脏，但其难度和风险较大；而非解剖性 LCH 是指肝脏中叶的局部切除或不规则切除，其难度和风险相对较小。随着精准肝切除概念的引入，对于局部单一肝段的切除，学者团队不建议将其归为中肝切除。结合实际临床工作经验，学者团队根据临床工作中 LCH 切除肝脏的实际范围将 LCH 分为 3 大类：①标准 LCH，即完整切除肝脏 Couinaud 分段的Ⅳ、Ⅴ、Ⅷ段。②部分 LCH，又分为 a 类和 b 类两种亚型。a类：切除范围包括完整的肝右前叶或者肝左内叶全段加另一叶的部分肝段，即切除Ⅳb＋Ⅴ＋Ⅷ段，或Ⅳa＋Ⅴ＋Ⅷ段，或Ⅳ＋Ⅷ段，或Ⅳ＋Ⅴ段；b类切除范围仅包括右肝前叶全段或肝左内叶全段，或右肝前叶部分肝段＋肝左内叶部分肝段，即Ⅳ段，或Ⅴ＋Ⅷ段，或Ⅳa＋Ⅴ／Ⅷ段，或Ⅳb＋Ⅴ／Ⅷ段。③扩大LCH，即除完整切除肝脏中叶外且一并切除肝尾叶，切除范围包括Ⅰ、Ⅳ、Ⅴ、Ⅷ段。

　　LCH不仅要求手术医生具有丰富的开放切除经验，同时也需要主刀医生对腹腔镜器械使用熟练。因为手术区域邻近第一、二、三肝门，解剖结构复杂，且需保证肿瘤切除后剩余肝脏出入管道的完整性，避免术后出现肝衰竭、胆汁漏等并发症。目前LCH的手术入路方式主要有以下几种。①经肝实质CH[30, 38-39]。此入路方式不需要解剖第一肝门，可使用彩色多普勒超声定位肝右静脉和肝左静脉，直接在肝脏表面标记切线，左侧切线大致为镰状韧带右缘内侧0.5cm，右侧切线为右肝切迹至肝右静脉入口内侧连线，此法虽然不够精准，但优势在于技术要求和手术难度较小。②肝脏"四扇门"入路法[40]。学者团队曾提出通过肝脏"四扇门"入路应用于腹腔镜肝切除手术中，手术安全、效果可靠，其中第一扇门为主门静脉裂区域；第二扇门为脐裂区，即肝脏左外叶与左内叶间的脐裂静脉走行处；第三扇门位于肝实质内，需切开部分肝实质后才能良好显露，其具体解剖位置为右门静脉裂与主门静脉裂之间的纵门静脉裂，纵门静脉裂区域的前裂区域打开后即第三扇门；第四扇门即肝短静脉汇入肝尾叶处。肝脏"四扇门"入路行LCH的主要步骤是：解剖主门静脉裂区域打开肝脏第一扇门，控制肝脏左、右叶Glisson蒂，为行LCH奠定基础；然后打开第二扇门的前门显现肝脏Ⅳ段入口，进而控制肝脏Ⅳa、Ⅳb段的Glisson蒂，缺血线出现后行Ⅳ段切除；打开第三扇门前门显现肝脏Ⅴ、Ⅷ段入口后控制肝脏Ⅴ、Ⅷ段的Glisson蒂，缺血线出现后行Ⅴ、Ⅷ段切除术，如需行扩大LCH，则可打开第四扇门，显露至肝尾叶入口，控制肝尾叶的Glisson蒂，行肝尾叶切除。以上手术入路方式，均有其优点和不足，但无论何种入路方式都无法适用于所有情况。因此，术者应根据患者情况结合肿瘤位置、是否侵犯重要血管等实际情况来选择最佳的手术入路方式完成手术。

　　近年来，随着腹腔镜技术快速发展，术中超声、吲哚菁绿荧光染色等技术的应用，LCH治疗肝中叶肿瘤得到进一步应用和发展，使得LCH技术更完善和成熟。现有证据[21, 24]表明，LCH治疗肝中叶肿瘤的疗效与开放手术相当且创伤小、出血少、术后恢复快，但手术时间相应延长。国内张忠林团队[24]和成剑等[29]分别使用吲哚菁绿荧光导航开展LCH11例和2例，研究显示，LCH术中使用吲哚菁绿荧光实时导航技术及反染法可清晰显露肿瘤边界，不仅可避免损伤重要血管减少出血，还能避免切除肝实质过多，降低肝衰竭发生率，使LCH手术更加安全，但张忠林团队[24]研究显示吲哚菁绿荧光实时导航有一缺陷，即肝段显影成功率不高，实施正、负显影的7例患者中仅4例获得成功。

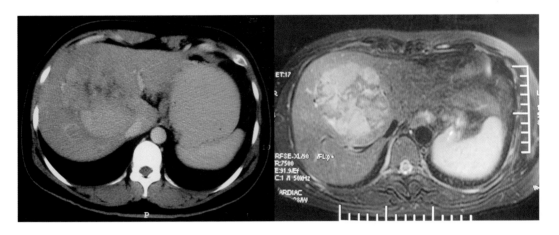

图 13-5　CT、MRI 均显示中肝叶肝癌

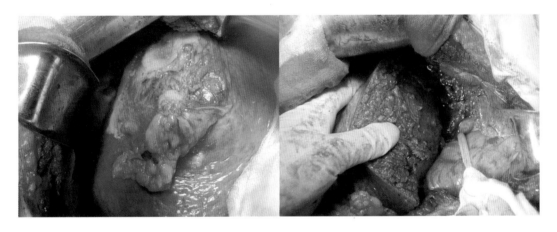

图 13-6　术中照片

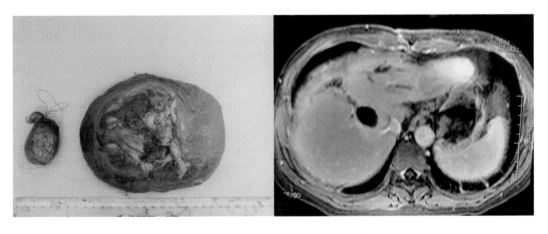

图 13-7　手术标本及术后 MRI 检查

（赵一军　唐庆贺）

参考文献

[1]Fong Y，Sun RL，Jarnagin W，et al. An analysis of 412 cases of hepatocellular carcinoma at a western center[J]. Ann Surg，1999，229（6）：790-799.

[2] 吴孟超，张晓华，胡宏楷，等 . 用中肝叶切除术治疗中肝叶肿瘤 [J]. 解放军医学杂志，1965，2（4）：363-368.

[3] 李敬东，张立鑫 . 腹腔镜中肝切除的技术探讨 [J]. 中华腔镜外科杂志（电子版），2018，11（3）：144-145.

[4] 郑树国 . 腹腔镜解剖性肝中叶切除术 [J]. 中国普外基础与临床杂志，2014，21（8）：929-931.

[5]Chan J，Perini M，Fink M，et al. The outcomes of central hepatectomy versus extended hepatectomy：a systematic review and meta-analysis[J]. HPB （Oxford），2018，20（6）：487-496.

[6]Chen XP，Qiu FZ，Lau WY，et al. Mesohepatectomy for hepatocellular carcinoma：a study of 256 patients[J]. Int J Colorectal Dis，2008，23（5）：543-546.

[7] 贾长库，陈有科，韩霖，等 . 交替半肝入肝血流阻断解剖性肝中叶切除 [J]. 中国普通外科杂志，2015，24（1）：121-126.

[8] 王峰杰，甄作均，陈焕伟 . Glisson 蒂横断式肝中叶切除治疗合并肝硬化的肝细胞癌安全性及疗效 [J]. 中华肝脏外科手术学电子杂志，2018，7（6）：465-468.

[9] 何忠野，华向东，尚海，等 . 精准肝中叶切除20例临床研究 [J]. 肿瘤学杂志，2017，23（11）：1011-1015.

[10] 叶青，何军明，彭建新，等 . 腹腔镜解剖性顺时针四切面肝中叶切除的策略与技巧 [J]. 中华肝脏外科手术学电子杂志，2020，9（2）：164-167.

[11]Feng Q，Wu X. Laparoscopic cholecystectomy for double gallbladder[J]. Hepatobiliary Surg Nutr，2020，9（1）：121.

[12] 李国新，王达，胡彦锋，等 . 腹腔镜全胃切除术 [J]. 中华普外科手术学杂志（电子版），2021，8（4）：36-36.

[13] 吴宝强，孙冬林，江勇，等 . 腹腔镜脾部分切除术治疗脾脏良性肿瘤的临床疗效 [J]. 中华消化外科杂志，2014，13（12）：977-978.

[14] 李永彬，彭兵 . 腹腔镜胰十二指肠切除术的现状与思考 [J]. 中国普外基础与临床杂志，2021，28（9）：1121-1124.

[15]Feng Q，Jiang C，Feng X，et al. Robotic versus laparoscopic distal pancreatectomy for

pancreatic ductal adenocarcinoma：a systematic review and meta-analysis[J]. Front Oncol，2021，11：752236.

[16]余德才，吴星宇.Glisson 鞘肝蒂解剖联合肝静脉优先的腹腔镜肝中叶切除：两例报告（附视频）[J]. 中华肝脏外科手术学电子杂志，2018，7（5）：431-432.

[17]Reich H，McGlynn F，DeCaprio J，et al. Laparoscopic excision of benign liver lesions[J]. Obstet Gynecol，1991，78（5 Pt 2）：956-958.

[18]Gumbs AA，Gayet B. Totally laparoscopic central hepatectomy[J]. J Gastrointest Surg，2008，12（7）：1153.

[19]Yoon YS，Han HS，Cho JY，et al. Totally laparoscopic central bisectionectomy for hepatocellular carcinoma[J]. J Laparoendosc Adv Surg Tech A，2009，19（5）：653-656.

[20]Rotellar F，Martí-Cruchaga P，Zozaya G，et al. Standardized laparoscopic central hepatectomy based on hilar caudal view and root approach of the right hepatic vein[J]. J Hepatobiliary Pancreat Sci，2020，27（1）：E7-E8.

[21]Li W，Han J，Xie G，et al. Laparoscopic versus open mesohepatectomy for patients with centrally located hepatocellular carcinoma：a propensity score matched analysis[J]. Surg Endosc，2019，33（9）：2916-2926.

[22]彭俊杨，杨培，曾新桃，等.腹腔镜肝中叶切除术治疗原发性肝癌 21 例报告 [J]. 腹腔镜外科杂志，2020，25（5）：352-355.

[23]Cho CW，Rhu J，Kwon CHD，et al. Short-term outcomes of totally laparoscopic central hepatectomy and right anterior sectionectomy for centrally located tumors：a case-matched study with propensity score matching[J]. World J Surg，2017，41（11）：2838-2846.

[24]张中林，张潇，李锟，等.吲哚菁绿荧光显像引导在腹腔镜肝中叶切除术中的应用 [J]. 腹部外科，2019，32（1）：13-16，封 2.

[25]Chen R，Wang Z，Zhu W，et al. Laparoscopic in situ anatomical mesohepatectomy for solitary massive hcc using combined intrafascial and extrafascial approaches with indocyanine green navigation（with video）[J]. Ann Surg Oncol，2021，29（3）：2034-2040.

[26]Machado MA，Kalil AN. Glissonian approach for laparoscopic mesohepatectomy[J]. Surg Endosc，2011，25（6）：2020-2022.

[27]Kim WJ，Kim KH，Kim SH，et al. Laparoscopic versus open liver resection for centrally located hepatocellular carcinoma in patients with cirrhosis：a propensity score-matching analysis[J]. Surg Laparosc Endosc Percutan Tech，2018，28（6）：394-400.

[28]Chin KM，Linn YL，Cheong CK，et al. Minimally invasive versus open right anterior sectionectomy and central hepatectomy for central liver malignancies：a propensity-score-matched analysis[J]. ANZ J Surg，2021，91（4）：E174-E182.

[29] 成剑，胡琦嵘，张宇华，等 . 吲哚菁绿荧光导航腹腔镜肝中叶切除术 2 例疗效分析 [J].
中国实用外科杂志，2019，39（10）：1096-1098.

[30] 陈焕伟，王峰杰，邓斐文，等 . 全腹腔镜解剖性肝中叶（Ⅳ、Ⅴ、Ⅷ）切除一例 [J]. 中
华腔镜外科杂志（电子版），2017，10（2）：112-113.

[31] 许军，关英辉，赵磊，等 . 腹腔镜肝中叶切除术 [J]. 中华普通外科杂志，2011，26（10）：
875-876.

[32] 朱斯维，尹新民，姚立波，等 . 腹腔镜治疗中央型肝肿瘤的探讨（附 40 例报告）[J]. 中
华外科杂志，2019，57（7）：517-522.

[33] 曹君，陈亚进 . 腹腔镜下定构流程化解剖性肝中叶切除治疗肝细胞癌的临床效果 [J]. 中
华外科杂志，2021，59（10）：836-841.

[34] 王剑一，杨达钧，何军明 . 全腹腔镜"顺时针四切面法"解剖性肝中叶切除治疗肝癌一例 [J].
中华肝脏外科手术学电子杂志，2020，9（4）：395-396.

[35]Camerlo A，Vanbrugghe C，Cohen F，et al. Robotic resection of a central liver solitary fibrous
tumor（with video）[J]. J Gastrointest Surg，2020，24（12）：2903.

[36]Camerlo A，Delayre T，Fara R. Robotic central hepatectomy for hepatocarcinoma by glissonean
approach（with video）[J]. Surg Oncol，2021，36：82-83.

[37]Sucandy I，Jabbar F，Syblis C，et al. Robotic central hepatectomy for the treatment of
gallbladder carcinoma[J]. outcomes of minimally invasive approach[J]. Am Surg，2021，
31348211047457.

[38] 高顺良，白雪莉，张匀，等 . 肝中叶切除术的技术要点 [J]. 中华肝脏外科手术学电子杂志，
2013，2（1）：58-59.

[39]Takács I，Furka A，Kovács G，et al. Mesohepatectomy without hilar dissection in the
treatment of malignant focal liver diseases[J]. Hepatogastroenterology，2007，54（73）：
201-205.

[40] 刘袁君，吴泓，曾勇，等 . 经"肝脏四扇门"入路在腹腔镜解剖性肝切除术中的应用价值 [J].
中华消化外科杂志，2020，19（8）：876-881.

第十四章

肝尾状叶肿瘤切除术

肝尾状叶有多支动脉血供。1627 年，Spiegel 首次将肝脏背部腔静脉左侧的尾状突起部分描述为"微叶"或"尾状叶"[1]。肝尾状叶位置深在、毗邻关系复杂，被称为"肝脏外科的最后领域"[2]。充分认识肝尾状叶的精细解剖，对临床应用有重要的理论意义和实用价值。该部位肿瘤行 TACE 治疗效果往往不理想，并且由于尾状叶的位置深在，毗邻多个大血管，穿刺不当易造成大出血或损伤，使 PEI、TACE 等技术应用受到限制。因此，手术切除是目前治疗尾状叶肿瘤最有效的方法。

肝尾状叶位于肝左、右叶背部的中央，肝后下腔静脉的前面、第 1 肝门的后方、3 支肝静脉的下方[3]。而腔静脉周围中央型肝癌主要生长在 Ⅰ、Ⅱ、Ⅲ、Ⅷ及腔静脉旁部（Ⅸ），且位置深在，肿瘤基底部紧贴肝后下腔静脉。若肿瘤累及肝后下腔静脉和主肝静脉，在肝肿瘤切除过程中，多需将受累的主肝静脉、下腔静脉壁的部分或周径一样切除。

肝右静脉在肝外的长度有 56.2% 超过 10mm，绝大多数未见有肝外属支，因而右半肝切除时，在肝外分离阻断肝右静脉是可行的而肝左、肝中静脉常发生共干（65.7%），而且主干很短，在肝外选择性控制其中 1 支是很困难的[3]。同时，肝左静脉走行表浅，仅被左冠状韧带的疏松结缔组织所覆盖。因此，术中切断左冠状韧带分离阻断膈下的下腔静脉时，有可能损伤肝左静脉而造成术中的大出血。故在分离膈下段的下腔静脉时应对此高度警惕。

从下腔静脉到肝中、肝左静脉共干分叉处的长度为 0.2 ~ 1.7cm［（1.0±0.5）cm］，其切面呈椭圆形，长径为（1.7±0.5）cm，引流右叶前上段的静脉进入肝中静脉，距离下腔静脉（1.4±1.0）cm。肝左静脉分为两支，左上及左内静脉，各距下腔静脉为（2.2±2.1）cm 与（2.9±1.3）cm。尾状叶的顶部为 3 条肝静脉与下腔静脉所围成的屋顶样结构，有数支细小尾状叶静脉由此汇入肝静脉。且此处操作空间狭小，在处理尾状叶顶部时需多加注意，以免损伤以上静脉。在处理下腔静脉两侧的肝短静脉时，应按照从尾端向头端的顺序分离尾状叶与下腔静脉之间的间隙，直至到达肝静脉汇入下腔静脉处，而且应在直视下分离缝扎肝短静脉避免盲目钳夹。

术中容易损伤主肝静脉或肝后下腔静脉，由于对肝静脉与肝后下腔静脉解剖结构的深入认识，近年施行的全肝血流阻断下的肝切除术在许多大的肝脏外科治疗中心已成为常规的手术操作方式，此手术的难点即为肝上膈下段下腔静脉的游离、显露及环套血管阻断带。许多学者报道此段的下腔静脉长 10 ～ 20mm，周围无分支，为疏松结缔组织，只要术中仔细游离并切断汇入该段的膈静脉即可将此段下腔静脉游离并安全放置血管阻断带。肝下肾静脉上方的下腔静脉也容易游离并放置血管束带，仅需注意肾上腺静脉即可。如肾上腺静脉与右肾静脉很接近并同时进入下腔静脉，放置血管束带时需要小心。做肝右叶切除时，如肾上腺静脉与肝背静脉同时进入下腔静脉，处理时也需加倍细心。

　　若采用经腹途径分离阻断该段下腔静脉将是相当困难的，可在游离切断全肝诸韧带将肝脏牵向下方，同时小心分离腔静脉裂孔旁组织以利显露此段下腔静脉。必要时可采用分离阻断主肝静脉的方法或开胸在心包内分离阻断下腔静脉，在该处绕一血管束带成用血管钳钳夹血管。

　　由于尾状叶位置深在，周围大血管较多，因此选择合适的切除途径非常重要。不同部位的肿瘤采用不同的切除途径，①左侧入路：将左叶翻向右上方，沿左侧尾状叶肿瘤与下腔静脉之间分离、结扎血管，切除肿瘤，如肿瘤侵犯左侧肝门则须行联合肝左叶切除，先切除左外叶或左半肝，再切除肿瘤，或左半肝联合肿瘤一并切除 [4]（图 14-1）。②右侧入路：从右至左分离结扎肝短静脉后于右肝门后缘横行切开肝实质，分离结扎肿瘤周围管道，行右尾状叶肿瘤局部切除，如需联合肝右叶切除则沿正中裂切开肝实质，至右肝门右侧，切断结扎须切除肝叶的管道，绕至右肝门后部，分离切除肿瘤 [4]（图14-2）。③中央入路：沿正中裂切开肝实质，或行中肝叶切除，显露肿瘤后向左、右两侧分离结扎尾状叶血管，行部分或全尾状叶切除 [5]（图 14-3）。④联合入路：尾状叶肿瘤较大或压迫下腔静脉紧密时，从一侧分离第三肝门较困难，此时需采用左、右入路结合的方法进行分离，一般先从右至左分离，至下腔静脉左侧壁时再行左至右的分离 [6-8]。⑤逆行尾状叶切除：适于肿瘤巨大或肿瘤与下腔静脉粘连紧密或有侵犯可能。在阻断入肝血流的情况下将尾状叶肿瘤从肝实质分离，将分离肿瘤和下腔静脉粘连放在手术操作的最后。如分离过程中发生下腔静脉破裂出血，可行全肝血流阻断，迅速移除肿瘤，在良好的手术视野下对下腔静脉破口进行修补 [8]。

　　肝尾状叶肿瘤手术切除的具体方式应根据肿瘤的位置、大小等情况而定，必要时可行三维影像学成像辅助设计手术入路。一般来说，对于单独左尾叶的肿瘤切除可采用左侧入路，必要时联合左半肝切除；尾状突及腔静脉旁的肿瘤，一般采用右侧入路或联合右肝部分切除，如肿瘤巨大或肿瘤与下腔静脉粘连紧密，必要时选择逆行尾状叶切除。

　　大部分患者无需行全肝血流阻断，在分离肝短静脉时应符合以下条件：①肝血管瘤与下腔静脉之间分界清楚，分离不困难。②肝癌有包膜，是压迫而非侵犯下腔静脉。③肝癌未将下腔静脉完全包绕，仅从侧壁或前壁紧贴下腔静脉。④肿瘤无边界包膜不完整或无包膜，肿瘤已侵犯下腔静脉壁使之无法分离时应采用全肝血流阻断技术。⑤肿瘤较小，位于尾状叶一侧，也可不必解剖第三肝门而直接行肿瘤切除[9, 10]。

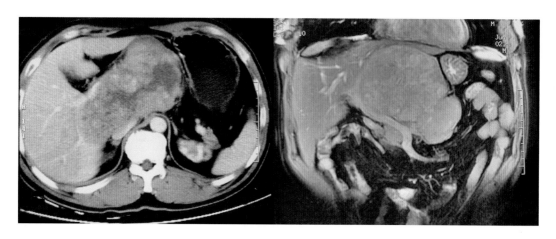

图 14-1　MRI 示左尾状叶肿瘤

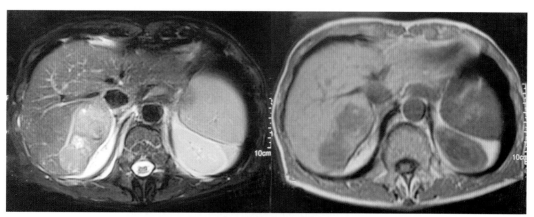

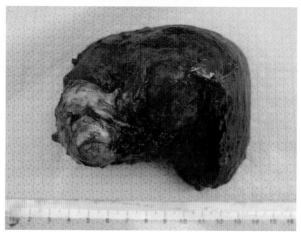

图 14-2　MRI 示右尾状叶肿瘤及切除的标本

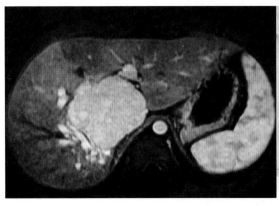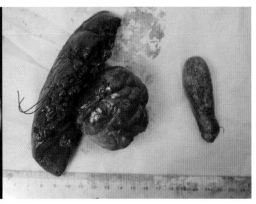

图 14-3　MRI 示全尾状叶肿瘤（FNH）及切除的标本

　　Fortner 在膈下及肾静脉上方分别阻断下腔静脉，但膈下的一段下腔静脉很短，有时恰好就在膈肌脚上，并且有许多支膈静脉汇入，在操作技术上可能存在困难。过去对膈静脉很少有精确的描述，牛朝诗的研究中有 3 例（9.35%）长度短于 10mm，2 例（6.25%）肝静脉在膈肌的腔静脉孔处注入下腔静脉。此种情况下，若采用经腹途径分离阻断该段下腔静脉将是相当困难的，可在游离切断全肝诸韧带将肝脏牵向下方，同时小心分离腔静脉裂孔旁组织以利显露此段下腔静脉。必要时可采用分离阻断主肝静脉的方法或开胸在心包内分离阻断下腔静脉，在该处绕一血管束带成用血管钳钳夹血管。必须对膈静脉各种类型有正确的认识，该段下腔静脉很短，对肝移植术也易造成缝合时的困难。

　　肝静脉根部的肿瘤往往紧压在下腔静脉前方，中肝静脉与右肝静脉或中肝静脉与左肝静脉之间。与主肝静脉和肝后下腔静脉毗邻关系比较密切的肝脏肿瘤，尤其是肝脏恶性肿瘤在施行肝切除时，导致大出血的危险性极高，仅采用阻断入肝血流的方法常难以控制手术中可能发生的大出血，其原因是肝静脉或肝后下腔静脉的损伤出血。但由于肝脏的解剖位置深在、手术中显露困难，技术难度较大，对肝脏血液流出道的控制仍是肝脏外科临床上的一个棘手问题。一般在全肝血流阻断下操作较安全。若能在肝外分出肝静脉和下腔静脉，预先阻断，这是最理想的，可以避免空气栓塞、大出血。因而控制第二、第三肝门及下腔静脉已成为肝脏外科防止术中大出血的关键技术。有效地预防和控制术中大出血，是手术安全顺利进行的前提。

　　上海东方肝胆外科医院周伟平教授分析该院 550 例接受尾状叶肿瘤切除的患者。术后发生并发症 184 例，其中术后再出血 3 例，经手术探查后予以彻底止血，术后恢复顺利。肝衰竭（术后第 7 天肝功能 Child-Pugh C 级）12 例，保肝治疗后好转。胆漏 62 例，保留引流管或腹腔穿刺引流后痊愈，其中置管时间最长 14 个月。中等以上胸腔积液 37 例，经胸腔穿刺引流后好转，无围术期死亡患者[11]。

尾状叶肿瘤切除仍然属于肝脏高难度手术，肝短静脉的分离是手术成功的关键步骤，术者必须熟悉解剖，操作仔细，同时能熟练掌握各种肝血流阻断方法。肿瘤切除的入路应根据肿瘤部位、大小、与肝门关系、肝硬化程度等来选择，左右联合入路、"顺逆"结合等均可灵活应用。肝切面管道应妥善结扎，防止术后出血及胆漏的发生。

（杨　诚　李爱军）

参考文献

[1]Heloury Y，Leborgne J，Rogez JM，et al. The caudate lobe of the liver[J]. Surg Radiol Anat，1988，10（1）：83–91.

[2] 黄志强，周宁新，黄晓强，等 . 尾状叶外科——肝外科的最后领域 [J]. 中华消化外科杂志，2004，3（1）：1–17.

[3]Kumon M. Anatomical study of the caudate lobe with special reference to portal venous and biliary branches using corrosion liver casts and clinical application[J]. Liver Cancer，2017，6（2）：161–70.

[4]Tian G，Chen Q，Guo Y，et al. Surgical strategy for isolated caudate lobectomy：experience with 16 cases[J]. HPB Surg，2014：983684.

[5]Cheung TY，Yuen WK，Poon RT，et al. Improved anterior hepatic transection for isolated hepatocellular carcinoma in the eaudate[J]. Hepatobiliary Pancreat Dis Int，2014，13（2）：219–222.

[6] 周伟平，姚晓平，杨甲梅，等 . 肝尾叶肝癌 28 例的手术切除体会 [J]. 中华普通外科杂志，2000，15（9）：530–532.

[7] 孙延富，王义，陈汉，等 . 不同类型肝尾叶肿瘤手术切除方法的探讨（附 32 例报告）[J]. 中国肝癌杂志，2005，1（1）：39–42.

[8] 汪珍光，傅思源，周伟平，等 . 逆行右半肝联合全尾状叶肿瘤切除术 [J]. 中华消化外科杂志，2013，12（9）：655–658.

[9] 周伟平，姚晓平，王义，等 . 手术切除累及尾状叶的肝血管瘤 22 例 [J]. 世界华人消化杂志，2001，9（5）：599–600.

[10] 杨甲梅 . 肝尾状叶切除的技术探讨 [J]. 腹部外科，2008，21（5）：265–266.

[11] 林辉，杨远，袁佩华，等 . 肝尾状叶肿瘤的手术治疗 [J]. 中国癌症防治杂志，2017，9（6）：427–431.

第十五章

小儿肝脏肿瘤的外科治疗

在儿童恶性肿瘤中，肝脏恶性肿瘤约占 1% 左右，2/3 的儿童肝脏肿瘤系恶性。肝母细胞瘤是小儿最常见的肝脏原发性恶性肿瘤，是一种胚胎性肿瘤，大约占肝脏恶性肿瘤的 79%。其他恶性肿瘤有肝细胞型肝癌、肉瘤、恶性生殖细胞瘤等。儿童肝脏良性肿瘤有血管瘤、错构瘤、腺瘤和局灶结节性增生等。本章主要论述肝母细胞瘤。

肝母细胞瘤是小儿最常见的肝脏原发性恶性肿瘤，其总的发病率是（0.5 ~ 1.5）/1 000 000（0.5 ~ 1.5/1000000），出生 1 ~ 2 年发病率高，其平均发病年龄在 18 个月。大约只有 5% 的肝母细胞瘤患儿诊断时年龄超过 4 岁[1]。由于肝母细胞瘤由一些类似胚胎期或胎儿期肝脏的细胞组成，因此被归于胚胎性肿瘤肝母细胞瘤男女比例（1.2 ~ 3.6）:1，出生 1 ~ 2 年发病率高。肝母细胞瘤在临床上较少见，起病隐匿，多无症状，常给诊断和治疗带来一定难度。

一、肝母细胞瘤发生机制

在胚胎发育时肝细胞的增生、分化异常发生，出生后肝脏内仍存在未成熟的肝脏胚胎组织，异常持续增生，成为幼稚组织块，这个病理过程可以发生在胎儿晚期，也可成年后发病。可能的病因有：

1. 遗传易感性　约 5% 患儿有先天异常，如马蹄肾、肾发育不良等肾脏畸形、Meckel 憩室、腹股沟疝、膈疝等消化道畸形，以及其他畸形如肾上腺缺如、双子宫、异位肺组织等。其他引起肝母细胞瘤发病率增加的综合征有 Beckwith-Wiedemann 综合征、18/ 三体、21/ 三体、无心畸形综合征、Goldenhar 综合征、Prader Willi 综合征及 I 型糖原贮积症。肝母细胞瘤和家族性腺瘤性息肉病（FAP）都与 APC 基因生殖细胞突变有关。FAP 亲属包括具有 5 ' 端 APC 基因突变的肝母细胞瘤患者[2]。无 FAP 的患者也有 APC 基因的改变[3]。

2. 遗传因素——染色体异常　肝母细胞瘤与一些遗传性综合征相联系[4]，如家族性腺瘤性息肉病、Beckwith-Wiedemann 综合征等[5]。与其他胚胎性肿瘤类似，肝母细胞瘤也可能发生 11 ~ 15 号染色体位点的突变，11 号染色体常有 11P15.5 杂合子的丢失，

11p 位点纯合性突变型等位基因所在，被称为 WAGR 位点（Wilms' tumour, aniride, genital malformation, mental retardation）即与肾母细胞瘤、无虹膜、生殖系统畸形、智力发育迟缓有关；也可能出现染色体数目异常，如 2、8、20 染色三体。大约 18% 肝母细胞瘤患儿发生 1 号染色体重排。肝母细胞瘤还可能出现 DNA 甲基化异常。但没有种族倾向。细胞遗传学异常包括 2 号染色体全部或部分三体，20 号染色体三体和 11p 端粒体部分杂合性缺失（LOH）。11p 缺失的物质源于母系。LOH 还见于 1 号染色体短臂或长臂，染色体臂 1p 和染色体臂 1q 分别来源于双亲中的哪一个，符合随机分布。有些病例表达 TP53，但是 TP53 第 5 ~ 9 外显子突变不常见。有报道在 1 例成人肝母细胞瘤中检测到 c-met、k-sam 原癌基因和 cyclinD1 拷贝数增加。肝母细胞瘤中存在卵巢细胞抗原，这也支持肿瘤干细胞起源。

3. 低出生体重　出生体重 < 1500g 的新生儿肝母细胞瘤的发病率有所增加[6-9]。

4. 妊娠期不良因素　如母亲在孕期存在口服避孕药或促性腺激素、大量饮酒、吸烟等不良因素，子女发生肝细胞肿瘤的风险升高。

5. 环境因素影响　很早前就有研究表明父母的职业及密切接触的环境与子女肝脏肿瘤尤其是与肝母细胞瘤的发生相关。父母从事焊接职业，长时间接触石油或涂料，其子女患肝母细胞瘤的概率增高。近期研究表明如父母吸烟饮酒，则子女患肝母细胞瘤的风险增高[10-12]。

二、诊断

1. 临床表现　儿童肝脏肿瘤多表现为无痛性腹部包块，偶有上腹部胀痛不适，大多在洗澡时发现腹部肿块。性早熟也可见于肿瘤分泌绒毛膜促性腺激素的患儿。若肿瘤分泌血小板生成素，临床常出现血小板数量异常增高。有些患儿也可出现腹痛。肝脏肿瘤患儿多肝功能正常，不出现黄疸。一般而言，肝脏肿瘤患儿生长发育正常，除非合并其他遗传性综合征如 Beckwith-Wiedemann 综合征等才会影响其正常生长发育。

2. 实验室及影像学检查　肝母细胞瘤患儿中 70% 伴有贫血，50% 伴有血小板增多症，其中 30% 的患儿血小板计数 > 8000g/L。所有肝脏肿瘤的患儿均应行血 AFP、绒毛膜促性腺激素检测。诊断时 90% 患儿的 AFP 水平升高。AFP 水平与疾病过程平行，当肿瘤完全切除时 AFP 降至正常而随病变复发 AFP 水平升高。在小细胞未分化肝母细胞瘤中 AFP 水平可以正常或轻度升高。由于婴儿出生大约 6 个月以后才能达到成人正常 AFP 水平（< 25ng/ml），因此评价婴儿 AFP 水平时应引起注意。

其他实验室指标异常包括血清胆固醇、胆红素、碱性磷酸酶及天冬氨酸氨基转移酶水平的升高。

肝脏肿瘤患儿应行腹部 B 超、CT，乃至 MRI 检查。B 超提示：肝内实质不均质增强、减弱回声肿块。CT：光滑类圆形肿块，可有多结节融合，偶有钙化，多有包膜。平扫：肿瘤密度低于正常肝实质，增强扫描中，可有不强化或不均质强化。MRI 检查中，肿瘤与正常肝脏组织分界清，T_1WI 上呈低信号，T_2WI 上呈高信号或混合高信号，T_2WI 上可显示完整包膜的环状低信号影，伴有坏死的 T_2WI 上可见更高信号影，伴出血 T_1WI 上低信号影中可见高信号影，T_2WI 上混杂高信号影（图 15-1）。少部分肿瘤可能出现钙化，应该注意同时进行胸部 CT 检查，因为肺部常常是恶性肿瘤发生转移的部位。

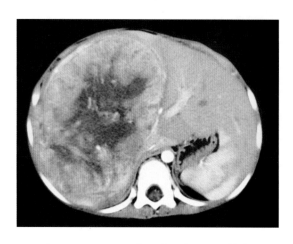

图 15-1　MRI 示右肝叶巨大肝母细胞瘤

3. 儿童肝脏肿瘤分期　北美对儿童肝脏肿瘤的分期是根据肿瘤能否切除及有无远处转移分期，属于术后分期系统。而欧洲采用的分期系统是根据治疗前肿瘤累及肝脏程度而定，即 PRETEXT 分期。而后国际儿童肝脏肿瘤治疗协作组将其加以改进，制定出 SIOPEL 分期，根据此分期系统能提示肿瘤累及的肝段数量，有无肝外侵犯，同时指导治疗计划制订及准确评估预后。

儿童肝脏肿瘤分期目前临床上普遍采用的是 1990 年由国际儿童肿瘤协会（international society of pediatric oncology，SIOP）提出的 Pretext 法进行分期。根据肿瘤侵犯的肝脏扇段数量确定的术前分期系统，即治疗前病变范围（PRETExT）进行分期。PRETExT 分期系统根据肿瘤部位、是否多发、是否破裂、尾状叶有无肿瘤、有无肝外临床症状、腹腔有无血肿、远处有无转移、淋巴结有无转移、门静脉是否受侵袭、肝静脉及下腔静脉是否受侵袭等因素进行分期。该系统将肝脏分为 4 个扇段：①侧扇段（Couinard 2 和 3 段）；②中央扇段（4 段）；③前扇段（5 和 8 段）；④后扇段（6 和 7 段）。肿瘤被分为 PRETExT 系统 4 型之一：① PRETExT Ⅰ，侵犯 1 个扇段；② PRETExT Ⅱ，侵犯两个扇段；③ PRETExT Ⅲ，侵犯 3 个扇段；④ PRETExT Ⅳ，侵犯所有 4 个扇段。向肝脏外生长的肿瘤加 1 个字母参数表示（V 表示浸润肝静脉，P 表示浸润门静脉，E 表示有肝外蔓延，M 表示存在远处转移）[13, 14]。

三、治疗

　　手术切除至今仍是实体瘤最有效的治疗方法。随着肝切除技术的进步，肝肿瘤切除率及术后疗效有较大提高。儿童肝脏恶性肿瘤的治疗已经从单纯的手术切除发展到综合治疗模式。早期肝母细胞瘤患儿长期存活率已经超过 90%。儿童肝癌治疗常参照肝母细胞瘤，但效果远不如肝母细胞瘤。近期世界卫生组织已批准索拉菲尼作为成人进展期肝细胞癌的一线治疗药物，但对于儿童肝癌尚无相关研究支持其应用。手术切除对于儿童肝脏肿瘤治疗而言是至关重要的（图 15-2，图 15-3）。手术医师必须根据影像学资料推断手术完整切除肿瘤的可行性，术中必须将肿瘤邻近淋巴结一并送检病理。如果已经出现肺小结节性转移灶，肝脏原发灶手术切除也应择期进行，以改善预后。近年来的 PET-CT 及 AFP 抗体成像不仅能为外科手术提供肿瘤的精确定位，也能早期提示肿瘤的复发与转移。肝母细胞瘤能通过一期手术切除获得治愈（图 15-4，图 15-5）。由于初始肿瘤体积大，累及肝段多，超过 60% 的患儿不能一期切除肿瘤，需要接受术前新辅助化疗。常用的化疗药物包括顺铂、长春新碱、5-FU、吡柔比星等。如化疗后患儿 AFP 下降迅速，肿瘤体积明显缩小，提示预后较好。有 25%～30% 的患儿新辅助化疗后仍无法进行一期手术切除肿瘤，原位肝移植为这些患儿带来新希望。近年来活体肝移植成为儿童肝脏恶性肿瘤的治疗新选择。由于正常肝脏对射线耐受剂量小，故而放疗不作为儿童肝脏恶性肿瘤的常规治疗方法。

　　其他类型的小儿肿瘤如图示（图 15-6～图 15-8）。

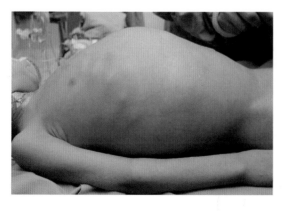

图 15-2　患儿隆起的腹部

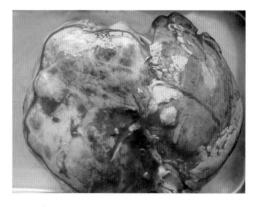

图 15-3　切除的肿瘤标本

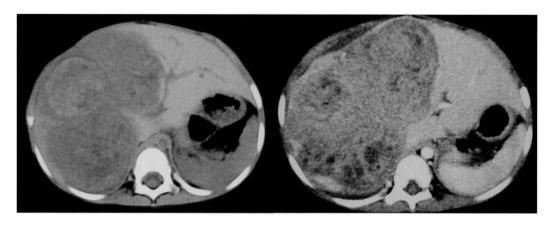

图 15-4 肝母细胞瘤新辅助化疗前后 MRI

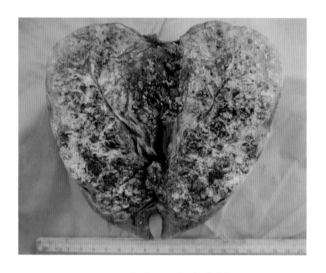

图 15-5 标本显示部分肿瘤坏死

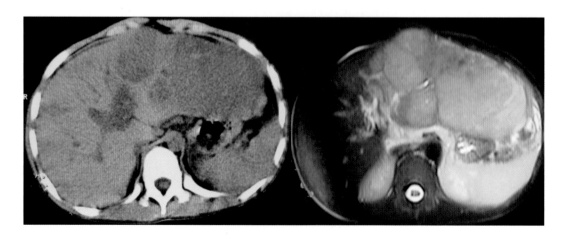

图 15-6 CT、MRI 示肝癌

镜下所见：　癌组织排列以粗梁型为主，癌细胞呈多边形，核大深染，癌周无包膜，呈多灶性生长，有血管癌栓形成，切缘未见肿瘤细胞生长，余肝无假小叶结构；卫星灶形态同主瘤。特染：Masson(+)，AB(-)，网染(+)。胆囊慢性炎症。

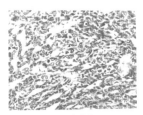

癌细胞异型

免疫病理：　Hep-1(-)，HBsAg(+++)，CK18(+++)，CK19(+++)，CD34(+++)，HBcAg(-)，pCEA(+++)，CD21(-)，MUC-1(-)，D2-40(-)，GLy-3(+++)，P-Cad(-)。

病理诊断：　1.(肝左叶)肝细胞癌，粗梁型，Ⅲ级；2.慢性HBV肝炎G2S2；3.慢性胆囊炎。

图 15-7　病理结果 HCC

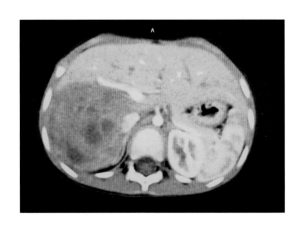

图 15-8　CT 示肝错构瘤

四、围术期处理

术前准备：小儿器械，如胃管、尿管、吸痰管、肝门阻断管等。由于小儿的特殊性，生命力弱，生命体征变化快，要严密观察，如补液量、补液速度、药量等。

术中、术后补液治疗及体温高处理（体温调节中枢功能差），术中注意控制出血，小儿快速出血超过 300 ~ 400ml 就会出现心搏骤停，要及时注意补充。

术后注意肺部并发症：小儿因咳嗽反射功能不健全，吞咽反射功能差，免疫力低下，小儿鼻腔、咽部狭小，气管呈漏斗状，气管支气管管腔窄，黏膜极柔弱，且富有血管淋巴组织，小儿不会咳嗽，极易发生呼吸道感染、肺不张、吸入性肺炎等。所以术后应经常翻身、拍背、按摩、吸痰、吸氧、保暖，应用广谱抗生素。

小儿巨大肝肿瘤切除时容易伤及肝门，导致胆道损伤，伤及的部位往往偏高，即Ⅱ级胆管以上的部位。胆管损伤发生在管径小、管壁薄、不扩张的胆管上。无论对端吻合或者胆肠吻合，都难以实现宽大的吻合口，若发现不及时，处理不当，后果严重。

小儿有其自身解剖特点，如没有肝硬化，肝组织软，小儿胆管很细，术中不易辨认。小儿韧带较松弛，柔韧性好，含脂肪层较小，相对较游离，不固定，更易牵拉成角。肿瘤大压迫第一肝门，健侧胆管往往有挤压、移位等改变，胆管变得很细、薄，有时成为肿瘤包膜一部分，牵拉肿瘤时，易把健侧胆管一起牵起，沿肿瘤包膜切除时，把健侧胆管当成"包膜"一并切除，而伤及对侧胆管。有时影像检查与实际肿块不相符，如影像检查得过早，健侧胆管受压，术中伤及肝门未知。术后残肝代偿性增大，肝门移位，扭曲成角，术中预防性固定一下镰状韧带或将残肝的被膜固定于膈肌上，可以防止肝门扭曲。

五、病理分型与生存相关性

病理分型据成分分为，①上皮型：分化程度从高到低为胎儿型、胚胎型、间变型，未分化型；②混合型：上皮为主结构中出现部分间叶成分、成熟骨、软骨、骨样组织，肉瘤样梭形细胞。上皮型多见。胎儿型预后较好，而胚胎型及未分化型预后较差。

（张　怡　李爱军）

参考文献

[1]Bulterys M，GoodmanMT，Smith MA，et al. Cancer Incidence and Survival among Children and Adolescents：United States SEER Program 1975-1995. National Cancer Institute SEER Program[J]. NIH Publication，1999，91：4649.

[2]Giardiello FM，Petersen GM，Brensinger JD，et al. Hepatoblastoma and APC gene mutation in familial adenomatous polyposis[J]. Gut，1996，39（6）：867-869.

[3]Yang A，Sisson R，Gupta A，et al. Germline APC mutations in hepatoblastoma[J]. Pediatr Blood Cancer，2018，65（4）：e26892.

[4]Nussbaumer G，Benesch M. Hepatoblastoma in molecularly defined，congenital diseases[J]. Am J Med Genet A，2022，188（9）：2527-2535.

[5]Zivot A，Edelman M，Glick R，et al. Congenital Hepatoblastoma and Beckwith-Wiedemann Syndrome[J]. J Pediatr Hematol Oncol，2020，42（8）：e798-e800.

[6]Latini G，Gallo F，De Felice C. Birth characteristics and hepatoblastoma risk in young children[J]. Cancer，2004，101：210.

[7]Urayama KY，Von Behren J，Reynolds E. Birth characteristics and risk of neuroblastoma in young children[J]. Am J Epidemiol，2007，165：486-495.

[8]Signorello LB，Cohen SS，Bosetti C，et al. Female survivors ofchildhood cancer：preterm birth and low birth weight among their children[J]. J Natl Cancer Inst，2006，98：1453-1461.

[9]McLaughlin CC，Baptiste MS，Schymura MJ，et al. Maternal and infant birth char acteristics an d hepatoblastoma[J]. Am J Epidemiol，2006，163：818-828.

[10]Johnson KJ，Williams KS，Ross JA，et al. Parental tobacco and alcohol use and risk of hepatoblastoma in offspring：A report from the Children's Oncology Group[J]. Cancer Epidemiology，Biomarkers & Prevention，2013，22：1837-1843.

[11]McLaughlin CC，Baptiste MS，Schymura MJ，et al. Maternal and infant birth characteristics and hepatoblastoma[J]. American Journal of Epidemiology，2006，163（9）：818-828.

[12]Puumala SE，Ross JA，Feusner JH，et al. Parental infertility，infertility treatment and hepatoblastoma：A report from the Children's Oncology Group[J]. Human Reproduction，2012，27：1649-1656.

[13]Brown J，Perilongo G，Shafford E，et al. Pretreatment prognostic factors for children with hepatoblastoma results from the International Society of Pediatric Oncology （SIOP） Study SIOPELI[J]. Eur J Cancer，2000，36：1418.

[14]Meyers RL，Katzen Stein HM，Malogolowkin MH. Predictive value of staging systems in hepatoblastoma[J]. Clin Oneol，2007，25（6）：737.

第十六章

儿童离体肝切除、自体肝移植手术

儿童肝脏肿瘤，有些可以侵及主肝静脉汇入下腔静脉处及肝后段下腔静脉，这些肝脏深部癌灶在原位进行手术处理时困难和危险性极大[1]。离体肝切除技术可以将病变肝脏在体外进行切除、血管重建，再利用原位肝移植技术重新移植回体内，较大程度解决了上述复杂区域肝脏肿瘤的切除难题[2]。而儿童由于自身血液储备少、管径纤细等问题，在儿童离体肝切除、自体肝移植手术报道较少[3]。本章节将介绍一例 6 岁儿童离体肝切除、自体肝移植手术病例。

一、现病史和术前影像学检查

患儿女性，6 岁，身高 100cm，体重 17kg，间断发热 2 个月，体温最高 38.5℃，无缓解，就诊于当地医院行腹部 CT 检查（图 16-1）见：肝门部占位性病变，肝门部显示不清晰，肝左叶胆管迂曲扩张，右肝管稍扩张，下腔静脉显示不清晰。后行剖腹探查，术中见肿瘤位于肝门区、肝肾间隙至腹膜后，与周围组织分界不清，质地硬，表面可见结节样隆起，包绕第一肝门、下腔静脉，肝后可触及瘤体，与腹膜后肿瘤延续，难以切除，病理显示炎性肌纤维母细胞瘤，遂转入我中心就诊。

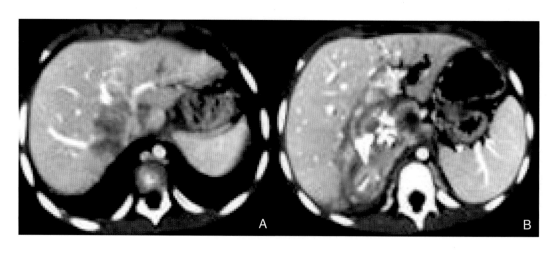

图 16-1　腹部增强 CT

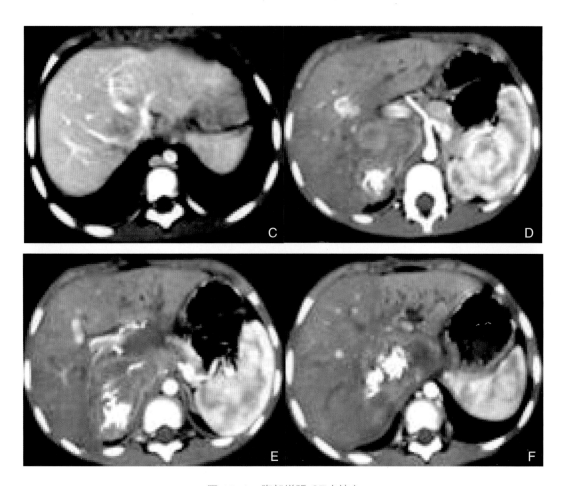

图 16-1 腹部增强 CT（续）

A：左肝内胆管扩张；B、C：第一肝门受累；D：第二肝门受累；E、F：肝后下腔静脉受累

二、实验室检查及其他评估结果

白细胞计数 10.71×10^9/L，血红蛋白 104g/L，淋巴细胞百分比 34.8%，谷丙转氨酶 7.3U/L，白蛋白 42.1g/L，总胆红素 5.02 μ mol/L，直接胆红素 2.32 μ mol/L，尿素氮 4.54mmol/L，肌酐 60.9 μ mol/L，甲胎蛋白 0.61ng/ml，癌胚抗原 1.31ng/ml，CA19-9 14.7U/ml，传染病检查阴性，凝血、心肺功能未见异常。

ICG 评估结果，R15：3.0%，根据高崎健教授残余肝功能推算表，预计肝脏最大可切除率约 80%（图 16-2）。

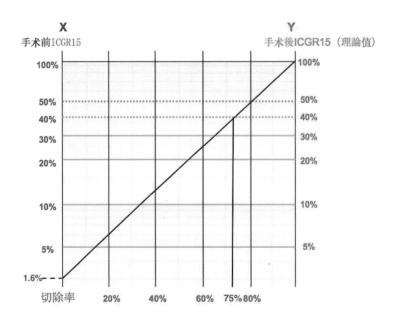

图 16-2　预计肝脏最大可切除率约 80%

三、手术经过

1. **手术名称**　离体肝切除、自体肝移植术。

2. **手术步骤**

（1）经腹部"人"字形切口进入腹腔，探查见无转移结节，肿瘤以侵及左半肝为主，左肝静脉、中肝静脉、下腔静脉受累严重，右肝静脉后壁受侵，在体难以行 R0 切除，遂准备离体肝切除、自体肝移植（图 16-3）。

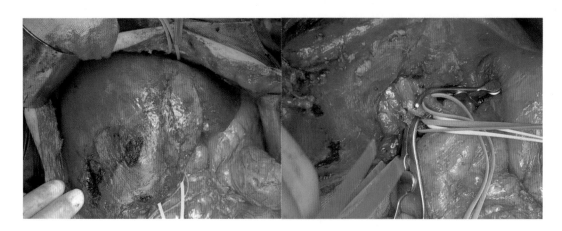

图 16-3　肝静脉、下腔静脉受累

（2）首先分离肝总动脉、肝固有动脉、门静脉、胆总管，同时分离肝静脉、肝下下腔静脉及下腔静脉后壁，使之游离；之后离断肝上下腔静脉、肝固有动脉、胆总管、门静脉、肝下下腔静脉（图16-4），将标本肝脏整体移出体外（图16-4F）。

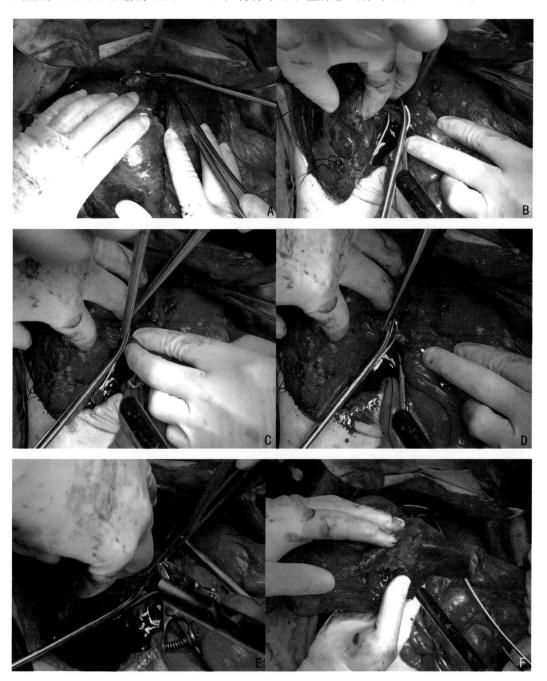

图 16-4　分离动脉、静脉、胆管，并离断之

A. 离断肝上下腔静脉；B. 离断肝固有动脉；C. 离断胆总管；D. 离断门静脉；E. 离断肝下下腔静脉；F. 全肝整体移出

（3）以异体血管作为下腔静脉替代血管进行吻合，先吻合肝上下腔静脉，再吻合肝下下腔静脉，将门静脉先与异体血管吻合，避免肠道淤血（图16-5）。

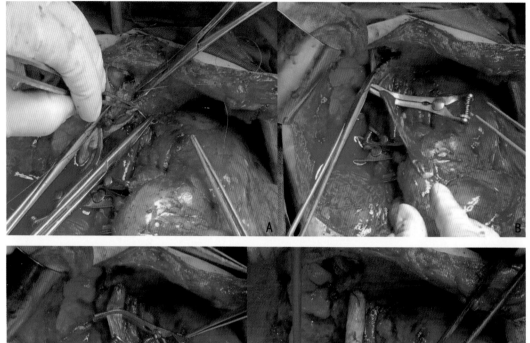

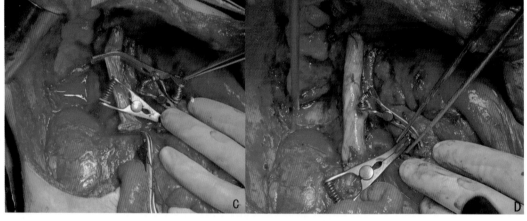

图 16-5　异体血管的下腔静脉吻合

A、B.异体血管替代吻合肝上下腔静脉；C.异体血管替代肝下下腔静脉吻合；D.异体血管替代下腔静脉后

（4）体外探查肝脏，证实左肝静脉、中肝静脉严重受侵，右肝静脉、裂静脉汇入下腔静脉处后壁受侵犯（图16-6A、B），遂用HTK液先行低温灌注[4]，用CUSA切除左半肝、尾状叶、中肝静脉、下腔静脉及部分右肝静脉血管壁（图16-6C、D、E、F）。

（5）切除后肝脏回心通道为右肝静脉、裂静脉，以异体血管修剪成"Y"形，分别与右肝静脉、裂静脉吻合，另一端留待与下腔静脉替代血管吻合（图16-7）。

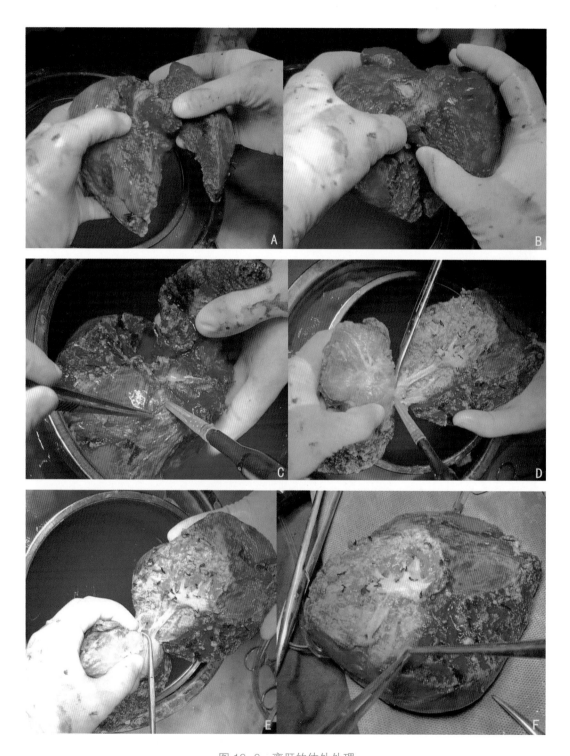

图 16-6　离肝的体外处理

A、B. 体外探查；C ~ E. 体外肿瘤切除；F. 体外修剪右肝静脉及裂静脉

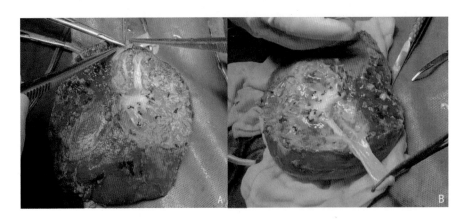

图 16-7　体外异体血管的重建

A. 异体血管替代吻合右肝静脉、裂静脉重建；B. 异体血管修剪成 Y 形与右肝静脉、裂静脉吻合

（6）经门静脉灌入保存液，测试肝断面渗漏液体情况（图 16-8A），并仔细缝扎，之后将肝脏进行原位移植，先行右肝静脉与下腔静脉替代血管吻合，再行门静脉对端吻合、肝动脉对端吻合，最后行胆总管对端吻合，关腹（图 16-8B、C）。

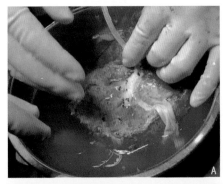

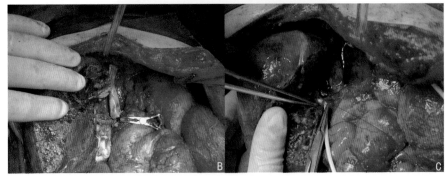

图 16-8　自体肝的再吻合

A. 经门静脉灌注测试肝断面渗漏情况；B. 肝静脉、门静脉吻合后；C. 肝固有动脉、胆总管吻合

3．病理诊断　肝炎症性肌纤维母细胞瘤。

四、术后随访

患儿术后康复顺利，术后肝创面胆瘘，量约100ml/24h，术后2个月愈合，拔除引流管。

术后3个月复查见：右肝代偿性增生，第一肝门区细小侧支动脉形成，门静脉系统显示清晰，肝静脉及肝后异体下腔静脉未见明确显示，双侧腰静脉开始出现代偿（图16-9）。

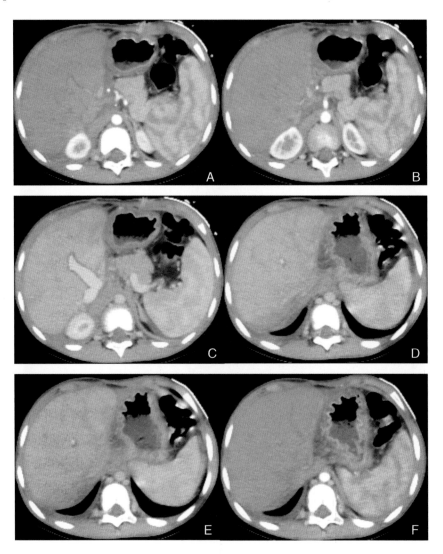

图16-9　术后3个月复查

A、B.肝门细小动脉代偿；C.门静脉；D.肝静脉及肝后下腔静脉未见显示；E.双侧腰静脉代偿；F.右肝代偿增生术后 6 个月复查见：第一肝门细小动脉侧支进行性增粗，门静脉系统显示清晰，肝静脉及肝后异体下腔静脉未见明确显示，双侧腰静脉代偿进行性增粗，汇入右心；此次复查拔除胆总管 T 管支撑（图 16-10）。

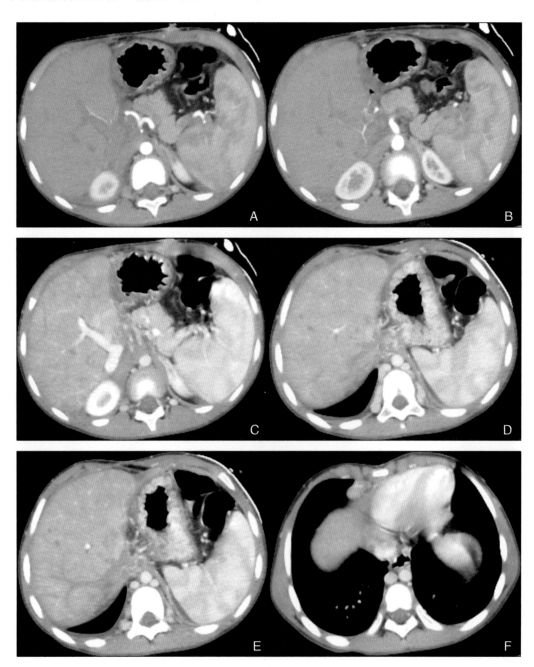

图 16-10 术后 6 个月复查

A. 肝门代偿动脉 1 较前增宽；B. 肝门代偿动脉 2 较前增宽；C. 门静脉；D. 肝静脉及肝后下腔未见显示；E. 双侧腰静脉代偿增宽；F. 双侧腰静脉汇入右心

术后 9 个月复查见：第一肝门细小动脉侧支进行性增粗，右侧膈肌动脉参与肝脏血供，门静脉管径变细，肝静脉及肝后异体下腔静脉未见明确显示，腰静脉代偿进一步增粗，食管下段静脉出现曲张，脾大（图 16-11）。

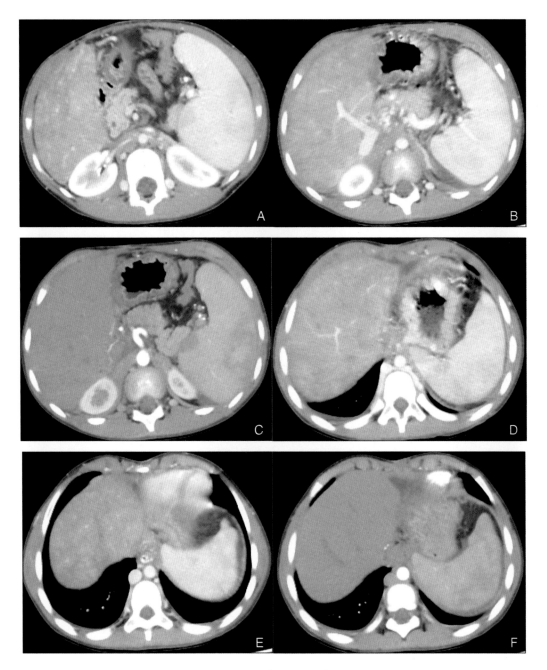

图 16-11　术后 9 个月复查

A. 脾大；B. 门静脉；C. 肝门代偿动脉；D. 双侧迂曲腰静脉；E. 食管下段静脉曲张；F. 右膈肌动脉参与右肝血供

术后 12 个月复查：肝内门静脉管径变细，出现区域性门静脉海绵样变，食管下段静脉曲张较前次未见明显进展（图 16-12）。

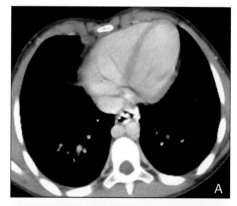

图 16-12　术后 12 个月复查

A. 食管下段静脉曲张较前次未见进展；B. 门静脉出现海绵样变；C. 肝内门静脉管径变细

入院至术后 12 个月，谷丙转氨酶、总胆红素、凝血酶原时间、国际标准化比值（INR）、纤维蛋白原浓度变化见图 16-13 ~ 图 16-17。

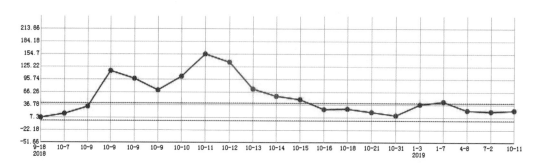

图 16-13　谷丙转氨酶变化趋势图

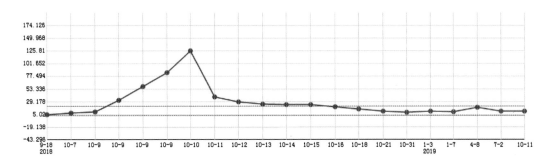

图 16-14　总胆红素变化趋势图

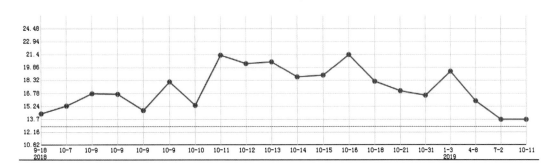

图 16-15　凝血酶原时间变化趋势图

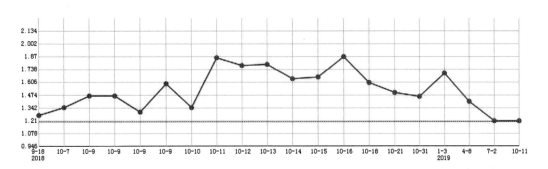

图 16-16　国际标准化比值变化趋势图

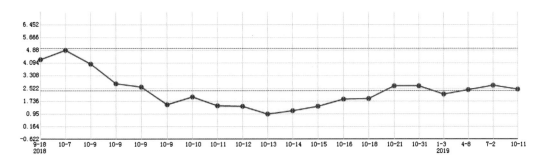

图 16-17　纤维蛋白原浓度变化趋势图

五、手术要点分析

1. 炎症性肌纤维母细胞瘤（inflammatory myofibroblastic tumor，IMT）是一种临床上较为少见的肿瘤，2002 年由 WHO 软组织肿瘤国际组织学分类专家正式命名[5]，交界性肿瘤，表现为局部生长，但同时又可多中心生长及复发[6]，常发生于肺脏，1939 年由 Brunn 报告首例即发生于肺[7]，其次为肝脏，相对于肝脏其他肿瘤而言，肝炎症性肌纤维母细胞瘤在临床上极为少见，临床表现为发热、乏力、消瘦、局部包块、疼痛等，手术完整切除可使绝大多数患者得以根治[8]，较少出现复发及转移。

2. 部分复杂肝脏肿瘤侵犯主肝静脉汇入下腔静脉处及肝后段下腔静脉，这部分肿瘤位置深在，原位处理时风险极大或无法处理[1]，随着肝脏外科技术的进步，原位肝移植中的体外静脉转流及肝脏低温灌注技术被用于困难的肝切除术[9-12]。

3. 离体肝切除的大致方式与步骤：①切除肝脏及肝段下腔静脉；②在体外进行肝脏病灶的切除及有关血管的修复重建；③最后将自体余肝原位植入。

4. 这一手术具有精准肝切除和肝移植两大技术特征，能够对隐匿于肝脏背部、侵犯肝后段腔静脉而采用各种常规方法不能切除的肝脏肿瘤进行精确的切除，同时对受累的大血管进行部分切除、修复和重建，从而可有效提高对病变肝脏切除的安全性、准确性和根治性，这类手术在全世界仅仅完成 200 余例，儿童肿瘤进行离体肝切除的数量更是偏少。这一新的肝脏切除术为常规方法不能切除的肝门区巨大肿瘤的手术切除提供了新的途径。

5. 我们在实践中发现过长的麻醉与手术时间对患儿整体打击偏大，患儿术后 72 小时内心率始终较快，呼吸略急促，因此呼吸、循环影响都很大；其次管径非常细薄，易撕扯，在冰水中浸泡后，尤其是动脉，非常纤细，难以吻合，而吻合后再狭窄比例也会较高[13, 14]。

6. 儿童离体肝切除、自体肝移植手术适应证的选择：适合于位于肝脏深部、严重压迫和侵犯主肝静脉汇入下腔静脉处及肝后段腔静脉的巨大癌肿，包括位于肝门区、侵犯主肝静脉汇入下腔静脉处和（或）肝后段腔静脉的肝细胞癌、转移性肝癌和肝门部胆管癌，在这种病理情况下，由于病变限制了肝脏从下腔静脉上的分离和移动，在原位进行手术时难以充分显露和处理肝脏背部的癌灶及受累的肝后段腔静脉，即使采用全肝血液转流也不能解决这一困难。因此，将肝脏拿到体外进行分离，最后再重新移植回体内成为一个可行的选择；初步经验表明[15]，全肝血液转流及冷灌注下的离体或半离体肝切除术特别适用于无严重肝功能障碍和瘀胆的肝细胞癌或肝脏转移癌。

7. 术中适应证不要随意扩大，精细操作，注意保护每一点可能有效的肝脏组织。术后严格限制晶体液的摄入，严格限制肝损害的药物摄入，必要时应用激素，适当冲击，避免肝功能损害。离体肝切除的应用是有一定范围的，它有巨大的风险与挑战性，需要在较成熟的移植及肝脏外科中心开展，这样会降低并发症率及死亡率。

六、几点思考

1. 这个方法在技术上是可行的，但是技术要求较高[16]，比普通的全肝移植、亲体肝移植技术要求都要高。

2. 手术的风险在哪里？①术前风险：认识不清、评估不准、方向不明、决策错误；②术中风险：切除体积过多，术后肝衰竭；血管损伤较多、术中无法修复；移植后出血较多、死亡；术中无法吻合过细的动脉；③术后风险：动脉吻合失败、肝衰竭；流入道吻合不好、门脉高压；流出道吻合不好、布加综合征；肝功能不好、移植失败。

3. 如何降低风险。术前仔细进行肝功能及体积测定评估，善于利用高崎健教授的肝功能评估表及各种体积公式进行测定、评估。

（1）通常在 CT 或超声下进行肝脏体积的测定，之后再进行准备切除的肝脏体积测定、预留肝脏体积测定，而预留肝脏体积（FRLV）与标准肝脏体积（SLV）之比能够初步判断肝脏切除的安全性，通常合并慢性肝病者，FRLV/SLV ≥ 40% 是安全的，而肝功正常者 FRLV/SLV ≥ 30% 是安全的。

（2）体表面积（m^2）= 0.0061 × 身高（cm）+ 0.0128 × 体重质量（kg）− 0.1529。

（3）残留肝体积（术前 CT 测得全肝体积与术中切除肝脏体积之差）。

（4）标准残肝体积＝残肝体积 / 患者体表面积＝（CT 测全肝体积 − 实测肝切除体积）/ 患者体表面积。

（5）标准肝体积（SLV）= 11.5 × 体重（kg）+ 334。

（6）测量肝脏体积，测量肿瘤体积，计算肝切除体积，再计算肝切除率。

$$肝切除率 = \frac{肝切除体积 - 肿瘤体积}{全肝体积 - 肿瘤体积} \times 100\%$$

肝硬化患者肝体积为：（931 ± 30）cm^3，正常人肝脏为（1070 ± 412）cm^3，美国欧洲的一些团体使用肝脏体积与体表面积（BSA）的公式来计算肝脏体积（LV）：LV（ml）= 706.2 × BSA（m^2）+ 162.8。

（7）利用高崎健教授设计的 ICG 15 分钟滞留率与切除肝体积图表进行评估（图 16-2）。

（段伟宏）

参考文献

[1]Oldhafer KJ，Lang H，Malago M，et al. Ex situ resection and resection of the in situ perfused liver：are there still indications[J]. Chirurg，2001，72（2）：131-137.

[2]Gruttadauria S，Marsh JW，Bartlett DL，et al. Ex situ resection techniques and liver autotransplantation：last resource for otherwise unresectable malignancy[J]. Dig Dis Sci，2005，50（10）：1829-1835.

[3]Mathur AK，Heimbach J，Steffick DE，et al. Donation after cardiac death liver transplantion：predictors of outcome[J]. Am J Transplant，2010，10（11）：2512-2519.

[4]Hannoun T，Borie D，Balladur P，et al. Ex situ-in vivo hepatic resection. Technique and initial results[J]. Chirurgie，1992，118（5）：292-296.

[5]Yanaga k，Kishikawa K，Shimadea M，et al. Extracorporeal hepatic resection for previously unresectable hepatoplasms[J]. Surgery，1993，113：637.

[6]Hamazaki K，Yagi T，Inagaki M，et al. Hepatectomy under extracorporeal circulation[J]. Surgery，1995，118：98.

[7]Wen H，Dong JH，ZhangJH，et al. Ex vivo liver resection and autotransplantation for End-Stage alveolar echinococcosis：a case series[J]. Am J Transplant，2016，16（2）：615-624.

[8]Pichlmaryr R，Rosse H，Hauss J，et al. Tehnique and prelimnary results of extraeorpore liver surgery（beneh procedure）and of surgery on the in situ perfused live[J]. Br J Surg，1990，77（1）：21-26.

[9]Fleteher CDM，Unni KK，Mertens F. World Health Organization classifieation of tumours. Pathology and geneties of tumours of soft tissue and bone[J]. IARC Press，2002，48：106.

[10]Liu XF，He BM，Ouyang XH，et al. Different imaging findings of inflammatory myofibroblastic tumor of the liver[J]. World J Gastroenterol，2012，18（40）：5821-5825.

[11]Brunn H. Two interesting benign lung tumors of contradictory histopathology[J]. J Thorac Surg，1939，（9）：119-131.

[12]Nagarajan S，Jayabose S，Mc Bride W，et al. Inflammatory myofibroblastic tumor of the liver in children[J]. J Pediatr Gastroenterol Nutr，2013，57（3）：277-280.

[13]Tan KC，Yandza T，de Hemptinne B，et al. Hepatic artery thrombosis in pediatric liver transplantation[J]. J Pediatr Surg，1988，23（10）：927-930.

[14]Sevmis S，Karakayali H，Tutar NU，et al. Management of early hepatic arterial thrombosis after pediatric living-donor liver transplantation[J]. Transplant Proc，2011，43（2）：605-

608.

[15] 董家鸿，蔡景修，王曙光，等 . 全肝血液转流及冷灌注下的半离体肝切除术治疗肝门区肿瘤 [J]. 中国实用外科杂志，1996，16：469.

[16]Jian Yong L，Jing Cheng H，Wen Tao W，et al. Ex vivo liver resection followed by autotransplantation to a patient with advanced alveolar echinococcosis with a replacement of the retrohepatic inferior vena cava using autogenous vein grafting：a case report and literature review[J]. Medicine（Baltimore），2015，94（7）：e514.

第十七章

肝癌肝移植的进展与展望

　　原发性肝癌是中国常见的恶性肿瘤之一，发病率仅次于肺癌、胃癌、结直肠癌，居恶性肿瘤第 4 位，而死亡率仅次于肺癌，高居恶性肿瘤第 2 位 [1]。根据 WHO 数据，全球每年新增的原发性肝癌病例中近 50% 发生在中国，严重威胁国民的生命和健康。原发性肝癌主要包括肝细胞癌（hepatocellular carcinoma，HCC）、肝内胆管癌和混合型肝细胞 – 胆管细胞癌，其中 HCC 占 80% 以上 [2]，本章提到的"肝癌"特指肝细胞癌。早期肝癌可进行手术切除、肝移植、局部消融等根治性治疗，然而我国超过 60% 的肝癌患者在首诊时已处于中晚期，无法手术切除，其中位生存时间不足 2 年 [3, 4]。肝移植可为中晚期肝癌患者提供明显获益，但供肝严重短缺、供肝分配的公平性原则等问题在一定程度上限制了肝移植在肝癌患者中的开展。

一、肝癌肝移植的受者选择标准

　　相较于肝切除，肝移植可以彻底消除肝内潜在微转移癌及硬化肝脏，明显降低肿瘤残留和复发的可能性，特别是对于肝功能为 Child B 级或 Child C 级的患者，肝移植常是唯一的治疗选择。然而，供肝短缺的问题在世界范围内广泛存在，肝脏移植领域的学者一直致力于制定恰当的肝癌肝移植标准，以选择合适的肝癌患者实施肝脏移植。

　　最早提出且被世界上广泛认可的标准是"米兰标准" [5]，即单发肿瘤 < 5cm，或者多发肿瘤 ≤ 3 个，单个肿瘤 ≤ 3cm，符合"米兰标准"的肝癌患者进行肝脏移植后 4 年总体生存率为 74%，与良性肝脏疾病实施肝移植的预后总体相当，因此"米兰标准"很快成为广泛认可的肝癌肝移植标准。然而，过于严格的限制导致需要肝移植的肝癌患者中符合"米兰标准"者极少，大量肝癌患者失去肝移植机会。随后很多新的标准逐渐被提出，美国加州大学旧金山分校（University of California，San Francisco，UCSF）提出"UCSF 标准" [6]，即单发肿瘤 < 6.5cm，或者多发肿瘤 ≤ 3 个，单个肿瘤 ≤ 4.5cm 且总直径 ≤ 8cm，符合"UCSF"标准患者肝脏移植后 5 年总体生存率为 73%。我国学者也提出了适应中国国情的标准，樊嘉院士团队提出的"复旦标准"进一步扩展了患者范围，即无大血管侵犯、淋巴结转移及肝外转移的肝癌符合单发肿瘤 ≤ 9cm，或者多发

肿瘤 ≤ 3 个，单个肿瘤 ≤ 5cm 且总直径 ≤ 9cm，符合"复旦标准"的肝癌患者移植后5 年总体生存率为 78%[7]。郑树森院士团队提出的"杭州标准"也受到了国内外比较广泛的认可，即无大血管侵犯和肝外转移的患者，肿瘤直径之和 ≤ 8cm，不论肿瘤数量，或肿瘤直径之和 > 8cm，但术前 AFP ≤ 400mg/L，且肿瘤组织分化程度为高分化或中分化，符合"杭州标准"的肝癌患者肝脏移植后 5 年总体生存率为 71%[8]。目前不断探索肝癌肝移植的"标准"是为了寻求患者最大受益与器官有效利用之间的最佳平衡点。

二、肝癌患者行肝移植的受益

肝癌切除术后 5 年复发率高达 70%，总体生存率不足 50%，而肝癌移植术后5 年复发率约 30%，总体生存率超过 60%[9]，且肝移植术后患者的肝功能储备明显改善，生活质量优于肝切除患者。美国器官获取与移植网络（Organ Procurement and Transplantation Network，OPTN）一项包含 20 个中心，789 例患者的数据显示，符合"米兰标准"的肝癌患者移植术后 5 年总体生存率为 71.3%，超"米兰标准"患者 5 年生存率 60.2%[10]。此外，在临床实际中，行肝移植的患者常常无法手术切除，其中不乏巨大肝癌或伴有门静脉主干癌栓的患者，肝癌肝移植患者的总体分期要晚于肝切除患者，但前者仍取得了远优于后者的复发率和生存率。基于肝癌行肝移植的良好预后，肝癌患者在移植群体中的比例逐步升高，我国行肝移植的患者群体中肝癌患者占比超过 40%[11]，成为肝移植的第一大病因。

因此，需要指出的是，并非只有符合"标准"的肝癌患者才能从肝移植手术中受益，只要没有肝外转移和大血管侵犯的肝癌患者，普遍可以从肝移植中获益。肝癌肝移植"标准"更多是在供肝严重短缺的背景下，从供肝的视角去选择哪些患者可以使供肝发挥最优的价值，而非完全从患者角度去评估肝移植是否能使患者受益。在部分供肝捐献较为充足的医疗中心，对肝癌肝移植的标准会进行一定程度的放宽，往往远超"米兰标准"，甚至亦超过"复旦标准"和"杭州标准"，其也取得了较好的疗效。但从全国范围来说，目前我国的器官捐献率总体偏低，2019 年，我国完成器官捐献 5818 例，居世界第二，仅次于美国的 11870 例，但我国每百万人口器官捐献人数（per million population，PMP）仅为 4，远低于美国（PMP 36）、巴西（PMP 17）、西班牙（PMP 50）等捐献大国[12]。低捐献率导致我国的器官短缺现象较为突出，但近年来，我国的器官捐献数量稳步增长，随着器官捐献事业的蓬勃发展，肝癌肝移植的"标准"可能进一步扩展，以使更多的肝癌患者从中受益。

三、肝癌肝移植等待期的桥接治疗

在当前的器官分配原则中，相较于肝衰竭患者，肝癌患者的优先级较低，因此肝癌患者普遍在移植前需要经过一个较为漫长的移植等待期，如何尽量减少移植等待期肿瘤的进展是临床上不容忽视的重要问题。目前常用的移植等待期桥接治疗包括肝动脉插管化疗栓塞（transcatheter arterial chemoembolization，TACE）[13]，肝动脉灌注化疗（hepatic artery infusion chemotherapy，HAIC），靶向治疗、免疫治疗等。TACE 是临床上广泛应用的肝癌治疗手段，具有明确的抗肿瘤效果。然而肝移植等待期的肝癌患者亦存在显著不同于常规肝癌患者的特点，此类患者常合并肝硬化，甚至肝硬化失代偿，也有一些患者的肿瘤数量多、分布范围广、肿瘤负荷大，都导致 TACE 的实施存在一定风险。近年来，HAIC 逐渐受到了重视，有研究认为在中晚期肝癌人群中，HAIC 的疗效优于 TACE[14-16]。HAIC 较常使用的方案为以奥沙利铂为主的 FOLFOX4 方案，选择性肝动脉插管后化疗灌注 24 ~ 48 小时，目前认为与 TACE 相比，HAIC 具有客观缓解率更高，对肝功能影响较小，在巨大肝癌或合并门静脉癌栓的患者中疗效较好等优点，是肝癌肝移植较为理想的桥接治疗，但还缺乏充分的临床研究数据予以证实。

靶向治疗在肝移植等待期的桥接治疗中与在常规不可切除肝癌中的治疗基本相同，而免疫治疗在肝癌肝移植桥接治疗中则存在一定争议。近年来，肝癌的免疫治疗取得显著进展，免疫治疗药物层出不穷，为中晚期肝癌患者提供了大量获益。中国批准用于 HCC 的免疫治疗药物包括，① PD-1 抗体制剂：卡瑞利珠单抗、替雷利珠单抗、信迪利单抗；② PD-L1 抗体制剂：阿替利珠单抗。美国批准用于 HCC 的免疫治疗药物包括，① PD-1 抗体制剂：纳武利尤单抗、帕博利珠单抗；② PD-L1 抗体制剂：阿替利珠单抗；③ CTLA-4 抗体：伊匹木单抗。目前免疫治疗联合靶向治疗已成为不可切除 HCC 的一线标准治疗，但肝移植术前行免疫治疗的安全性与有效性尚不明确，国内外均开展了部分临床研究进行探索。一项西奈山伊坎医学院的病例回顾研究收集了 2017—2020 年在该中心接受纳武单抗治疗后进行肝移植的 9 名肝癌患者，在移植后 16 个月的中位随访期中，没有患者发生严重的排斥、肿瘤复发或死亡。仅有一名患者因他克莫司浓度低（＜ 6ng/ml）而出现轻度急性排斥反应，增加他克莫司剂量后缓解[17]。一项来自我国复旦大学附属中山医院的回顾性研究收集 2019 年 1 月 1 日至 12 月 31 日在复旦大学附属中山医院行肝移植，且移植前接受 PD-1 抑制剂治疗的肝癌患者 12 例，其中 2 例（16.7%）发生排斥，经激素冲击治疗和调整免疫抑制剂等抗排斥治疗后均好转，未发生严重不良事件[18]。一项来自北京佑安医院的回顾性研究收集 2019 年 4 月至 2020 年 9 月首都医科大学附属北京佑安医院肝移植中心收治肝癌肝移植术前使用 PD-1 抑制剂患者

7 例，其中 1 例（14.3%）患者发生排斥，该患者术后第 6 天他克莫司浓度仅 3.9ng/ml，经激素冲击治疗并增加他克莫司剂量后排斥反应缓解，随后随访正常[19]。中山大学附属第一医院报道了 2018 年 11 月至 2020 年 7 月被诊断为肝癌并在肝移植之前接受 PD-1 抑制治疗的患者，共计 5 例，移植术后均未发生排斥反应，但有 2 例患者术后出现复发[20]。也有经免疫治疗后进行肝移植发生排斥而导致失败的案例，安徽医科大学第一附属医院报道了一例 37 岁男性肝癌患者，在肝癌切除术后复发，经 TACE、微波消融、靶向治疗和其他综合治疗后，均显示出较差的治疗效果，随后在接受 PD-1 抑制剂联合靶向治疗后接受了肝移植，术后出现多器官功能衰竭死亡[21]。总体而言，免疫治疗在肝移植的桥接治疗中展现出较好的安全性，但仍缺乏大规模的前瞻性临床研究予以验证。免疫治疗联合靶向治疗在肝癌肝移植的桥接治疗中具有值得期待的价值。

四、活体肝移植在肝癌中的利与弊

从理论上讲，活体肝移植可以大幅减少肝癌患者的移植等待时间，减少肿瘤进展的机会，且活体肝移植属于择期手术，可以对移植受者进行更完善的术前准备，以取得更好的治疗效果。但实际上活体肝移植在肝癌受者中的应用却一直备受争议。

日本东京大学针对肝癌受者行活体肝移植采用肿瘤数目 ≤ 5 个且肿瘤直径 ≤ 5cm 的"C5 标准"，受者 5 年总体生存率达到 80%[22]。韩国三星医院针对肝癌受者采用肿瘤数目 < 7 个、肿瘤直径 ≤ 6cm，同时 AFP ≤ 1000μg/L 的筛选标准，最终 152 例肝癌受者 5 年总体无复发生存率达到 84%[23]。但亦有不少研究发现活体肝移植较尸肝移植有更高的肝癌复发率[24, 25]。该现象可能的原因包括：①尸体供肝的等待时间较长，通过"自然选择"，肿瘤恶性程度较高的患者在等待期因肿瘤快速进展而被剔出移植等待者名单；②进行活体肝移植时，受者需要保留较长的肝十二指肠韧带，手术的根治性不如全肝移植；③活体供肝移植后会快速生长，发生明显的细胞增生、血管新生等，产生有利于肿瘤复发的微环境；④活体供肝移植后会出现门静脉系统的高灌注，加重血管内皮损伤，诱发一系列炎症反应，促进细胞的侵袭、转移。从受者角度来看，选择活体肝移植或全肝移植，哪个受益更多尚值得进一步研究。然而，从捐献者角度来看，肝癌的移植受者绝大部分是成年人，捐献者往往需要捐献超过 60% 的肝脏，捐献者面临的风险和远期损伤是无法回避的问题。有报道显示，成人间活体肝移植供者术后并发症发生率高达 14% ~ 21%，死亡约为 0.2%[26]，而活体供者出现严重并发症甚至死亡，常会造成相当大的不良影响。因此，实际并发症及死亡的发生率可能会更高。与之相比，在成人 - 儿童间活体肝移植手术中，捐献者常仅需要捐献 25% 以下肝脏即可完成手术，其面临的并发症与死亡风险要显著降低，且儿童等待者往往难以获得年龄相近的供肝进行全肝

移植，活体肝移植在很多情况下是儿童移植等待者的唯一选择。对于肝癌患者进行活体肝移植需从伦理学角度进行严格而谨慎的审查，最大程度保证捐献者的安全，并评估捐献者捐献自身超过一半肝脏，而受者仍面临不可忽视的复发风险时，该手术的受益与风险比。因此，目前国内的移植中心普遍较少开展肝癌活体肝移植。

总之，经过半个世纪的发展，肝移植已成为终末期肝病的可靠治疗手段，其在肝癌患者中的开展亦与日俱增。目前对于包括中晚期在内的肝癌患者行肝移植治疗的获益已不存在明显争议，但非肝脏移植专业的学者可能仍对肝癌肝移植存在一定的误解。随着肝癌肝移植围术期管理的健全发展，以及器官捐献的进一步增加，肝移植在肝癌患者的治疗中将发挥更为重要的作用（图 17-1 ~ 图 17-3）。

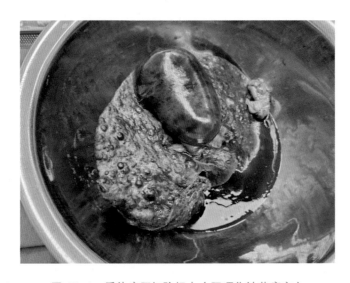

图 17-1　受体病肝切除标本（肝硬化结节癌变）

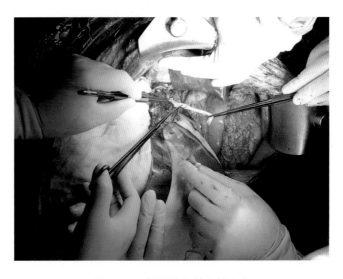

图 17-2　供肝植入时血管吻合

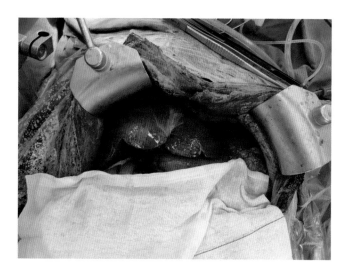

图 17-3　新肝血供良好

（赵　帅　王　健）

参考文献

[1]Chen W，Zheng R，Baade PD，et al. Cancer statistics in China，2015[J]. CA Cancer J Clin，2016，66（2）：115-132.

[2]Sung H，Ferlay J，Siegel RL，et al. Global cancer statistics 2020：GLOBOCAN estimates of incidence and mortality worldwide for 36 cancers in 185 countries[J]. CA Cancer J Clin，2021，71（3）：209-249.

[3]Forner A，Reig M，Bruix J. Hepatocellular carcinoma[J]. Lancet，2018，391（10127）：1301-1314.

[4]Kloeckner R，Galle PR，Bruix J. Local and regional therapies for hepatocellular carcinoma[J]. Hepatology，2021，73（1）：137-149.

[5]Mazzaferro V，Regalia E，Doci R，et al. Liver transplantation for the treatment of small hepatocellular carcinomas in patients with cirrhosis[J]. N Engl J Med，1996，334（11）：693-699.

[6]Yao FY，Ferrell L，Bass NM，et al. Liver transplantation for hepatocellular carcinoma：expansion of the tumor size limits does not adversely impact survival[J]. Hepatology，2001，33（6）：1394-403.

[7]Fan J，Yang GS，Fu ZR，et al. Liver transplantation outcomes in 1 078 hepatocellular

carcinoma patients：a multi-center experience in Shanghai，China[J]. J Cancer Res Clin Oncol，2009，135（10）：1403-1412.

[8]Zheng SS，Xu X，Wu J，et al. Liver transplantation for hepatocellular carcinoma：Hangzhou experiences[J]. Transplantation，2008，85（12）：1726-1732.

[9]中国医师协会器官移植医师分会，中华医学会器官移植学分会肝移植学组. 中国肝癌肝移植临床实践指南（2021版）[J]. 中华消化外科杂志，2022，21（4）：433-443.

[10]Kardashian A，Florman SS，Haydel B，et al. Liver transplantation outcomes in a U. S. multicenter cohort of 789 patients with hepatocellular carcinoma presenting beyond milan criteria[J]. Hepatology，2020，72（6）：2014-2028.

[11]冯浩，吕子成，夏强. 肝癌肝移植全过程管理及治疗进展[J]. 外科理论与实践，2022，27（2）：119-122.

[12]江文诗，孙永康，闫娟，等. 2020年全球器官捐献和移植概况[J]. 器官移植，2021，12（4）：376-383.

[13]Galuppo R，McCall A，Gedaly R. The role of bridging therapy in hepatocellular carcinoma[J]. Int J Hepatol，2013，2013：419302.

[14]He MK，Le Y，Li QJ，et al. Hepatic artery infusion chemotherapy using mFOLFOX versus transarterial chemoembolization for massive unresectable hepatocellular carcinoma：a prospective non-randomized study[J]. Chin J Cancer，2017，36（1）：83.

[15]Gourd K，Lai C，Reeves C. ESMO Virtual Congress 2020[J]. Lancet Oncol，2020，21（11）：1403-1404.

[16]Li QJ，He MK，Chen HW，et al. Hepatic arterial infusion of oxaliplatin，Fluorouracil，and leucovorin versus transarterial chemoembolization for large hepatocellular carcinoma：a randomized phase Ⅲ Trial[J]. J Clin Oncol，2022，40（2）：150-160.

[17]Tabrizian P，Florman SS，Schwartz ME. PD-1 inhibitor as bridge therapy to liver transplantation[J]？Am J Transplant，2021，21（5）：1979-1980.

[18]崔春晓，杨柳晓，王颖，等. 肝癌患者肝移植术前使用PD-1抑制剂对移植后排斥反应的影响[J]. 中国临床医学，2020，27（3）：444-447.

[19]刘召波，武聚山，林栋栋，等. PD-1抑制剂用于肝癌肝移植术前治疗的安全性探讨[J]. 器官移植，2021，12（4）：445-449.

[20]Chen Z，Hong X，Wang T，et al. Prognosis after liver transplantation in patients treated with anti-PD-1 immunotherapy for advanced hepatocellular carcinoma：case series[J]. Ann Palliat Med，2021，10（9）：9354-9361.

[21]Yin J，Wen M，Cheng J，et al. A Patient with failed liver transplantation after the use of PD-1 blockade combined with lenvaxen[J]. Front Med（Lausanne），2022，9：712466.

[22]Akamatsu N，Sugawara Y，Kokudo N. Living donor liver transplantation for patients with hepatocellular carcinoma[J]. Liver Cancer，2014，3（2）：108-118.

[23]Kim JM，Kwon CH，Joh JW，et al. Expanded criteria for liver transplantation in patients with hepatocellular carcinoma[J]. Transplant Proc，2014，46（3）：726-729.

[24]Lo CM，Fan ST，Liu CL，et al. Living donor versus deceased donor liver transplantation for early irresectable hepatocellular carcinoma[J]. Br J Surg，2007，94（1）：78-86.

[25]Fisher RA，Kulik LM，Freise CE，et al. A2ALL Study Group. Hepatocellular carcinoma recurrence and death following living and deceased donor liver transplantation[J]. Am J Transplant，2007，7（6）：1601-1608.

[26]Trotter JF，Adam R，Lo CM，et al. Documented deaths of hepatic lobe donors for living donor liver transplantation[J]. Liver Transpl，2006，12（10）：1485-1488.

第十八章

肝脏少见良性肿瘤的诊治

随着医学影像学技术的发展进步及近年来居民保健意识的不断增强，更多的人开始进行常规的体检，临床上肝脏良性肿瘤的检出率逐渐提高 [1-2]。肝脏良性肿瘤（benign liver tumor，BLT）是一类包括各种不同细胞起源的多样化病变 [2]，可分为再生性病变和肿瘤性病变。最常见的再生病变包括肝血管瘤、肝脏局灶性结节性增生（focal nodular hyperplasia，FNH）和肝脏炎性假瘤（inflammatory pseudotumor of the liver，IPL）；肿瘤性病变则包括肝细胞腺瘤（hepatocellular adenoma，HCA）、肝脏血管平滑肌脂肪瘤（hepaticangiomyolipoma，HAML）等 [3]。大多数肝脏良性肿瘤因其体积不随时间变化发生明显的改变，一般不需要治疗 [4]。虽 HCA 和 HAML 是真正的肿瘤性病变，有发生并发症的风险，但在对其生长过程及影像学和病理学特征更加深入了解的情况下，采用侵入性方式进行诊断的病例显著减少 [3]。但是在临床上许多肝脏少见良性肿瘤术前往往难以明确其病变性质，有时不易与肝脏恶性肿瘤相鉴别，有些良性肿瘤在短期内也有明显长大的趋势，甚至在发现时体积已经非常巨大，因此需要适时的临床干预。

肝切除术是治疗肝脏少见良性占位性病变主要且最有效的方法，不仅可以完全切除病灶，术中或术后的病理检查也可明确诊断。手术方式包括开腹肝切除及腹腔镜肝切除。传统的开腹肝切除手术创伤大，术后并发症多，恢复时间长。而近年来腹腔镜肝切除在越来越多的临床中心得以开展，其优势也得到了广泛的认可。越来越多的文献报道在治疗肝脏良性肿瘤方面，腹腔镜肝切除术与开腹肝切除术治疗相比具有术中出血少、肝功能恢复快、炎症反应轻、术后并发症发生率低及术后住院时间短的优势。因此，目前腹腔镜肝切除已经成为肝脏良性肿瘤治疗的首选方式。

第一节　肝脏局灶结节性增生

肝脏局灶结节增生（focal nodular hyperplasia，FNH）是一种肝细胞源性良性肿瘤，发病率仅次于肝囊肿、肝血管瘤。

一、发病原因

肝脏局灶结节增生（FNH）确切病因不明，可能起源于动脉蜘蛛样畸形，是肝实质对先前动脉蜘蛛样畸形的反应性增生引起的。血管畸形或血管损伤是触发肝细胞局灶增生的一个重要因素。目前认为 FNH 可能与炎症、创伤等因素导致肝脏局限性血供减少或血管畸形而引起肝细胞萎缩和肝组织代偿性增生有关[5-7]。也有人认为雌激素刺激血管畸形和肝细胞的增生有关[8]。Scalori[6] 认为 FNH 与吸烟密切相关。男女、任何年龄均可发病，甚至出生时也有发现 FNH 者[9]。临床上一般无症状，多数偶然发现。随着影像学的发展[10-13]，FNH 检出率增高。FNH 大体病理表现为病灶常为单发，直径多为 5cm 以下，多无包膜，与正常肝组织分界清楚。病灶切面质地均匀，黄褐色，与正常肝组织颜色相近，无出血、坏死、转移及囊变结构。病灶内有星状纤维瘢痕，向周围延伸形成纤维分隔，延伸到被膜形成皱缩。镜检：结节由排列紊乱的正常肝细胞组成，有炎性细胞浸润及程度不一的水肿。瘢痕为疏松或致密胶原组织构成，含扩张薄壁小动脉及胆管上皮样增生。病变区域动脉管径比该部分肝组织通常所含的动脉口径大，且无门静脉分支，这提示肝窦组织血供的动脉化或血流增大而导致肝细胞结节增生。

二、临床诊断

大多数 FNH 患者肝功能良好，AFP、CEA、CA19-9 均为阴性。由于无特殊的临床表现，其诊断主要依据影像学检查。

1. B 超　有多种表现，边界清楚，实质回声高于或等于、低于正常肝组织，典型表现者可见中央线状星形回声，彩色多普勒检查，病灶中有较明显的血流通过，病灶血流丰富，病灶中央有较明显的营养动脉和向四周星状放射的分支。

2. CT　平扫时病灶呈低密度或等密度，边界清楚，动脉期均匀明显强化，门脉期病灶完全被充填，多呈高或等密度，延迟期造影剂消失缓慢。Lipiodol-CT 表现为病灶内碘油高度沉积，短期内很难排空，这一类与肝细胞癌的表现显著不同。增强 CT 可提示肿瘤在造影不同时期的表现，显示不同肿瘤血流动力学特征，以资鉴别。原发性肝细胞癌以肝动脉供血为主，大部分肿瘤动脉期增强，门脉期相对低密度，较好地显示原发性肝癌"快进快出"的血流动力学特征。血管瘤：早期增强少，随时间延长，造影剂逐渐从周边部向中央填充，这些与血管瘤由血窦构成，内部血流缓慢使造影剂不畅进入有关，表现为"早出晚归"。而 FNH 是肝细胞局灶性过度增生形成的一种瘤样病变，血供丰富，早期增强明显，门脉期多呈等或高密度，延迟期仍少见低密度影

（图 18-1）。

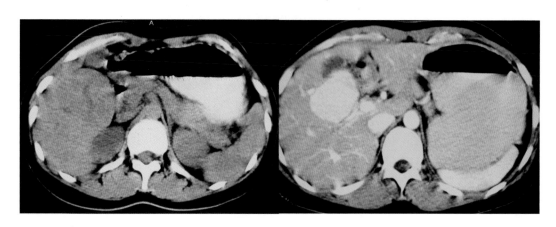

图 18-1　CT 示 FNH

3. MRI　由于增生的肝细胞为正常肝细胞，在 T_1 及 T_2 加权像上也分别为相对于肝实质的等略低及等略高信号，边界清晰，无假包膜出现。在 T_1WI 及 T_2WI 压脂像上，上述改变更加清晰，信号未见明显改变。病灶中央或偏心的"星状"瘢痕是其特征性表现，向周围辐射的分隔，在 T_1 加权像上为相对病灶的低信号，在 T_2 加权像上为高信号。增强后，病灶明显强化，纤维瘢痕暂无强化而显示清楚。平衡期以后病灶与肝脏等强化，而瘢痕逐渐强化，延迟期时更明显，与造影剂在实质内的积聚有关。不典型征象的 FNH：病灶内未见瘢痕，病灶钙化、假包膜和血供少的病灶。MRI 动态增强扫描显示肝内不同局灶性病变有不同的强化特征：原发性肝细胞癌动脉期明显强化，门脉期强化迅速减退；胆管细胞型肝癌呈逐渐缓慢强化；转移瘤呈环形强化；海绵状血管瘤持续明显强化；FNH 动脉期明显强化，门脉期明显或轻度强化，延迟期中心瘢痕轻度强化。因此，动态扫描能敏感地显示不同肿瘤的血供特征，为肝肿瘤鉴别诊断提供依据。诊断 FNH 最有效的方法是显示 FNH 内 kuffer 细胞的活性和中央瘢痕，方法是采用 ^{99m}Tc 硫胶闪烁照相，或应用具有网状内皮效应的 MR 造影剂（如 SPIO）的 MRI[10]，提高了 MRI 在 FNH 诊断中的作用。

在免疫组化中 CD34（smooth muscle actin，平滑肌纤蛋白）对 FNH 诊断有价值，最近报道 CD143（血管紧张肽Ⅰ转换酶）对 FNH 有特殊诊断意义[14, 15]。

FNH 的正确诊断有时比较困难，FNH 主要与原发性肝癌、肝腺瘤、血管瘤等鉴别。要结合各种影像表现，综合分析，争取对 FNH 作出准确诊断。

近日研究发现 FNH 存在某种基因异常现象[16-21]，如抑癌基因 FHIF 的缺失[21]。Chen[16] 应用 CGH 法对肝腺瘤（HA）、FNH 进行了染色体分析，发现在 HA 和 FNH 中，这种超量的基因突变明显少于肝癌。在 HA 中，染色体突变部位是 1q（50%）、17q（50%）、

1p（38%）、11q（11%）；FNH 突变部位是 11q（50%）、17q（33%）和 23q（33%）。Kellner[20] 研究发现，在 FNH 和正常肝组织中并没有发生与 HCC 同步突变的异常现象，所以他不支持 FNH 是癌前期病变的论断。因此对 FNH 的分子生物学的深入研究，对于揭示 FNH 的发病规律具有重要意义。

三、治疗

肝脏局灶结节增生（FNH）是一种良性疾病，偶有破裂出血，无恶变[22]。对于无症状患者可进行定期随访。对于症状明显、患者思想负担过重及诊断不明确或观察中发现肿瘤生长较快者，应积极手术治疗。手术方法是不规则肝切除术，必要时可行半肝切除术（图 18-2）。本病预后好。

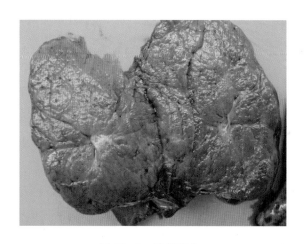

图 18-2　肿瘤标本

第二节　肝细胞腺瘤

肝细胞腺瘤（hepatocellular adenoma，HCA）是常见的肝细胞性良性肿瘤。通常由类似正常的肝细胞所形成，发病原因不十分清楚，尽管已有 HCA 发生恶变的报道[23]，但对于 HCA 是否为肝细胞瘤（HCC）的癌前病变仍存有不同看法。HCA 发生机制不明，一般认为与长期口服避孕药、激素或类固醇药物，或糖原贮积病、酪氨酸血症等疾病有关[24-26]。目前国外已有 HCA 存在基因变异的研究报道[27-28]，但国内未见类似研究。

一、发病原因

肝腺瘤发生的真正原因不明，有人将肝腺瘤分为先天性和后天性两大类，先天性肝腺瘤与胚胎发育异常有关，多见于婴幼儿病例。Henson 曾提出后天性因素可能与肝硬化或肝细胞结节增生有关。Baum 等（1973 年）首先提出避孕药（羟炔诺酮、异炔诺酮）及其同类药物可促使肝细胞灶性坏死，结节增生，最后发展为肝腺瘤。

二、临床诊断

HCA 患者多无明显的症状和体征，体检时发现，偶有腹胀、腹部隐痛不适，但也有以瘤体破裂导致腹腔内出血为首发症状，由于肿瘤组织脆弱和邻近肝包膜而易引起腹腔出血，患者可因低血容量性休克而死亡。B 超检查时由于其常伴有瘤内出血或坏死，故多呈边界清楚的混杂回声区或不均质低回声团块。CT 平扫为低密度影，增强扫描后为高密度，不均匀。有时因出血坏死而呈囊性变，若新鲜出血为高密度影[29-30]，CT 扫描明显的瘤周脂肪密度透明环为被挤压至瘤周的合脂肪空泡的肝脏细胞所构成[31]。血清学检查肝功能基本正常，AFP、CEA、CA19-9 呈阴性，HBsAg 偶呈阳性。MRI 平扫在 T_1WI 序列病灶可呈稍高或等信号，也有呈略低信号，在 T_2WI 多呈高信号，病灶内有时可见液化坏死、出血信号影。增强后动脉期病灶明显强化，门脉期病灶信号可稍高或等肝脏信号，也可表现为低于肝实质信号；延迟期多等于或略低于肝实质信号（图 18-3）。血清学检查肝功能基本正常，AFP、CEA、CA19-9 呈阴性，HBsAg 偶呈阳性。

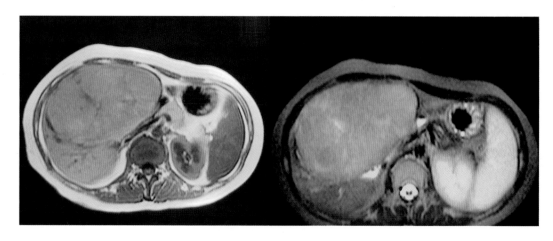

图 18-3   MRI 示 HCA

三、病理

大体多发生于正常肝组织，无肝炎和肝硬化背景，肿块位置较表浅。多为单肿瘤结节，肿块呈类圆形，质较软。部分病例可有较为完整的包膜，但大多数病例包膜不明显或只有部分包膜，但肿块与肝组织分界清楚。不向包膜及邻近肝组织侵犯。HCA 切面呈灰白色伴黄褐色斑块（肝细胞脂肪变性），有胆汁淤积时则呈绿色，常可见程度不一的出血坏死，因出血坏死及组织液化可形成囊腔（图 18-4）。镜下：HCA 细胞形态类似于正常肝细胞，体积略大，胞质内因含糖原和脂肪空泡而透亮，也可见到胆汁淤积和酒精小体，核相对较小，染色质量呈细颗粒状，核仁不明显，无核分裂象。HCA 无正常肝小叶结构，肝板有血窦相间，偶见髓外造血。有时肝细胞也可呈轻度肝细胞不典型增生。此外，也可出现假腺管或腺泡样结构，瘤组织内门管区和胆管缺如，常在瘤组织内及边缘区域见到散在分布、管腔扩张的薄壁小静脉或厚壁小动脉分支，是腺瘤的营养血管，也是诊断 HCA 的重要参考指标。

最近研究发现 HCA 存在某种基因异常现象如：beta-catenin 基因第 3 和第 4 外显子的中间缺失[32]、染色体畸形[33] 及抑癌基因 P16 和 P14 基因甲基化等[34]，但总体发生率极低。迄今为止，根据基因组分析，可明确识别 HCA 的主要分子亚型有 3 种，第 4 种亚型的特征目前还不明确。包括肝细胞核因子（HNF）1α 失活型 HCA（H-HCA）、炎症性腺瘤（I-HCA）、β - 连环蛋白活化型 HCA（β-HCA）、未分类的 HCA[35]。

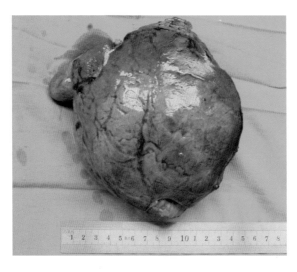

图 18-4　肿瘤标本

四、治疗

肝腺瘤的治疗仍以手术治疗为主，因虽属良性肿瘤，但有破裂出血的危险，个别病例特别是包膜不明显者，还有癌变的可能。手术方法：肝叶切除术及局部切除。有包膜者可沿包膜切除肿瘤，多发肝腺瘤可将大的主瘤切除，余下的小瘤可逐一控除。对无法切除者可行肝动脉结扎，TAE 栓塞术，对控制肿瘤生长或防止腺瘤破裂可起到一定作用。HCA 手术切除后一般预后较好，个别病例有转化成 HCC 的危险。

第三节　肝血管平滑肌脂肪瘤

血管平滑肌脂肪瘤（angiomyolipoma，AML）是一种少见的良性间叶性肿瘤，主要发生在肾脏，其次是肝脏，是由三种不同成分（血管、平滑肌和脂肪组织）以不同比例组成[36]。Ishak 等[37] 于 1976 年首次报道。近年来研究显示其血管和平滑肌成分为单克隆生长，其染色体 5q 长度中 5q33 到 5q34 部分缺失[38-40]。因此推测 AML 是一种真性肿瘤而不是以往认为的错构瘤，来源于原始多潜能干细胞[41]。

一、临床诊断

肝血管平滑肌脂肪瘤（HAML）主要由畸形血管、平滑肌细胞和成熟的脂肪细胞等三种成分组成，三种成分可以按不同比例存在，所以形态也具有多样性，影像上也可表现不同[42-43]。Tsui 等[44] 根据 HAML 中 3 种组织成分比例差异，将其分为 4 型：经典型、肌瘤样型、脂肪瘤样型、血管瘤样型，根据平滑肌细胞形态可分为上皮样细胞型、中间细胞型、梭形细胞型、单形性细胞型及多形性细胞型。B 超可显示其清晰的边缘，多呈强回声光团。CT 中脂肪成分表现为低密度影，CT 值一般 < −20HU，如果能检测到脂肪成分对肿瘤的诊断有很大的帮助[45]。CT 增强可见其密度不均，增生的血管可显示出线形及小管结构的强化（图 18-5）。MRI 中 T_1 和 T_2 的加权像中均显示为高信号。MRI T_1 加权像可见低信号小管结构等。血管造影显示大量纤细的新生血管呈葱皮样或旋涡状分布。当肿瘤有坏死时，T_1 加权为低信号，而 T_2 加权为高信号。MRI 中不同类型的HAML 表现各异，需与不同的肿瘤相鉴别，例如脂肪型需要与脂肪瘤、脂肪肉瘤相鉴别，肌瘤样型需要与肝细胞癌鉴别，血管瘤样型需要与血管瘤鉴别[46-47]。血清学检查肝功

能基本正常，AFP、CEA、CA19-9 为阴性表达，虽可有 HBsAb 阳性病例，但还不能说明该病与 HBV 感染有关。

免疫组化 HMB-45 表达阳性是其诊断标准之一。HMB-45[48] 是黑色素特异抗体，可识别黑色素相关糖蛋白，主要在上皮样平滑肌细胞中表达。A103 是最近发现的一种新的色素细胞分化抗原 Melan-A/MART-1 的单克隆抗体，其对黑色素瘤灶和一些色素细胞病变具有特异性[49]。AML 是唯一与 A103 反应的间叶源性肿瘤[50]，所以 A103 阳性的细胞可作为此病的诊断依据。Makhlouf[51] 等报道 Kit 基因（CD117）对 AML 的阳性率达到 100%，其中强阳性率为 67%，是个新的较为特征性的诊断标记物。CD34 是血管源性肿瘤的特异性标记物之一，在血液系统以外的其他实体性肿瘤中较少表达，在 AML 的阳性率达到 80% 以上，可以作为一种辅助诊断指标。Hepparl、AFP、CD18 等呈阴性表达，与肝癌有较明显区别。

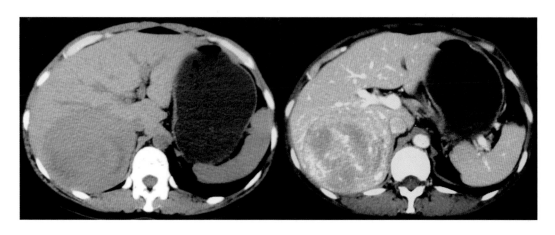

图 18-5　CT 示 HAML

二、治疗

HAML 是一种良性肿瘤，预后良好。Kawaguchi[52] 等报道了一例经组织学和免疫组化确诊的肾脏平滑肌脂肪瘤出现肾细胞癌成分，提示本病可发生癌变。Delle[53] 等人报道了肝脏恶性 AML。Chang YC[54] 等报道，AML 同时伴有肝癌。因此本病一旦确诊，首选手术治疗（图 18-6）。

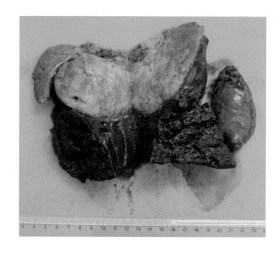

图 18-6　肿瘤标本

第四节　肝脏炎性假瘤

　　肝脏炎性假瘤（inflammatory pseudotumour of the liver，IPL）是一种肝脏良性病变，临床上很少见，是以纤维结缔组织增生伴大量炎性细胞浸润的结节状病变，1953 年首先由 Pack 等描述[55]。该病可发生于身体的任何部位，最常发生于肺部，也可发生于中枢神经系统、肝脏、脾脏、淋巴结等部位[56]。该病临床症状与体征不明显，尚缺乏特异性检查，无病理检查结果，诊断比较困难。IPL 可发生于各个年龄段，文献中年龄最小的 9 个月，最大的 85 岁，平均发病年龄 41 岁，男性多见，男女比例约为（2.9 ~ 8.0）：1[57]。该病多为单发病灶，主要位于肝右叶，亦可表现为多发病灶，可累及肝门部[58]。

一、病因及临床表现

　　IPL 的发病机制尚不明确，可能与病毒感染或细菌感染、先天性疾病、胆结石和慢性胆道炎等有关[59]。细菌可通过门静脉系统进入肝脏，引起肝脏发生过度变态反应，发展为闭塞性静脉炎及肉芽肿性炎症。IPL 通常无特异性的临床表现，主要表现为发热、腹痛、体重减轻等[60]。肿块大者可于腹部触及肿块及肝大，严重者压迫消化道可有恶心呕吐、食欲缺乏等表现，部分肿块压迫胆管可引起黄疸、门脉高压等症状[61]。体检通常无肝掌、蜘蛛痣等肝硬化表现。实验室检查可有白细胞计数升高、红细胞沉降率（血沉）加快、C- 反应蛋白增高等表现，肿瘤标志物大多正常。

二、病理

IPL 的诊断主要依据病理学检查。IPL 在病理形态学方面表现比较复杂，其主要表现为大小不等灰白色结节，无明显包膜，质地中等，肉眼所见，外观肿块边界清楚，质韧实，剖面平滑呈灰黄色，有中央灶性坏死（图 18-7）。镜下多为局限性纤维结缔组织增生伴大量慢性炎性细胞浸润。组织学表现为纤维组织和炎性细胞，包括浆细胞、淋巴细胞等。病变周围可有炎症反应及纤维组织增生。Balabaud 等[62]总结了 IPL 的 5 个组织学亚型：富含浆细胞的伴有淋巴细胞聚集或弥漫亚群、混合性炎症细胞亚群、肉芽肿性亚群、嗜酸性粒细胞肉芽肿性亚群和化脓性亚群。Someren[63]按照细胞和纤维成分的组成将 IPL 分为 3 种类型：以纤维素增生为主的玻璃样硬化型，以组织细胞为主的黄色肉芽肿型，以浆细胞为主的浆细胞肉芽肿型。不同的病理学类型有不同的影像学表现。

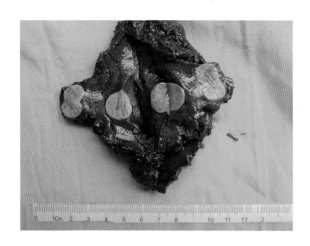

图 18-7　切除标本

三、影像学诊断

IPL 影像学上无明显的特异性，影像诊断比较困难。IPL 病理表现多样是其影像学诊断困难的主要原因，病灶早期以肝细胞坏死、炎性细胞浸润、病灶周边肝组织充血、水肿表现为主，随着病程进展，坏死组织增多，随后纤维组织增生，病灶进入修复期，坏死组织、纤维组织及肉芽组织相互交织，肉芽肿形成[64]。大多数 IPL 于体检时超声最先发现。在超声上表现为高回声、低回声或混合回声，边界模糊，结节内部通常是不均匀的。有学者研究发现 IPL 在超声造影下大多表现为同质性和异质性增强，结节大小对强化方式和强化程度影响不大。动脉期强化的原因是炎性血管。值得注意的是，虽然大部分病例在注射对比剂后均有强化，但强化程度不是很高，动脉期呈轻度高强化或中等强化，门脉期及延迟期呈低强化[65]。CT 上 IPL 平扫病灶多呈低密度，少数呈等密度，增强扫描时由于病灶内缺少肝动脉供血，故而在动脉期病灶基本无强化。门静脉期以及延迟扫描期，病灶表现为周围环状和结节状强化。原因可能为该类病灶内有较多纤维组织和血管增生，当造影剂进入血管外间隙中时，不能快速清除，故而 CT 诊断中在门脉期及延迟期出现的环状和结节状强化对于炎性假瘤的诊断有较为重要的意义。MRI 检查 T_1WI 表现不同，可为低信号、等信号或高信号，T_2WI 多表现为高信号，可能与病灶内液化坏死相关。增强后大多表现为动脉期无强化，门脉期表现为环状强化或强化增强，并且持续到延迟期。内有凝固性坏死的病灶于增强扫描时呈现边缘不规则强化，而坏死区表现出均匀的极低信号，坏死病灶中夹杂有细胞成分的则表现出不均匀的低信号。不同病理表现病灶的 CT 及 MRI 增强扫描特点具有显著差异，中心坏死型以四周环形强化居多，成片坏死型以无明显强化居多，纤维组织增多型以环状＋分隔状强化居多，多组织混杂型以不均匀持续强化居多。其原因可能为早期病灶肝细胞坏死，血液供应减少，CT 与 MRI 增强扫描显示无明显强化，同时病灶周边肝实质炎性充血、水肿，此部分增强扫描可见明显强化，即四周环形强化表现；随着肝细胞坏死的扩大，炎性细胞浸润减少，病灶内部及周围均无血液供应，增强扫描可见各期均无强化；随后纤维组织大量增生，其中间隔坏死组织，纤维组织中毛细血管较多，增强扫描可见连续或不连续的分隔状强化；最后，肉芽肿形成，各组织相互交织，肉芽组织与纤维组织含较多毛细血管，故增强扫描可见病灶内部分隔或结节强化明显，呈不均匀持续强化[66]（图 18-8）。

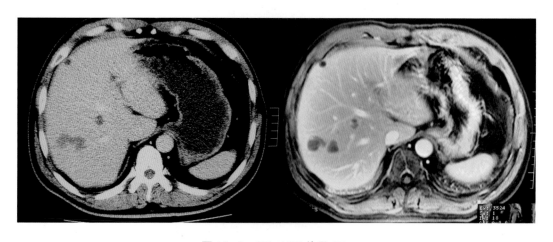

图 18-8　CT、MRI 均示 IPL

　　肝脏炎性假瘤影像学表现复杂且多样，与多种肝脏良性、恶性病灶表现相似，如少血供型肝细胞癌表现为病灶无明显强化，与肝脏炎性假瘤易混淆，转移性肝癌也可见病灶周围环状增强，需要结合肝硬化、肝炎或原发恶性肿瘤病史等综合评估。因此使用

CT 及 MRI 增强扫描诊断肝脏炎性假瘤时，应结合患者病史、实验室检查等信息，综合判断，以提高诊断准确率。

四、治疗

IPL 的治疗因为该病较难明确诊断，目前尚无最佳诊治方案。随着诊疗技术的发展，结合影像学及肝穿刺活检，部分 IPL 可以诊断明确，在诊断明确的情况下可选择使用抗生素、非甾体抗炎药、类固醇等药物保守治疗，避免不必要的损伤，可使大部分患者 IPL 病灶消退，也有患者未经任何治疗，自然缓解或消退[67]。但国外有文献报道可演变为肝肉瘤或霍奇金淋巴瘤及多年后肝内和胸部出现多发转移的情况[68-69]。但是否和当时初诊时病理取材未取到原发肿瘤组织而诊断为 IPL 或者后续为新发肿瘤尚无法完全明确。对于保守治疗无效，如肿瘤进一步增大、发热等症状不缓解、出现压迫症状等，或者不能排除恶性肿瘤的病例，目前主张以手术治疗为主，具体的手术方式应根据肿瘤的具体位置及术中病理冷冻结果等决定。

第五节　肝错构瘤

肝错构瘤是一种罕见的肝良性肿瘤，1956 年 Edmondos 首次报道。本病多见于幼年儿童，偶见于成人，女性多于男性。发病机制不明，可能与胚胎期胆管板发育异常有关，是胚胎发育畸形加上继发性退变所致。该病可能与 19 号染色体异常转位有关[70]，并与肝未分化胚胎肉瘤关系密切[71]。依据其细胞成分不同，分为起源于内胚层和起源于中胚层二类。间质性错构瘤是来源于中胚层，以间叶组织增生为主体，肿瘤内以囊肿存在为其特征，囊内充有无色或黄色浆液，是临床上常见的一种类型。间叶性错构瘤多为单发，圆形或卵圆形，无真正包膜，与正常组织边界清楚，85% 的肿瘤为囊性肿块，为典型的多囊性[72]，囊液清亮或呈胶胨状。镜下可见病灶由排列紊乱的原始间叶组织、胆管和肝实质组成，并存数目不等的正常形态的肝细胞，但无肝小叶结构。若有真性囊肿则衬覆胆管立方上皮，假性囊肿则囊壁为纤维结缔组织。B 超示肝内占位病变，为强回声区，内含大小不等的无回声液性暗区，部分囊壁内有不规则乳头状突起。CT 示肝内多房性囊泡影，壁较厚的占位病灶充满大小不等的圆形、卵圆形低密度区，边界清楚，CT 值在 15 ~ 22HU（图 18-9）。MRI 显示病灶在 T_1 低信号、T_2 高信号、增强后异常强化，且强化不均匀，边界清楚。由于本病罕见，临床上易误诊，有时要与肝母细胞瘤、肝血管瘤、囊腺瘤及胚胎性肉瘤相鉴别。肝功能正常、AFP 阴性、B 超、CT、核素扫描和肝穿刺细胞学检查有助于诊断[73-74]，确诊需要手术切除病理检查或针穿刺细胞学检查。手术切除是目前最好的治疗方法，愈后良好，无再发病例报道。该病与未分化胚胎肉瘤关系密切，所以有恶变的可能，仍需定期随访。

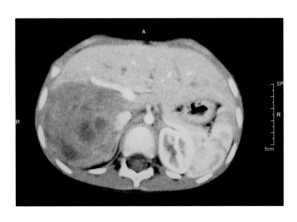

图 18-9　CT 示肝错构瘤

第六节　肝孤立性坏死结节

　　肝孤立性坏死结节（Solitary necrotic nodule，SNN）是一种十分少见的良性肝脏病变，多是由于肝脏的特异、非特异性炎性反应或血管病变导致的肝细胞凝固坏死，伴周围纤维组织增生[75]。临床上缺乏典型的症状和特异性的实验室指标。病理特点为纤维组织包绕的凝固坏死组织与正常肝组织界限清晰，较大病灶内可见小片状液化坏死裂隙。临床上一般无明显症状。但由于其临床特点影像学表现极易与原发性肝癌（HCC）混淆，常被误诊为原发性肝癌，给患者带来不必要的创伤和痛苦，因此，有必要加深对孤立性坏死结节的理解。

　　Shepheral 于 1983 年首次提出 SNN[76]，该病起源尚未明确，先后提了创伤、寄生虫感染、血管异常及转移瘤燃尽阶段等多种假说[77]，绝大多数病灶内未能找到明确的病原菌存在。1985 年有学者在 SNN 组织周围见有"营养血管"，推测可能是小的海绵状血管瘤发生纤维硬化后的结果。

　　患者以中老年男性为主，临床上无明显症状和体征，多在体检时经影像学检查发现，一般无慢性肝炎病背景，少数患者可有 HBV 感染史。B 超检查显示低度回声病灶，CT

显示为低密度圆形结节，边界清晰无浸润，增强后强化不明显（图 18-10）。MRI 检查：T_1WI 呈低信号，质子加权像上为等信号，T_2WI 呈高信号，增强扫描时动脉期、门脉期均不见强化。故 MRI 对 SNN 的诊断准确性高。SNN 因病理特征为纤维组织包绕的无血管和组织细胞结构的坏死区，因此增强扫描病灶实质无强化、周缘薄环状强化为 SNN 相对特征性的影像表现。Zhou 等 [78] 认为环状强化为纤维组织包膜内有不同程度的炎性细胞浸润及对比剂在增大的细胞外间隙内渗透和清除较慢所造成。

SNN 多为单个，呈圆形或椭圆形，以右肝叶发生为多，位置表浅，位于 glisson 包膜下，肿块较小，肿瘤切面呈淡黄色或灰黄色，质均匀，病灶内有坏死灶，但常能见到小而表浅的液化腔。病灶边界清楚，可能纤细的纤维包膜。镜下：病灶组织中央为均匀一致，无一定形结构的坏死性核心，无实质性细胞存在，可有少量嗜酸性粒细胞浸润，外层为透明变的胶原纤维组织，淋巴细胞及增生小胆管构成的纤维带。

SNN 最易与 HCC 混淆，HCC 常有肝病史、肝硬化、AFP 升高，CT 增强扫描呈现高密度影，血管造影显示血管丰富。而肝内胆管细胞癌有时很难与 SNN 鉴别，手术时才可确诊。SNN 除了与 HCC 和胆管细胞癌鉴别外，SNN 还需与肝脓肿、转移癌、血管瘤、炎性假瘤等鉴别。与急性肝脓肿不同，肝脓肿的全身表现更突出，常有寒战、高热和肝区剧烈疼痛，影像学见坏死区，形状规则，或多灶性，CT 可见晕圈，穿刺可抽出脓液，经化验可见中性粒细胞和坏死物，甚至可见细菌，培养阳性。脓肿吸收期或病程长者可有较厚的纤维性包膜形成并向病灶内部机化。转移性肝癌多有原发病的表现，肝脏为多发病灶，典型者有牛眼征。血管瘤在 B 超上为强回声区，CT 上增强为高密度影，延迟扫描明显"早出晚归"特点，形状规则，核素血池扫描易于鉴别，错构瘤是肝脏先天发育畸形所造成的癌变，与 19 号染色体转位有关，多见于儿童，生长迅速，B 超可见囊泡，CT 可见囊性结构，两者不难鉴别。

另外，SNN 需与炎性假瘤区别。炎性假瘤组织病理学上表现为纤维血管组织增生伴慢性炎症细胞浸润。有人将 SNN 归为炎性假瘤一种类型，认为 SNN 是以坏死表现为主的一种炎性假瘤。但炎性假瘤常有发热、肝区痛、消瘦乏力表现，外用血白细胞可升高，血沉、C- 反应蛋白可增加。炎性假瘤分为，①黄色肉芽肿型：以组织细胞为主；②浆细胞肉芽肿型：以浆细胞为主；③玻璃样硬化型：以纤维素增生为主。不同病理类型导致不同的影像学表现，CT 可为多样化，平扫低度密度灶，动脉增强期病灶无强化，仍为低密度形，边界不清，门静脉期和延迟期病灶有不同程度的强化。MRI 平扫常呈 T_1WI 低信号、T_2WI 稍高信号。增强扫描动脉期似有周缘环形强化的特点，延迟期病灶逐渐强化而呈较明显的环状强化 [79]，上述表现有助于与 SNN 进行鉴别。

SNN 一般无须特殊治疗，但多因术前不能确诊而手术切除，切除后不复发（图 18-11）。

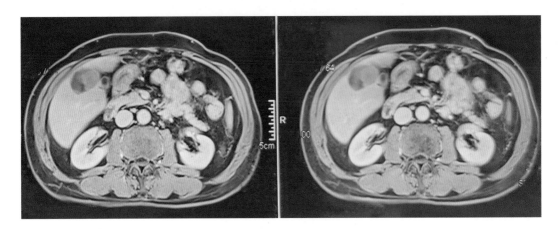

图 18-10　CT SNN 表现

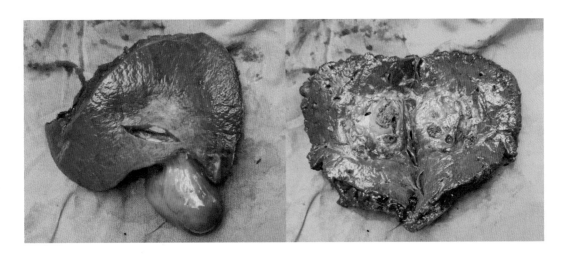

图 18-11　切除的标本

（隋承军　崔龙久）

参考文献

[1]Dai CL，Jia CJ，Shi J. Focus on improving the standard diagnosis and treatment of benign liver tumors[J]. Journal of Abdominal Surgery，2019，32（6）：391-395，1003-5591.

[2]International Working Party. Terminology of nodular hepatocellular lesions[J]. Hepatology，1995，22（3）：983-993.

[3]Belghiti J，Cauchy F，Paradis V，et al. Diagnosis and management of solid benign liver lesions[J]. Nat Rev Gastroenterol Hepatol，2014，11（12）：737-749.

[4]Chiche L, Adam JP. Diagnosis and management of benign liver tumors[J]. Semin Liver Dis, 2013, 33（3）: 236-247.

[5] 吴孟超. 肝脏外科学 [M]. 第 2 版. 上海. 上海科学技术文献出版社，2000：386-387.

[6]Scalori A, Tavani A, Gallus S, et al. Risk factors for focal nodular hyperplasia of the liver: an italian case-control study[J]. Am J Gastroenterology, 2002, 97（9）: 2371-2373.

[7]Bouyn CI, Leclere J, Raimondo G, et al. Hepatic focal nodular hyperplasia in childern perviously treated for a solid tumor. Incidence, risk factors, and oucome[J]. Cancer, 2003, 97（12）: 3107-3113.

[8]Mathieu D, Kobeiter H, Cherqui D, et al. Oral contraceptive intake in women with focal nodular hyperplasia of the liver[J]. Lancet, 1998, 352: 1679-1680.

[9]Kim HS, Kim YA, Kim CJ, et al. Telangiectatic focal nodular hyperplasia of the liver: a case detected at birth[J]. J Korean Med Sci, 2003, 18（5）: 746-750.

[10]Grazioli L, Morana G, Kirchin MA, et al. MRI of focal nodular hyperplasia（FNH）with gadobenate dimeglumine（Gd-BOPTA）and SPIO（ferumoxides）: an intra-individual comparison[J]. J Magn Reson Imaging, 2003, 17（5）: 593-602.

[11]Lucidarme O, Baleston F, Cadi M, et al. Non-invasive detection of liver fibrosis: is superparamagnetic iron oxide particle-enhanced MR imaging a contributive technique[J]? Eur Radiol, 2003, 13（3）: 467-474.

[12]Attal P, Vigrain V, Brancatelli G, et al. Telangiectatic focal nodular hyperplasia: US, CT, and MR imaging findings with histpathologic correlalion in 13 cases[J]. Radiology, 2003, 288（2）: 465-472.

[13]Hussain SM, Terkivatan T, Zondervan PE, et al. Focal nodular hyperplasia: findings at state-of-the-art MR imaging, US, CT, and pathologic analysis[J]. Radiographics, 2004, 24（1）: 3-17.

[14]Grantzdorffer I, Lendecke U, Carl-McGrath S, et al. Angiotension I-converting enzyme（CD143）is down-regulated in focal nodular hyperplasia of the liver[J]. Am J Surg Pathol, 2004, 28（1）: 84-88.

[15]Rocken C, Carl-McGrath S, Grantzdorffer I, et al. Ectopeptidases are differentially expressed in hepatocellular carcinomas[J]. Int J Oncol, 2004, 24（3）: 487-495

[16]Chen YJ, Chen PJ, Lee MC, et al. Chromosomal analysis of hepatic adenoma and focak nodular hyperplasia by comparative genomic hybridization[J]. Gene Chromosomes Cancer, 2002, 35（2）: 138-143.

[17]Paradis V, Benzekri A, Dargere D, et al. Telangiectatic focal modular hyperplasia: a variant of hepatocellular adenoma[J]. Gastroenterology, 2004, 126（5）: 556-559.

[18]Zhang SH，Cong WM，Wu MC. Focal nodular hyperplasia with concomitant hepatocellular carcinoma：a case report and clonal analysis[J]. J Clin Pathol，2004，57（5）：556-559.

[19]Paradis V，Bieche I，Dargere D，et al. A guantitative gene expression study suggests a role for angiopoietins in focal nodular hyperplasia[J]. Gastroenterology，2003，124（3）：651-659.

[20]Kellner U，Jacobsen A，et al. Comprartive genomic hybridization. Synchronous occurrence of focal nodular hyperplasia and hepatocellular carcinoma in the same liver is not based on common chromosomal aberrations[J]. Am J Clin Pathol，2003，119（2）：265-271.

[21]Schlott T，Ahrens K，Ruschenburg I，et al. Different gene experssion of MDM2，GAGE-1，-2 and FHIF in hepatocellular carcinoma and focal nodular hyperplasia[J]. Br J Cancer，1999，80（1-2）：73.

[22]De Carlis L，Pirotta V，Rondinara G F，et al. hepatic adenoma and focal nodular hyperplasia：diagnosis and criteria for treatment[J]. Liver Transpl Surg，1997，3（2）：160.

[23]Foster JH，Berman MM. The malignant transformation of liver cell adenomas[J]. Arch Surg，1994，129：712-717.

[24]Nakamura T，Ozawa T，Kawasaki T，et al. Glucose-6-phosphatase gene mutations in 20 adult Japanese patients with glycogen storage disease type 1a with reference to hepatic tumors[J]. J Gastroenterol Hepatol，2001，16：1402-1408.

[25]Iijima H，Moriwaki Y，Yamamoto T，et al. Spontaneous regression of hepatic adenoma in a patient with glycogen storage disease typa Ⅰ after hemodialysis：ultrasonographic and CT findings[J]. Intern Med，2001，40：891-895.

[26]Aseni P，Sansalone CV，Sammartino C，et al. Rapid disappearance of hepatic adenoma after contraceptive withdrawal[J]. J Clin Gastroenterol，2001，33：234-236.

[27]Wilkens L，Bredt M，Flemming P，et al. Comparative genomic hybridization（CGH）and fluorescence in situ hybridization（FISH）in the diagnosis of hepatocellular cancinoma[J]. J Hepatobiliary Pancreat Surg，2002，9：304-311.

[28]Nault JC，Zucman Rossi J. Molecular classification of hepatocellular adenomas[J]. Int J Hepatol，2013，2013：315947.

[29]GrazioliL，Federle MP，Brancatelli G，et al. Hepatic adenoma：imaging and pathologic findings[J]. Radiographics，2001，21：877-892.

[30]Kume N，Suga K，Nishigauchi K，et al. Characterization of hepatic adenoma with atypical appearane on CT and MRI by radionuclide imaging[J]. Clin Nucl Med，1997，22（12）：825-831.

[31]Angres G，Carter JB，Volasco JM. Ususual ring in liver cell adenoma[J]. AJR，1980，135：172.

[32]Chen YW，Jeng YM，Yeh SH，et al. P53 gene and wnt signaling in benign neoplasms：beta-catenin mutations in hepatic adenoma but not in focal nodwlar hyperplasia[J]. Hepatology，2002，36：927-935.

[33] 丛文铭，朱世能. 肝胆肿瘤诊断外科病理学 [J]. 上海：上海科技教育出版社，2002，79-87.

[34]Tannapfel A，Busse C，Geissler F，et al. INK4a-ARF alterations in liver cell adenoma[J]. Gut，2002，51：253-258.

[35]Nault JC，Couchy G，Balabaud C，et al. Molecular classification of hepatocellular adenoma associates with risk factors，bleeding，and malignant transformation[J]. Gastroenterology，2017，152（4）：880-894.

[36]Ji Y，Zhu X，Xu J，et al. Hepatic angiomyolipoma：a clinicopathologic study of 10 cases[J]. Chin Med J（Engl），2001，114：280-285.

[37]Ishak KG. Mesenchymal tumor of the liver. In：Okudak，Peters RL，eds. Hepatocellular cancinoma[J]. New york John Wiley & Sons，1976，247-307.

[38]Martignoni G，Pea M，Bonetti F，et al. Carcinomalike monotypic epithelioid and anyiomyolipoma in patients without evidence of tuberous sclerosis：a clinicopathologic and genetic stuay[J]. Am J Surg Pathol，1998，22：663-672.

[39]Csanaky G，Szereday Z，Megyarlaki T. Chromosome analysis in angiomyolipoma[J]. Cancer Genet cytogenet，1997，99：132-135.

[40]Tawfik O，Austenfeld M，Person D. Multicentric renal angiomyolipomas assoiated with pulmonary lymphangioleiomyomatosis：case report，with histologic，immunohistochemical and DNA content analyses[J]. Urology，1996，48：476-480.

[41]Folpe AL，Goodman ZD，Ishak KG，et al. Clear cell myomelanocytic tumor of falciform ligament/ligamentum teres. A novel member of the perivascular epithelioid clear cell family of tumor with a preilection for children and young adults[J]. Am J Surg Pathol，2000，24：1239-1246.

[42]Yan F，Zeng M，Zhou K，et al. Hepatic angiomyolipoma：varioas appearances on two-phase contrast scanning of spiral CT[J]. Eur J Radiol，2002，41：12-18.

[43]Takayama Y，Moriura S，Nagata J，et al. Hepatic angiomyolipoma：vadiologic and histopathologic correlation[J]. Abdom Imaging，2002，27：180-183.

[44]Tsui WM，Colombari R，Portmann BC，et al. Hepatic angiomyolipoma：a clinicopathologic study of 30 cases and delineation of unusual morphologic variants[J]. Am J Surg Pathol，1999，23（1）：34-48.

[45]Yoshimura H，Murakami T，Kim T，et al. Angiomyolipoma of the liver with least amount of fat

component: imaging features of CT, MR, and angiography[J]. Abdom Imaging, 2002, 27: 184-187.

[46]Cai PQ, Wu YP, Xie CM, et al. Hepatic angiomyolipoma: CT and MR imaging findings with clinical-pathologic comparison[J]. Abdom Imaging, 2013, 38（3）: 482-489.

[47]Kamimura K, Nomoto M, Aoyagi Y. Hepatic angiomyolipoma: diagnostic findings and management[J]. Int J Hepatol, 2012, 2012: 410781.

[48]Chan JKC, Tsang WYW, Pau MY, et al. Lymphangiomyomatosis and angiomyolipoma: closely related entities characterized by hamartomatous proliferation of HMB-45-positive smooth muscle[J]. Histopathology, 1993, 22: 445-455.

[49]Jungbluth AA, Busam KJ, Gerald WL, et al. A103, an anti-Melan A monoclonal antibody for the detection of malignant melanoma in paraffin-embedded tissues[J]. Am J Surg Pathol, 1998, 22: 595-602.

[50]Busam KJ, Iversen K, Coplan KA, et al. Immunoreativity for A103, an antibody to Melan-A（MART-1）, in adrenocrtical and other steroid tumor[J]. Am J Surg Pathol, 1998, 22: 57-63.

[51]Makhlouf HR, Remotti HE, Ishak KG. Expression of KIT（CD117）in angiomyolipoma[J]. Am J Surg Pathol, 2002, 26: 493-497.

[52]Kawaguchi K, Oda Y, Nakanishi K, et al. Malignant transformation of renal angiomyolipoma A case Report[J]. Am J Swrg Pathol, 2002, 26: 523-529.

[53]Dalle I, Sciot R, PeVos R, et al. Molignant angiomyolipoma of the liver: a hitherto unreported variant[J]. Histopatholgy, 2000, 36: 443-450.

[54]Chang YC, Tsai HM, Chow NH. Hepatic angiomyolipoma with concomitant hepatocellular carcinomas[J]. Hepatogastroenterology, 2001, 48: 253-255.

[55]Pack GT, Baker HW. Total right hepatic lobectomy: report of a case[J]. Ann Surg, 1953, 138（2）: 253-258.

[56]Wong JS, Tan YM, Chung A, et al. Inflammatory pseudotumour of the liver mimicking cholangiocarcinoma[J]. Ann Acad Med Singap, 2013, 42（6）: 304-306.

[57]Mathiak G, Meyer-Pannwitt U, Mathiak M, et al. Inflammatory pseudotumor of the liver-rare differential diagnosis of an unknown hepatic mass. Case report and review of the literature[J]. Langenbecks Arch chir, 1996, 381: 309-317.

[58]Schmid A, Janig D, Bohuszlavizki A, et al. Inflammatory pseudotumor of the liver presenting as incidentaloma: report of a case and review of theliterature[J]. Hepato-Gastroenterology, 1996, 43: 1009-1014.

[59]Shibata M, Matsubayashi H, Aramaki T, et al. A case of IgG4-related hepatic inflammatory

pseudotumor replaced by an abscess after steroid treatment[J]. BMC Gastroenterol，2016，16：89.

[60]Abbey-Toby A，Cazals-Hatem D，Colombat M，et al. Inflammatory pseudotumor of the liver：is pre-operative diagnosis possible[J]？．Gastroenterol Clin Biol，2003，27（10）：883-890.

[61]Ueda M，Yukihide Y，Ogawa K，et al. A case of inflammatory pseudotumor of the liver hilum successfuly treated with aggressive hepatectomy[J]. Pediatr Surg，2003，38（11）：E9-E11.

[62]Balabaud C，Bioulac-Sage P，Goodman ZD，et al. Inflammatory pseudotumor of the liver：a rare but distinct tumor-like lesion[J]. Gastroenterol Hepatol（NY），2012，8（9）：633-634.

[63]Someren A. Inflammatory pseudotumor of liver with occlusive phlebitis：report of a case in a child and review of the literature[J]. Am J Clin Pathol，1978，69（2）：176-181.

[64]朱海峰，宋文艳，刘晖. 肝脏炎性假瘤的 CT、MRI 强化模式与病理对照[J]. 实用放射学杂志，2021，37（9）：1476-1479.

[65]Kong WT，Wang WP，Shen HY，et al. Hepatic inflammatory pseudotumor mimicking malignancy：the value of diferential diagnosis on contrast enhanced ultrasound[J]. Med Ultrason，2021，23（1）：15-21.

[66]王乾魁，汪小舟，邓建永，等. 肝脏炎性假瘤的增强 CT、MRI 表现特点与病理对照研究[J]. 中国 CT 和 MRI 杂志，2023，21（8）：106-107.

[67]Rosa B，Moutinho-Ribeiro P，Pereira JM，et al. Ghost tumor：an inflammatory pseudotumor of the liver[J]. Gastroenterol Hepatol（NY），2012，8（9）：630-633.

[68]Pecorella I，Ciardi A，Memeo L，et al. Inflammatory pseudotumour of the liver：evidence for malignant transformation[J]. Pathol Res Pract，1999，195（2）：115-120.

[69]Zavaglia C，Barberis M，Gelosa F，et al. Inflammatory pseudotumour of the liver with malignant transformation. Report of two cases[J]. Italian J Gastroenterol，1996，28（3）：152-159.

[70]Otal TM，Hendricks JB，pharis P，et al. Mesenchymel hamartoma of the liver. DNA flow cytometric analysis of eight cases[J]. Cancer，1994，74（4）：1237.

[71]Ramanujam TM Ramesh JC，Goh DW，et al. Malignant transformation of mesenchymal hamartoma of the liver：case report and review of the literature[J]. J Pediatr Surg，1999，34（11）：1684-1686.

[72]Murray JD，Ricketts RR. Mesenchymal hamartoma of the liver[J]. Am Surg，1998，64（11）：1097-1103.

[73]Rikabi CA，Buckai A，Sumayer S，et al. Fine needle aspiration cytology of mesenchymal

hamartoma of the liver. A case report[J]. Acta-Cytol，2000，44（3）：449-453.

[74]Jimenez HJA，Vicandi B，Lopez FP，et al. Fine-needle aspiration cytology of mesenchymal hamartoma of the liver[J]. Diagn-Cytopathol，2000，22（4）：250-253.

[75] 丛文铭，朱世能. 肝胆肿瘤诊断外科病理学 [M]. 上海：上海科技教育出版社，2002，280-281.

[76]Shepherd NA，Lee G. Solitary necrotic nodules of the liver stimulating hepatic metastases[J]. J Clin Pathol，1983，36（10）：1181-1183.

[77]Deniz K，Coban G. Solitary necrotic nodule of the liver：always benign[J]. J Gastrointest Surg，2010，14（3）：536-540.

[78]Zhou YM，Li B，Xu F，et al. Clinical features of solitary necrotic nodule of the liver[J]. Hepatobiliary Pancreat Dis Int，2008，7（5）：485-489.

[79]Park JY，Choi MW，Lim YS，et al. Cli nical features，image findings，and prognosis of inflammatory pseudotumor of the liver：a multicenter experience of 45 cases[J]. Gut and Liver，2014，8（1）：58-63.

第十九章

肝脏少见恶性肿瘤的诊治

肝脏少见的恶性肿瘤约占肝脏恶性肿瘤的1%[1]。临床上也有原发性和继发性两类，本章介绍原发性恶性肿瘤。原发性肝脏恶性肿瘤从组织来源上可分为：①来自上皮组织的肝母细胞瘤、囊腺癌、黑色素瘤等；②来自间叶组织的纤维肉瘤、平滑肌肉瘤、血管肉瘤等；③来自造血组织的恶性淋巴瘤；④来自内分泌组织的恶性神经内分泌瘤；⑤其他组织来源的恶性肿瘤。以上组织来源的恶性肿瘤，在临床表现和影像学上较难与原发性肝癌相鉴别，多数患者往往依靠手术或活检后行病理学检查才得以确诊[2]。

第一节　肝囊腺癌

肝囊腺癌（intrahepaticbiliarycystadenocarcinoma，IBC）是一种罕见的恶性囊性肿瘤，自1887年发现以来国内外仅有百例左右文献报道，占肝内恶性肿瘤的0.41%。由于IBC临床诊疗中较为罕见，且没有特异性的症状体征及实验室检验指标，容易误诊为肝内其他囊性病变，确诊及治疗较为困难。一般认为本病多见于中年女性，亦有学者发现女性发病率略高于男性，其比例接近1∶1[3]。白色人种发病率较高。肝左、右叶发生率相等。肿瘤较大，直径可达30cm。患者多无服用避孕药史。

一、病理

IBC的病因尚无明确定论，可能的发病机制包括胆管细胞发展演变、肝内胆管先天性囊肿演变及胆管细胞炎性增生和囊性扩张转变等。WHO于2010年将IBC重新分类为"肝脏黏液性囊性肿瘤"，并明确其病理结构中必须含有卵巢样间质，但目前我国日常临床诊疗过程中仍使用IBC的名称，因此临床工作中部分病理结果中的肝脏黏液性囊腺癌与IBC实为同一类型肿瘤。常被认为是由肝内胆管的囊腺瘤恶变而来[4]。环境因素亦可起一定作用。肝囊腺癌为界限清晰的囊性肿块，多呈单发多房性，囊腔大小不一，囊壁厚薄不均。囊腔内壁可有大小不等的乳头状赘生物突起。光镜检查显示囊壁内衬以乳头状腺癌细胞,并可侵入囊壁,细胞常为多层,并有大量乳头状突起。部分内壁则为良性的单层立方和柱状上皮。恶性上皮细胞的基底膜破裂或缺乏,肿瘤侵及纤维基质,并可侵及血管。肿瘤细胞呈柱状、多边形或圆形,细胞及胞核大小不均,胞质含嗜酸性细颗粒,并有数量不等的含有黏蛋白的空泡。还可见到非典型增生上皮细胞。囊液外观呈多样性,有黄色、棕灰色或血性,有时为黏性胶胨状液体或脓样液体。囊液内可含有坏死组织、含铁血黄素和胆固醇等物质。

二、临床表现

患者多无特异性和典型的临床表现,起病较缓慢,病程较长,大部分患者病灶较小时无明显症状,多为体检发现,病灶增大明显压迫周围脏器时则可出现以腹痛、腹胀等为主的消化道症状,及食欲缺乏、乏力、畏寒、黄疸等不典型症状。体格检查可有肝大,并可触及肝脏肿块,肿块表面平滑,有囊性感,随呼吸上下移动,一般无腹水。

三、实验室和影像学检查

早期肝功能正常,无特异性的实验室指标诊断 IBC。血清 CA19-9 可增高,囊液 CA19-9 浓度可高于单纯肝囊肿的数倍。影像学检查对 IBC 的诊断及随访是十分有价值的, B 超检查可探及肝内圆形或卵圆形液性暗区,部分区域可有实变,其内分隔成多个囊腔,囊内壁有乳头状突起,囊壁回声较强。CT 平扫显示肿瘤区域为低密度区,边缘清晰,内有分隔,壁内附有单个或多个乳头状瘤结节突起,囊腔 CT 值在 +10 ~ +30HU,囊腔大小不等,囊壁厚薄不均。增强扫描见囊壁均匀增强,肿瘤边界及囊内分隔更清晰,壁上瘤结节亦显示更清晰,部分囊壁可有钙化。肝动脉造影可见成簇的异常血管分布于肿瘤周缘,囊壁和分隔可有造影剂积聚。MRI 显示 T_1 加权图像呈低信号,T_2 加权图像信号增强,肿瘤内分隔为中等强信号,呈网格状,囊腔内壁因有赘生物而表现为高低不平的改变(图 19-1)。胃肠道造影显示胃或结肠可受压而移位变形。肿瘤较大且位于肝右叶者,膈肌亦可受压而明显抬高。

四、诊断

中年以上的患者,肝区有多房囊性占位病变,内壁有乳头状突起样改变,囊壁厚薄不均,病灶周缘及囊内分隔有异常血管影像等,均应考虑肝囊腺癌的可能。

本病主要应与肝囊肿、肝包虫病、肝囊腺瘤等疾病相鉴别。①肝囊肿为单个或多个边缘锐利的囊性改变，无囊壁分隔。②肝包虫病 CT 检查为多个或单个圆形或卵圆形囊性低密度灶，囊壁有串珠状蚴虫结节并常伴钙化。B 超检查可见到内囊壁上的子囊影等。卡索尼（Casoni）试验多为阳性。结合病史诊断不难。③肝囊腺瘤大多见于中年女性，由于其影像学改变常与肝囊腺癌相似，故两者很难鉴别。囊腺癌的组织学酷似囊腺瘤，不同的是前者可出现纤维基质浸润，细胞多型性、退行发育及异常分裂象等，这些为两者鉴别的最重要特征。此外，尚需排除卵巢或胰腺囊腺癌肝转移可能。

五、治疗

IBC 的治疗多以手术为主，一旦怀疑为肝囊腺瘤或囊腺癌均应手术切除，因两者很难鉴别，手术完整切除病灶后，多预后较好，但若治疗不彻底，术后较易复发，尤其是进行穿刺活检及囊肿穿刺抽液等操作和治疗时容易导致种植转移。

总之，IBC 较为罕见，发病人群以中老年女性为主，临床主要表现为腹痛、腹胀，部分患者可有 CA19-9 及 CA125 升高，诊断应结合其临床特点相影像学检查，治疗应手术完整切除，谨慎选择穿刺活检及其他不能彻底切除的治疗方式。

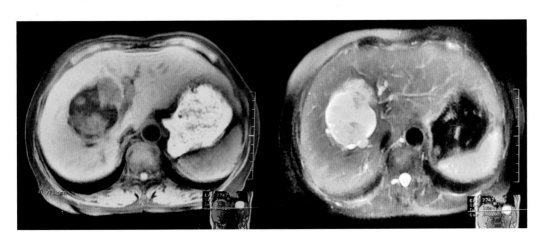

图 19-1　肝囊腺癌 MRI 表现

第二节　肝血管肉瘤

原发性肝血管肉瘤（primary hepaticangiosarcoma，PHA）是一种罕见但侵袭性很强的恶性肿瘤，它是血管源性恶性肿瘤中最常见的一种，但与其他肝脏肿瘤相比，其发病率极低。但在欧美肝血管肉瘤是最常见的原发性肝脏恶性肿瘤。PHA 全球每年发病例数约 200 例，占所有原发性肝脏恶性肿瘤的 0.1% ～ 2%，但仍被认为是第三大常见的原发性肝脏恶性肿瘤。它通常发生在老年男性中，60 ～ 70 岁发病率最高。男性比女性更易感染，比例为（3 ～ 4）：1。然而，在儿童时期，女孩的发病率高于男孩。

一、病理

大约 75% 的肿瘤没有已知病因，已经证实肝血管肉瘤致病因素与以下致癌物质有关 [5]：二氧化钍、无机砷、氯乙烯和接触镭等，与乙型肝炎病毒感染无关。约 25% 的患者合并有肝硬化。肝血管肉瘤大体上可分为四型：弥漫性微结节型、多结节型、巨块型，以及多结节和巨块混合型。肿瘤体积不一，常呈多个大小不等的结节，质较软，瘤内有出血，剖面呈海绵状，充满血液。肿瘤细胞富含染色质，呈星形或梭形，也可呈多边形或圆形，大小不一，常见瘤巨细胞，胞质嗜酸性或泡沫样，可见吞噬色素。胞核有不同程度间变，瘤细胞排列成单层或多层，甚至无排列方式而堆积阻塞于血管内。还可见到无数相互吻合的血管，有纤细的网织纤维结构形成，在银色结缔组织染色下显示更清晰。

肝血管肉瘤与肝细胞癌或其他类型的肉瘤常难以区别，若有粗的网状蛋白纤维分隔松散的癌细胞团片则为肝血管肉瘤的病理特征，有助于与肝细胞癌的鉴别。同时肝血管肉瘤在外观上又易与肝弥漫性毛细血管病相混淆，后者为良性肿瘤，瘤组织很少增生。光镜检查时可见肝弥漫性毛细血管病组织系由扩张的血管腔构成，无增生的内皮细胞 [6]。

二、临床表现

本病临床表现为不明原因的肝大，同时可伴有消化道症状，如腹痛、腹部不适、乏力、恶心、食欲差、体重减轻、发热等。病程进展较快，晚期可有黄疸、腹水。腹水呈淡血性，肿瘤破裂可致血性腹水。因肿瘤内存在动、静脉分流可引起心力衰竭。血小板在肿瘤内大量消耗，可引起弥散性血管内凝血。肝血管肉瘤常有肝外转移，多为血行播散，可转移至肺、胰腺、脾、肾和肾上腺等，以肺转移最为常见。

三、诊断

实验室检查可有贫血、白细胞增多、血小板减少等改变。若存在脾大，可引起白细胞减少。半数以上患者血清胆红素增高。AFP、CEA 均为阴性。仅有 41.0% 的患者出现转氨酶轻度升高，说明肿瘤标志物和转氨酶对本病的诊断价值不大。部分患者因门静脉纤维变性而出现门静脉高压征象。第Ⅷ因子相关抗原（一种内皮细胞标志物）可能阳性。由于PHA的富血管特征，在放射学上很难将PHA与其他肝脏肿瘤区分开来。超声检查显示肝血管肉瘤病灶内有多个结节或孤立性肿块，由于肿瘤内有坏死或出血区域，表现为不均质回声。CT显示肝脏多发性低密度病变。CT和MRI表现：肿块边界不清，密度不均，易出血，少数病例继发钙化，血管造影可显示异常血管排列，伴肿瘤周围持续染色和肿瘤中心无造影剂充填（向心不均匀强化），此表现可能有助于肝血管肉瘤的诊断（图19-2）。确切的诊断需要通过肝活检进行组织病理学检查，因肿瘤血运丰富，经皮肝穿刺活检易致出血，应避免使用。据报道有9%的出血发生，这可以通过输血和肝动脉栓塞术来控制。

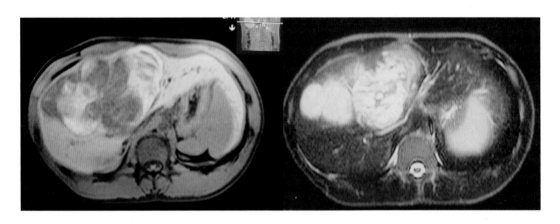

图 19-2　肝血管肉瘤 MRI 表现

　　免疫组织化学方面，目前没有公认的PHA特异性分子标记物。肿瘤对内皮因子如Ⅷ、CD31、CD34和荆豆凝集素Ⅰ具有免疫反应性，证实了其血管性质。特定免疫组织化学标志物（如CD31、CD34和FⅧ-RAg）的表达对于明确诊断至关重要，这些标志物中至少有一项阳性才能诊断出PHA。本病例术后病理免疫组化显示CD31阳性，与文献报道相一致。同时本研究检测到FLI-1少（+），其可作为内皮细胞标志物，敏感性及特异性优于CD31和CD34，结合大体标本及HE，故本病例诊断为PHA。Wang等对24例PHA样本进行检测发现，ERG是最敏感和特异的标志物，敏感性为100%，其次是CD31（79.2%）、CD34（87.5%）和FⅧ-Rag（41.7%）。

　　治疗和预后PHA具有侵袭性的临床特点，延迟诊断加上PHA的侵袭性导致其预后不良，诊断后的总生存期仅为6个月，而1年、3年和5年生存率分别仅为30%、8%和5%。随着医疗技术的进步，如今PHA患者的预后已得到改善。PHA最常见的死亡原因包括肝衰竭、弥散性血管内凝血和失血性休克。

目前没有关于 PHA 最佳治疗方式的既定指南。现有的治疗方式包括手术切除、肝动脉化疗栓塞（TACE）、肝移植、化疗及靶向免疫治疗等。手术切除被认为是最佳的治疗选择，辅助化疗提供了进一步的生存获益，但证据有限。Wilson 等回顾性分析了 44 例诊断为 PHA 的患者。在该队列中，8 例可手术切除的患者中有 6 例接受了 R0 切除，5 年后只有 2 例接受 R0 切除的患者存活。接受 PHA 手术切除的患者中位总生存期（OS）为 33.4 个月，而接受局部治疗的患者中位 OS 为 9.3 个月，接受化疗的患者中位 OS 为 7.7 个月。未接受任何治疗的患者中位 OS 最差，为 1.9 个月。2022 年 8 月，Chen 等报道了迄今为止文献中存活时间最长的 PHA 患者。该患者在 14 年前进行了最初的右半肝切除术，并在 10 年后进行了 Ⅲ 段节段切除术，随后对受累的边缘进行辅助放疗。至文献发表为止，影像学上没有发现进一步的复发。TACE 通常是控制紧急出血的首选治疗方式。另外，TACE 也可作为姑息性的治疗方式。由于复发率高、病情进展快，PHA 行肝移植术后存活时间短，平均生存期少于 7 个月，因此以往研究认为 PHA 是肝移植的绝对禁忌。

四、治疗

手术切除为首选治疗方法。由于肝血管肉瘤诊断时多已扩散，且肿瘤生长快，因而切除率低，预后差，患者平均生存期为 6 个月。放射治疗效果不佳，化疗可能有助于延长患者的生存期。

虽然针对 PHA 并无标准的化疗方案，但对于无手术指征的患者，如病情允许，行化疗可能改善预后。在 Kim 等的研究中，3 例未接受辅助治疗患者的生存率比接受辅助治疗患者差。基于阿霉素的方案和紫杉烷被认为是有效的，目前常用于一线或二线治疗。由于 PHA 发病率低，导致人们对基因异常情况的了解有限，靶向治疗进展甚微。目前已知的有 RAS-RAF-MAPK 通路、TP53 和 CDKN2A/p16 的基因突变。血管内皮生长因子（VEGF）及其受体（VEGFR）也被发现在肿瘤中高表达，从而支持抑制血管生成的药物（如贝伐珠单抗、索拉菲尼、帕唑帕尼等）进行临床研究。目前已取得一定的成果，如 Zhang 等应用 mTOR 抑制剂依维莫司靶向抑制 RAS-RAF-MAPK 通路，使 2 例血管肉瘤患者获得了持续 6 ~ 12 个月的部分缓解。此外，还有较多的治疗方案被尝试，如化疗联合靶向治疗、免疫联合靶向治疗等。Qiao 等报道 1 例 PHA 伴多发肝转移患者，经帕唑帕尼加程序性死亡因子 –1 抑制剂和 RAK 细胞治疗后病情稳定。尽管这只是一个病例报告，但这项研究显示了新的治疗时代的希望。据报道，PHA 即使达到 R0 切除，仍有非常高的复发率，提示大多数患者存在亚临床病灶的可能，本例患者病灶较大，直径为 17cm × 12cm × 10cm（图 19-3），虽然能够完成肝中叶的规范切除，但预计其复发转移的风险较高，抗血管生成靶向和 PD-1 的联合应用有可能会为此类型患者带来益处。故本研究对本患者术后应用了免疫联合分子靶向治疗，这在国内目前未有文献报道，现已应用 7 个疗程，患者病情稳定，一般情况良好。综上所述，PHA 是一种罕见的肝脏恶性肿瘤，由于其临床表现和影像学检查缺乏特异性，难以与其他肝脏肿瘤相鉴别，极易误诊，明确诊断依赖于病理学的免疫组化检查。PHA 的预后较差，肿瘤破裂与不良预后相关。手术是主要的治疗选择，辅助化疗可以改善患者的预后。TACE 主要用于治疗肿瘤破裂出血，因生存期短不推荐肝移植。靶向免疫治疗是一种很有前途的治疗方法，未来将会探索和尝试更多的靶向免疫治疗方案，并且能够根据肿瘤的组织病理学特征、行为、分子生物学和遗传学制订个性化的治疗方案，最终实现 PHA 患者的长期生存。

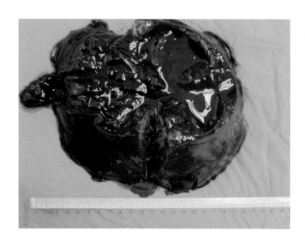

图 19-3　肿瘤标本

第三节　肝平滑肌肉瘤

肝脏平滑肌肉瘤多为转移性，占肝脏转移性肉瘤的第二位，但原发性平滑肌肉瘤全世界文献报告仅有数百例[7]。多见于中青年，也可见于儿童。

一、病理

肿瘤组织可来自肝内平滑肌细胞或多潜能的肝内间叶细胞。肿瘤组织表面呈结节状，质地硬且脆，切面灰白色鱼肉样，均匀一致（图 19-4）。癌细胞呈圆形或卵圆形，胞质少，嗜双色，核圆形或长形，核端钝圆，可有少量巨核细胞。核染色质细，分布均匀，核分裂易见，核仁不明显。分化好的瘤细胞呈椭圆形，两端有胞质突起，可见纵行肌原纤维。免疫组织化学染色结蛋白（Desmin）可呈阳性[2]。

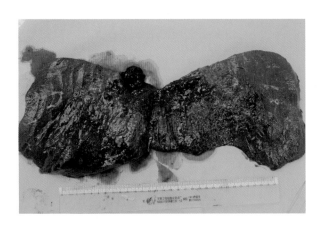

图 19-4　肿瘤标本

二、临床表现

肝平滑肌肉瘤的临床症状与其他肝内占位性病变相似，主要表现为上腹部疼痛、腹胀、食欲缺乏、消瘦、乏力、发热、黄疸、肝大、腹水、上腹部包块等。肝功能正常或异常，血清甲胎蛋白（AFP）阴性，HbsAg 和肝纤维化指标多为阴性。肿瘤往往病程进展缓慢，较小的肿瘤无任何症状，仅在体检时发现肝脏占位性病变。肿瘤最常见于肝右叶，均为单发病灶，光滑，无结节，2/3 病灶有假包膜。源发于肝内血管壁平滑肌细胞的肿瘤因血运丰富，增长速度快，呈膨胀性生长，继发出血和囊性变。中晚期症状和体征表现为上腹部膨隆或包块、腹痛、肝区胀痛、体重减轻、不明原因发热、轻度黄疸等。发生于肝静脉的平滑肌肉瘤又可引起 Budd-chiari 综合征。

三、诊断

肝功能多数正常，无肝炎病史，AFP 可轻度升高。影像学检查有特征性改变，对诊断有极大帮助。其中 B 超检查可见肝实质无明显硬化征象，早期肿瘤呈较小的类圆形占位病变，病变与正常肝脏组织分界清楚，似有假包膜，肿瘤组织内为低密度回声，内部均匀，绝大多数肿瘤增大到一定程度后，可发生瘤内出血，B 超显示在低密度回声区内出现液性暗区，此影像改变有特征意义。CT 检查：平扫肿块多呈低密度，若有出血则肿瘤中心密度更低，增强扫描时肿块密度增加，但仍然低于正常肝组织，而中心出血区无强化[8]。MRI 检查：肿瘤在 T_1 加权像呈中等信号，T_2 加权像呈高信号，信号均匀，肿瘤如有出血、坏死、囊变，则表现有相应的信号改变，动脉期表现为病灶均匀强化，坏死和囊变区不强化（图 19-5）。

四、治疗

应争取早诊断、早手术。完整切除肿瘤，对分化好的肿瘤预后较好。分化差者可广泛转移至肺、腹膜等部位，预后差。平滑肌肉瘤对放疗或化疗均不敏感。

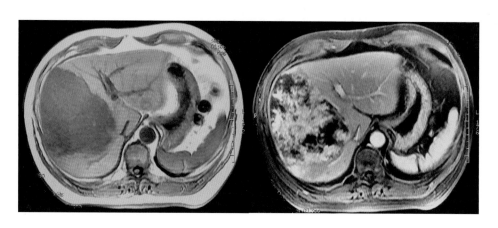

图 19-5　肝平滑肌肉瘤 MRI 表现

第四节　肝神经内分泌癌

神经内分泌癌多发生于消化道、胰腺、呼吸道等部位。原发性肝脏神经内分泌癌（PHNEC）较为罕见。PHNEC 的肿瘤细胞起源于胆管周围散在的神经内分泌细胞，肿瘤生长缓慢且患者预后较好。

一、病理

该类肿瘤表面灰色或灰红色，可有包膜，肿瘤血供较丰富，瘤表面可有血管充盈，似血管瘤改变。肿瘤质地较硬，切面为实质性，有时可有囊性变。病理检查：肿瘤包膜完整，灰白色，中央可有出血坏死区或囊性变。镜下见瘤细胞圆形，大小较一致，细胞排列呈梁索状，浸润生长。核仁大，核膜清楚，核分裂象可见。周边有扩张之血窦组织，可有瘤栓形成。常规病理可初步诊断肿瘤的良恶性，最终需免疫组化区分组织来源和确定肿瘤分泌何种激素。一般先用波型蛋白和角蛋白标记区分肿瘤来自上皮或间叶组织，后用神经及内分泌特异性标记物确定组织类型，如免疫组化神经元特异性烯醇化酶（NSE）、神经微丝蛋白（NF）、上皮细胞膜抗原（EMA）、嗜铬蛋白（CH）、突触囊泡蛋白（SY）等检测。

二、临床表现

临床上早期与原发性肝癌相似，缺少典型症状，易漏诊。值得注意的是，其病史可能较长，发展较慢，往往至肿瘤生长到较大时，才出现全身症状，如上腹部不适、隐痛、消化道症状、乏力、消瘦等。但此时病程多属晚期。无肝炎、肝硬化的表现，待肿瘤较大时可有肝大，甚至触及上腹包块。

三、诊断

术前难以确诊。B超、CT或MRI可对肿块定位。确定诊断需病理检查。B超检查可见肝脏占位病变，呈低密度回声或不均匀回声实性占位，边界多清楚。CT检查：平扫肿块多呈低密度，若有囊性区则密度更低。增强扫描时肿块密度增加，其规律与正常肝组织相似，但囊性区无强化。

四、治疗

肝脏神经内分泌癌首选外科手术。若根治切除，预后良好。东方肝胆外科医院[9]曾发现一例女性患者，39岁，上腹饱胀感5年，触及剑突下肿块1个月。B超检查发现肝右前叶占位病变，直径14cm×12cm，边界清楚，回声不均匀，实质内可见大小不等液性暗区。CT检查：平扫肿块呈低密度。增强扫描时肿块密度增加，与正常肝组织相似，液性区无强化。术前诊断不明。术后病理诊断为肝恶性神经内分泌瘤，分化差。术后预后较好，截止2008年随访时术后已健康生存13年。

第五节　肝恶性黑色素瘤

恶性黑色素瘤是一种恶性程度极高、发病隐匿且预后较差的肿瘤，黑色素细胞起源于胚胎时期的神经嵴，神经嵴细胞在胚胎发育过程中可在各部位迁移及定居，与内、中、外胚层均可能产生关联性，因此，理论上包括肝脏在内的任何部位均可能发生原发性黑色素瘤。但国内外关于原发性肝脏黑色素瘤（primaryhepaticmelanoma，PHM）的报道十分罕见，从 1954 年至今仅 40 余篇文献，且以个案报道为主，故目前尚无该病的流行病学资料。我国黑色素瘤的发病率相对较低，占全部恶性肿瘤的 1% ~ 3%，中位发病年龄为 45 ~ 55 岁，其好发部位为皮肤、眼、外阴、消化道、鼻旁窦、腮腺等。而原发于肝脏的恶性黑色素瘤极为罕见，其起源和发病机制目前尚不清楚。

一、病理

肉眼所见肿瘤切面可见黑色肿块，肿瘤常有假包膜、易出血、坏死、囊变（图 19-6）。镜下见瘤细胞梭形或不规则形，内含丰富黑色素，核异型明显。

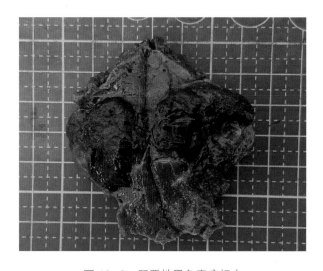

图 19-6　肝恶性黑色素瘤标本

二、临床表现

肝脏恶性黑色素瘤无特异性临床症状和体征，与原发性肝癌、肝脓肿、血管瘤等肝脏占位性病变很难区别，部分患者可出现阵发性上腹部疼痛。PHM 因无特异性临床表现，术前极易误诊，较难与肝细胞癌、胆管细胞癌、转移性肝癌、肝血管瘤等相鉴别。黑色素瘤，尤其是体表的黑色素瘤，主要与日光、刺激、病毒、创伤、免疫、遗传等相关，而未暴露在日光下的部位出现黑色素瘤，有学者认为与皮肤黏膜等暴露部位在日光作用下释放出日光循环因子，随血循环作用于未暴露区域的黑色素母细胞所致。有研究显示，CXC 趋化因子 -8 配体（CXCchemokineligand-8，CXCL-8）在黑色素瘤的发生发展中起着重要作用，CXCL-8 能加速肿瘤细胞的血管生成及细胞增生，而其受体 CXC 趋化因子 -1 受体（CXCchemokinereceptor1，CXCR1）和 CXCR2 可通过调节 CXCL-8 的分泌介导黑色素瘤细胞的浸润和转移。Sinnberg 等研究发现，Wnt/β-catenin 信号通路在黑色素瘤的发生发展中发挥着重要作用。人原发性黑色素瘤的侵袭性区域常有 β-catenin 表达，Wnt3a 的表达与黑色素瘤患者的生存呈负相关。维生素 D 受体信号的升高可抑制 Wnt/β-catenin 信号基因的表达，减少肿瘤转移，增强患者免疫反应力，改善预后。此外，Heppt 等研究发现，同源异性盒基因（musclesegmenthomeoboxgene1，Msx1）可诱导黑色素瘤的表型转换，其特征是从 E- 钙黏附素高的非迁移状态向锌指 E 转录抑制因子锌指 E- 盒结合同源异形盒（zinc-fingerE-boxbindinghomeobox1，ZEB1）高侵袭性状态的致癌转变；ZEB1 上调与 Msx1 诱导的黑色素瘤细胞迁移表型有关，Msx1 的缺失可显著抑制体内黑色素瘤的转移。

三、诊断

超声检查及 CT 检查对于 PHM 的诊断及鉴别意义不大，MRI 检查是诊断 PHM 的最佳影像学检查方法，究其原因为 PHM 中含有的黑色素具有顺磁性，能使 T_1 和 T_2 弛豫时间缩短，表现为 T_1 加权高信号、T_2 加权低信号。因此，PHM 的影像学检查首选 MRI。但由于 PHM 中黑色素分布和含量的差异，实际 MRI 图像中往往表现为混杂的 T_1 和 T_2 信号。病理标本肿瘤细胞质中见大量黑色素颗粒沉积是诊断黑色素瘤的最重要线索。免疫组化 HMB45、Melan-A、Vimentin 阳性有利于明确黑色素瘤的诊断及作为鉴别诊断的重要依据。目前国内外尚无明确的 PHM 诊断标准。学者认为应注意以下几点：①肝内单发或弥漫性多发，单发一般较巨大，呈囊实性，肝右叶多见；② CT 可表现为单发或多发稍高密度占位，可伴钙化，较大者中央可有暗区，增强轻度不均匀强化；MRI 一般表现为 T_2 加权呈高信号；③一般好发于年龄较轻者，较之原发性肝癌，其慢性乙型病毒性肝炎病史、或伴有肝硬化，AFP 升高等概率相对较小；④肿瘤一般较少侵犯门静脉及左右肝管，主要以膨胀性生长压迫周围血管及胆管为主，很少出现腹水、脾大及侧支循环等肝硬化表现。病理和免疫组化检查为诊断金标准，确定肝脏恶性黑色素瘤是否原发主要依靠排他性诊断，如无证据提示其他部位存在黑色素瘤，则可诊断为肝脏原发性恶性黑色素瘤。

四、治疗

早期完整的手术切除是肝脏恶性黑色素瘤的首选治疗方法，AJCC 认为特殊部位如胃肠道恶性黑素瘤切除范围应为 3 ~ 7cm。恶性黑色素瘤早期可发生局部淋巴结转移，若术中证实肝门部淋巴结见肿瘤转移，则应予以肝十二指肠韧带淋巴结清扫。此外，大量的回顾性研究和一些前瞻性研究已经证实，在黑色素瘤患者中对原发灶及转移灶进行完全手术切除可获得优于预期的生存。因此，对于黑色素瘤患者，如通过手术有可能完全切除所有病灶均应尽量手术，这一点有别于其他恶性肿瘤 [10]。黑色素瘤细胞对化疗药物相对不敏感。目前，达卡巴嗪仍是最有效的药物，单药反应率为 7.5% ~ 12.2%。一般认为，黑色素瘤对放疗不敏感。NCCN 指南将大剂量 IL-2 治疗列为晚期黑色素瘤的一线治疗选择，通常认为可达到 5% 的长期缓解，15% 左右的有效率。PHM 的总体预后较差，1 年生存率仅 30%，中位生存时间仅 5 个月。目前该病尚缺乏有效的治疗方法。早期手术切除联合术后 IL-2 治疗可能改善患者预后。IL-2 具有复杂的生物学效应，可通过促进细胞毒性 T 淋巴细胞和自然杀伤细胞的裂解而发挥抗肿瘤作用。美国国立综合癌症网络（NCCN）指南推荐将大剂量的 IL-2 可作为晚期黑色素瘤的首选治疗方案。美国食品药品监督管理局（FoodandDrugAdministration，FDA）也已批准 IFN-α 和 IL-2 作为恶性黑色素瘤的辅助治疗。Li 等通过随机对照试验研究发现，对于无复发的恶性黑色素瘤患者应推荐持续静脉注射 IL-2（证据级别 I 级）。化疗对于黑色素瘤的治疗效果有限。值得庆幸的是多项靶向治疗随机研究已进入 II、III 期试验并取得了喜人的结果，例如 Dummer 等研究发现达普拉非尼联合曲美替尼治疗 V600E 或 V600K 突变的 III 期黑色素瘤的 5 年总体生存率和无瘤生存率可达 52% 和 65%，明显优于安慰剂组的 36% 和 54%。Ascierto 等研究也发现，诺那非尼联合比美替尼对晚期 BRAFV600 突变黑色素瘤患者有长期益处。此外，免疫治疗对于黑色素瘤也有一定的疗效。Gutzmer 等的 III 期随机对照试验研究提示阿替唑珠单抗、维莫拉非尼和考比美替尼可作为不能切除的晚期 BRAF 突变阳性黑色素瘤的一线治疗，能显著提高患者的无进展生存率。Zimmer 等研究也发现，与安慰剂相比，在无疾病证据的 IV 期黑色素瘤患者中，单独使用纳武利尤单抗或与伊匹单抗联合使用辅助治疗可显著提高患者的无复发生存率。综上所述，PHM 是一类恶性程度极高、极易误诊、预后较差的罕见病例，临床无明显特异性表现，上腹部增强 MRI 检查及病理免疫组化检查有利于协助诊断，早期手术及术后 IL-2 治疗可能延长患者生存时间。

（段克才　赵一军）

参考文献

[1] 吴孟超 . 肝脏外科学 [M]. 第 2 版 . 上海：上海科学技术文献出版社，2000：367-371.

[2] 汤钊猷 . 现代肿瘤学 [M]. 上海：上海医科大学出版社，1993：1028-1048.

[3]Li Aijun, Wu Mengchao, Zhou Weiping, et al. Diagnosis and Treatment of Liver Cystadenocarcinoma：Report of 18 Cases[J]. The Chinese-German Journal of Clinical Oncology, 2005, 4（5）：267-270.

[4] 徐庆国，陶其飞，刘辉，等 . 肝内胆管囊腺瘤和囊腺癌的临床分析 [J]. 中华消化外科杂志，2015，14（2）：115-119.

[5]Liu J, Waalkes MP. Liver is a target of arsenic carcinogenesis[J]. Toxicol Sci, 2008, 105（1）：24-32.

[6]Fu-Shuang Ha, Hua Liu, Tao Han, et al. Primary hepatic angiosarcoma manifesting as hepatic sinusoidal obstruction syndrome：A case report[J]. The World Journal of Gastrointestinal Oncology, 2022, 14（5）：1050-1056.

[7]Tsiatis AC, Atkinson JB, Wright JK, et al. Primary hepatic myxoid leiomyosarcoma：a case report and review of the literature[J]. Ultrastruct Pathol, 2008, 32（1）：25-28.

[8] 张绍庚，谈景旺，姚和祥，等 . 肝平滑肌肉瘤的诊断与治疗 [J]. 肝胆外科杂志，2000，8（2）：128-129.

[9] 温增庆，杨广顺，杨甲梅，等 . 肝脏恶性神经内分泌瘤二例 [J]. 中华外科杂志，1998，96（12）：710.

[10] 李之慧，云晓静，杨茂梧 . 原发性肝脏恶性黑色素瘤的诊治进展 [J]. 中华消化病与影像杂志：电子版，2016，6（3）：133-136.

第二十章

原发性肝癌结节破裂出血的治疗

原发性肝癌结节破裂出血是一个严重的并发症，对患者的生命构成威胁。据统计，西方国家的肝癌破裂出血发生率低于 3%，而在东方国家，这一比例为 12% ~ 14%，相关的死亡率超过了 50%[1, 2]。尽管目前对于肝癌破裂出血的机制和治疗方法仍存在许多争议，但已有一些研究为我们提供了宝贵的参考。

一、原发性肝癌破裂出血的机制

肝癌结节破裂是指肿瘤与肝包膜及两膜之间的肝实质的完整性均遭到破坏。目前尚不完全明确，但可能与多种因素有关[3-7]：①由于肿瘤膨胀生长，瘤内压力高，压迫回流静脉，使瘤内淤血；②肿瘤生长迅速，瘤体内血供相对不足，出现缺血缺氧或肿瘤中央坏死液化，侵蚀血管；③出血来源：肿瘤新生动脉或静脉的破裂，肿瘤直接侵蚀血管出血；④肿瘤破溃或液化后合并感染；⑤肿瘤位置表浅，包膜脆而更薄弱；⑥肝功不良凝血因子缺乏导致凝血障碍；⑦血管免疫性受损相关，即患者体内的巨噬细胞功能受损，导致血管壁受损，血管硬化，在轻微外力作用下更易破裂。

二、临床表现及诊断

肝癌破裂出血的临床症状与肿瘤的位置有关。位于肝脏内部的肿瘤破裂可能不会有明显症状，而位于肝脏表面的肿瘤破裂则可能导致上腹部疼痛、腹腔积液等症状[8]。原发性肝癌破裂出血的诊断并不容易，特别是那些不伴有肝硬化或者肝癌诊断未明确的患者[9]。腹部 B 超及 CT 的检查对诊断腹腔积液及肝脏肿瘤的存在很有帮助[9]。据文献报道，大约有 13.2% ~ 35.7% 原发性肝癌破裂患者行肝动脉血管造影时可见肿瘤血管造影剂的外漏[10]。虽然随着影像学技术的发展，原发性肝癌破裂出血的诊断率越来越高，但仍然有 20% ~ 33% 患者需要行急诊剖腹探查术才能明确[11]。另外，行腹腔穿刺术抽出不凝血亦可以明确原发性肝癌破裂出血的诊断[12]。

三、治疗方法

对于原发性肝癌破裂出血，首要目标是控制出血，维持生命体征的稳定，并尽量保存功能正常的肝脏。早期原发性肝癌破裂出血的止血主要依靠开腹手术，包括单纯填塞法、肿瘤破裂口的折叠缝合、无水酒精的注射、肝动脉结扎及肝脏切除等，同时进行腹腔的深度冲洗，以消灭腹腔内的癌细胞（图 20-1，图 20-2）。开腹手术虽然止血比较彻底，但患者的死亡率较高，尤其对于那些肝硬化较重、肝功能较差、肿瘤不能切除的患者，开腹手术就受到了大大的限制。近年来，随着肝动脉插管栓塞、射频消融等微创技术的发展，原发性肝癌破裂出血呈现出多样化治疗的状况，其中，肝动脉插管栓塞（TAE）由于其微创性，已逐渐成为晚期肝癌的首选治疗方法。

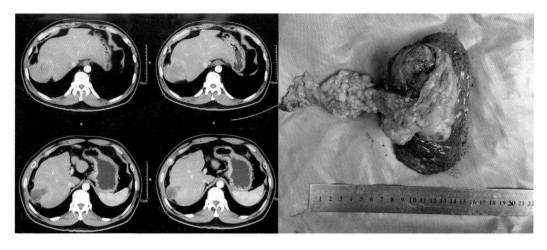

图 20-1　小肝癌外生性生长、破裂 CT 表现及肿瘤标本

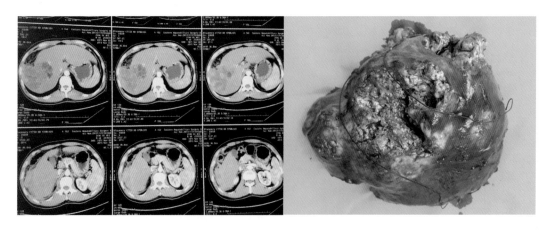

图 20-2　右肝癌破裂 CT 表现及肿瘤标本

1．保守处理　原发性肝癌破裂时，保守治疗主要采用止血药物、抗感染、保肝和营养支持。患者稳定后，应及时进行影像学检查确诊。然而，Chen[13]等在研究表明采用保守治疗的肝癌破裂患者 1 个月死亡率高达 31%。因此，保守治疗主要适用于[14]：①破裂轻微、出血少或已停止、状况稳定的患者；②肝功能严重受损、不能接受手术或介入治疗的患者；③肝癌晚期，存在广泛转移的患者。

2．单纯填塞法　此法通过填塞物达到止血效果，特别适合渗透性肝癌破裂出血。但存在再次出血和感染风险，特别是填塞物超过 72 小时，其引起腹腔感染的概率将会大大增加[15]。因此，它主要作为难控制的肝癌破裂出血和不可切除肝癌的初步治疗，为后续治疗赢得时间。

3．肝癌破裂口折叠缝合　对于出血较少的肝癌破裂，可考虑此法。但由于多数患者伴有肝硬化，肝组织脆弱，缝合困难且易再出血。此外，肿瘤仍在，远期生存率未见提高等使得此法应用受到限制。Miyamoto[16]研究显示，30 例患者中，采用填塞或缝合，3 个月生存率仅 26.9%。

4．单纯无水乙醇注射术　此法通过增加局部组织张力及固定、瘤内血管血栓形成而达到止血。Sunderland[17]等研究的 9 例肝癌破裂出血患者中，8 例成功止血。但无远期疗效报道。

5．肝动脉结扎术（Hepatic Artery Ligation，HAL）　考虑到肝癌 90% ~ 95% 的血供来自肝动脉，此法可有效止血。但它也减少正常肝脏的血供，存在肝衰竭风险。因此，建议结扎肝动脉分支，减少正常肝脏缺血的风险[14]。随技术进步，如肝动脉插管栓塞，此法已基本被 TAE 取代。

6．经肝动脉插管栓塞术（TAE）　随着介入放射技术的发展，经肝动脉化疗栓塞（TAE）治疗肝癌破裂出血效果显著。TAE 是在血管造影技术的指导下，可以了解肝内肿瘤的部位、活动性出血点及有无门静脉异常开放，更重要的是它还可以采用吸收性明胶海绵等栓塞剂及化疗药物将供应肿瘤的肝动脉全部栓塞，不仅有效止血，而且对于那些不能行手术切除肿瘤的患者可同时进行局部化疗治疗。多数研究认为，TAE 是首选治疗方法[10, 12]。文献报道，TAE 控制肝癌破裂出血有效率为 70% ~ 100%，其住院病死率 < 29.4%，大大减少了急诊手术率[2, 18]。但伴有门静脉栓塞和肝功能不全的患者应谨慎 TAE。Leung CS[19]研究 31 例患者发现，血清总胆红素 > 50μmol/L 时，生存率未显著提高。而且 TAE 治疗还可能导致再出血、肝脓肿和腹膜转移[20]。

7．急诊肝切除术或一期肝切除术　2002 年，Yeh[21]等研究 60 例肝癌破裂与 475 例肝癌手术治疗患者，尽管肝癌患者的无瘤生存率较肝癌破裂出血患者高，但两者的总体生存率相当。多数学者认为，在肝功能、生命体征稳定、凝血功能正常及肿瘤可切除的前提下，肝切除不仅有效彻底止血，还能切除原发病灶，甚至部分患者可以根治。

Bo Wang[22] 等研究 13 例患者，5 例行急诊肝切除中得出不仅切除患者预后优于仅行保守治疗的患者，而且如术后应用蒸馏水、化疗药物等行腹腔灌洗可提高患者生存率[23]。

肝癌破裂出血起病急，失血量大，一般很难自行止血，保守治疗难以奏效。肝切除术是最有效的止血方法，但肝癌破裂出血患者一般状态较差，肝功能不良，加上手术和麻醉的打击，故手术风险性较大，病死率高。结合我院多年的手术经验，我们认为肝切除手术适应证包括：体质良好，无恶病质；术中生命体征稳定；无黄疸和腹水，肝脏质地良好或肝硬化不明显；肿瘤单发，易于切除；未发现转移灶。术中要尽量保存正常肝组织，防止术后肝衰竭的风险。对不能耐受肝切除者，可行肝动脉结扎、缝扎填塞压迫止血后行支持治疗、化学治疗，待病情稳定后再进行肝癌切除。

总之，肝癌破裂出血性休克是原发性肝癌致死的主要原因。抢救的重点在于纠正出血性休克，应当当机立断进行手术治疗。根据病情选择肝修补加吸收性明胶海绵、大网膜填塞和肝部分切除。止血不满意还需加做选择性肝动脉结扎。最好是左肝或右肝动脉结扎，应避免结扎肝固有动脉。

8. 其他方法　其他治疗方法包括急诊肝移植和射频消融等。多篇文献得出单纯行肿瘤射频消融亦能取得确切的止血效果[24, 25]，但此法仍然缺少大样本、高质量的临床研究。而行急诊肝移植也面临着多种挑战，如肝源短缺和术后复发。目前开展的靶向、免疫药物治疗，有助于延长患者的生存期。

四、二期手术治疗

尽管一期肝切除有良好预后，但多数患者伴有肝硬化，加之肿瘤破裂出血、麻醉及手术本身等原因导致一期急诊手术风险比较高，且并非所有的肝癌自发性破裂出血均适合急诊手术。因此，许多学者建议先行止血治疗，如 TAE 或肝动脉结扎止血后，等患者生命体征平稳、凝血功能纠正、肝肾功能基本正常后再采取二期手术切除。

五、肝癌破裂修补术后的再手术治疗

肝癌破裂后的修补术虽然可以暂时控制病情，但在某些情况下，患者可能需要进行第二次手术治疗。选择进行第二次手术的适应证与一般肝切除的原则相似，包括：身体状况良好，良好的肝功能，肝脏内的病灶局限于一个叶子，没有发现多发转移，腹内转移灶单发，且可切除。进行第二次手术时，首要任务是切除肝脏的原发病灶，然后处理腹腔的转移灶。对于肝内多发病灶且难以切除的患者，手术是禁忌的，因此术前明确的诊断至关重要。

第二次手术的难点是分离粘连，分离时容易出血，手术时血源要充足。一般先解剖出第一肝门，因肿瘤破裂均在肝表面，分离时会有再破裂出血的可能。对于分离粘连渗血较多者，需要在阻断肝门的情况下进行肝叶的游离。

选择第二次手术的时间也很关键：原则上是第二次手术距第一次越近越好，否则术后复发的风险会增加。我们接诊过一位 38 岁的患者，肝癌破裂时出现血压下降等休克表现，腹内积血达 4000ml，在当地医院行修补术，止住出血保住了生命。术后行TAE 术 1 次，相距 2 个月后才到我院就诊。由于间隔时间 2 个月，我们手术时已经发现腹内转移灶 1 枚。行半肝切除＋腹内转移灶清除术。遗憾的是，尽管我们采取了积极的治疗措施，该患者在第二次手术后的半年内，腹腔内出现了广泛的转移。从这个病例中，我们可以得出一些结论：肿瘤的大小、腹内出血量以及治疗的及时性都与患者的存活时间有关。

处理腹内种植灶：第二次手术的核心目的，就是祛除肝脏原发灶，清除腹腔内转移灶，并同时进行腹内清洗与化疗及术后综合治疗。这些种植灶大多位于大网膜上，也有位于下腹部、盆腔内。在切除这些病灶后，我们会进行腹腔的深度冲洗和使用低渗液进行浸泡，旨在消灭腹腔内的癌细胞。尽管目前有多种表面活性剂可供选择，但对于腹腔内的癌细胞尚无找到特效药物。为了提高患者的生存率，我们还会在腹腔内放置化疗药物。总的来说，由于肝癌破裂的预后通常不佳，我们必须采取果断和有效的治疗措施，以提升患者的生活质量并尽可能延长其生存时间。

Li[26] 等通过对 5 例原发性肝癌破裂出血行一期止血治疗后行常规肝脏肿瘤切除＋腹腔内化疗治疗后，3 例生存期达到 6 个月，2 例生存期达到 28 个月。而周旭宇[27] 等人对 6 例原发性肝癌破裂出血患者先予以肝动脉栓塞止血，然后再择期手术，术后仅1 例患者死亡，手术安全性明显提高。

六、展望

综上所述，原发性肝癌破裂出血治疗仍是临床难题。早期诊断和有效止血是关键，也是影响其疗效的第一步。诊断明确后采取哪种有效治疗方法和手术时机选择仍是研究焦点。我们也期待更多的、更为严格的临床随机对照研究为我们提供可靠的、科学性诊疗方案。

（杨晓宇）

参考文献

[1]Pan T，Gao F，Huang X，et al. Transarterial embolization followed by staged hepatectomy versus emergency hepatectomy for ruptured HCC：a meta-analysis[J]. Clinical and Translational Oncology，2023：1-16.

[2]Plahuta I，Jelenko M，Stojan Potrč，et al. Abandonment of surveillance，followed by emergency surgery for a second spontaneous rupture of hepatocellular carcinoma：a case report and review of the literature[J]. Clinical Case Reports，2019，7（4）：789-796.

[3]Lee JE，Park JW，Lee IJ，et al. Ruptured massive hepatocellular carcinoma cured by transarterial chemoembolization[J]. Journal of Liver Cancer，2020，20（2）：154-159.

[4]Sahu SK，Chawla YK，Dhiman RK，et al. Rupture of hepatocellular carcinoma：a review of literature[J]. Journal of clinical and experimental hepatology，2019，9（2）：245-256.

[5]Kang I，Raghavachari M，Hofmann CM，et al. Surface-dependent expression in the platelet GPIb binding domain within human von Willebrand factor studied by atomic force microscopy[J]. Thromb Res，2007，6：731-40.

[6]Ju LA，Chen Y，Li Z，et al. Platelet receptor-mediated mechanosensing and thrombosis[M]// Mechanobiology in Health and Disease[J]. Academic Press，2018：285-304.

[7] 王伟，朱立新 . 肝癌自发性破裂的机理及治疗进展 [J]. 现代肿瘤医学，2008，16（9）：1639-1641.

[8]Minici R，Guzzardi G，Venturini M，et al. Transcatheter Arterial Embolization （TAE） of Cancer-Related Bleeding[J]. Medicina，2023，59（7）：1323.

[9]Xia F，Ndhlovu E，Zhang M，et al. Ruptured hepatocellular carcinoma：current status of research[J]. Frontiers in oncology，2022，12：848903.

[10]Sun JH，Wang LG，Bao HW，et al. Emergency embolization in the treatment of ruptured hepatocellular carcinoma following transcatheter arterial chemoembolization[J]. Hepatogastroenterology，2010，57（99-100）：616-619.

[11]Onur OO，Guneysel O，Saritemur M，et al. Spontaneous rupture of hepatocellular carcinoma presented as low back pain to an emergency department：a case report[J]. BMJ Case Reports，2009，：2009：bcr07. 2008. 0580.

[12]Yoshida H，Mamada Y，Taniai N，et al. Spontaneous ruptured hepatocellular carcinoma[J]. Hepatology Research，2016，46（1）：13-21.

[13]Chen WK，Chang YT，Chung YT，et al. Outcomes of emergency treatment in ruptured hepatocellular carcinoma in the ED[J]. Am J Emerg Med，2005，23：730-736.

[14]尹大龙，曲志博，姜洪池，等 . 原发性肝癌破裂出血的治疗现状 [J]. 世界华人消化杂志，2007，15（6）：601-605.

[15]Gupta M，Nimbalkar S，Singla P，et al. Abdominal packing for surgically uncontrollable haemorrhage[J]. Trop Gastroenterol，2010，31（1）：61-64.

[16]Miyamoto M，Sudo T，Kuyama T. Spontaneous rupture of hepatocellular carcinoma：a review of 172 Japanese cases[J]. Am J Gastroenterol，1991，86：67-71.

[17]Sunderland GT，Chisholm EM，Lau WY，et al. Alcohol injection：a treatment for ruptured hepatocellular carcinoma[J]. Surg Oncol，1992，1：61-63.

[18] 肖玉根，杨清水 . 手术治疗肝癌破裂出血 32 例 [J]. 中国医药，2006，1：476-477.

[19]Leung CS，Tang CN，Fung KH，et al. A retrospective review of transcatheter hepatic arterial embolization for ruptured hepatocellular carcinoma[J]. J R Coll Surg Edinb，2002，47：685-688.

[20]Xu X，Chen C，Liu Q，et al. A meta-analysis of TAE/TACE versus emergency surgery in the treatment of ruptured HCC[J]. CardioVascular and Interventional Radiology，2020，43：1263-1276

[21]Yeh CN，Lee WC，Jeng LB，et al. Spontaneous tumour rupture and prognosis in patients with hepatocellular carcinoma[J]. Br J Surg，2002，89（9）：1125-1129.

[22]Bo Wang，Yi Lu，Zheng Wu，et al. Management of spontaneous rupture of spontaneous rupture of hepatocellular carcinoma[J]. ANZ J Surg，2008，78：501-503.

[23]Lin CH，Hsieh HF，Yu JC，et al. Peritoneal lavage with distilled water during liver resection in patients with spontaneously ruptured hepatocellular carcinomas[J]. J Surg Oncol，2006，94：255-256.

[24]柯山，丁雪梅，孙文兵，等 . 以射频消融为主要手段救治巨大肝癌自发性破裂出血 [J]. 中华外科杂志，2010，48（5）：393-395.

[25]Manikam J，Mahadeva S，Goh KL，et al. Percutaneous，non-operative radio-frequency ablation for haemostasis of ruptured hepatocellular carcinoma[J]. Hepatogastment-erology，2009，56：227-230.

[26]Li AJ，Zhou WP，Wu MC，et al. Hepatectomy after primary repair of ruptured liver cancer[J]. Hepatobiliary Pancreat Dis Int，2007，6（3）：267-270.

[27] 周旭宇，邵成浩，胡先贵，等 . 急诊肝切除术治疗肝癌自发性破裂出血附 58 例报告 [J]. 中华普外科手术学杂志，2008，2（3）：45-47.

第二十一章

紧贴下腔静脉肝血管瘤的手术注意事项

　　肝海绵状血管瘤是肝脏最常见的良性肿瘤。临床表现可见于任何年龄，以成年女性多见。一般无临床症状，常于影像学检查偶然发现。巨大者可扪及肿块；压迫肝脏或邻近脏器而产生腹部不适或腹痛；自发性破裂出血者少见，外伤、肝穿刺等外因可致破裂出血。病理单发者居多，但多发者可达9%～25%。病灶一般为囊性或囊实混合性。大体上呈紫红色，边界清楚，一般无包膜。切面呈囊状或蜂窝状，犹如海绵，亦称为海绵状血管瘤。少数瘤体中央可见机化血栓、瘢痕组织或钙化。镜下表现：由丰富血窦组成，血窦腔大小及形态均不规则，表面被覆单层扁平内皮细胞，并由薄层结缔组织分隔。血窦腔内可见新鲜或机化血栓，可致窦腔消失和继发纤维化。

一、肝血管瘤诊断

　　1. CT 表现

　　（1）平扫：①病灶多呈圆形、类圆形的均匀稍低密度区，边界清楚，边缘可见分叶；②直径＞10cm者称为巨大血管瘤，其密度可不均匀，中心可见裂隙状、星芒状或不规则形的更低密度区。

　　（2）增强扫描：①呈典型"快进慢出"的特点。肝动脉期病灶边缘斑片状、结节状强化，为动脉供血的扩张血窦；②门静脉期、实质期和延迟期呈向心性强化，直至完整填充；③延迟期可仍呈稍高密度或等密度，中心不强化区为血栓机化、纤维化部分。

　　2. MRI 表现

　　（1）平扫：①边界清楚、信号均匀，T_1WI 呈稍低信号，T_2WI 呈高信号；②特别是在 T_2WI 上，信号强度随回波时间（TE）延长而增高，在 T_2WI 上（TE = 120 ～ 160ms），其信号强度非常高，称为"亮灯泡"征（图21-1）。

　　（2）增强扫描：①强化方式与CT相似；②肝血管瘤病灶在 MRI 的 T_2WI、增强 T_1WI 的形态、信号特点，以及强化方式特点具有特征性，MRI 诊断敏感性和特异性常高。

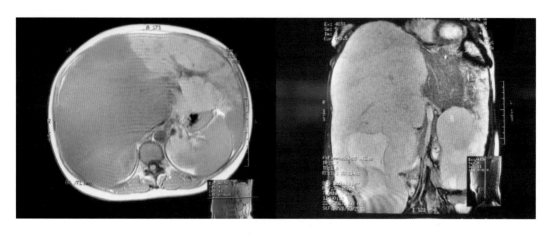

图 21-1　巨大肝血管瘤 MRI 表现

二、肝血管瘤治疗

目前的观点是：对于肿瘤小于 5cm，暂不处理，继续观察。肿瘤＞ 10cm，有贫血症状，要积极手术，以免贫血加重和心力衰竭等情况发生，但也要根据患者的实际情况而定。5 ~ 10cm 的血管瘤可根据患者的情况如：生长快、心理负担重等情况可以考虑手术。目前血管瘤的治疗方法包括：手术治疗、介入治疗、微波固化、保守观察等。介入治疗可造成肝脓肿、胆管的损伤等[1]。手术治疗仍是最有效的治疗手段。随着肝切除技术的进步，切除率有较大的提高。但切除紧贴下腔静脉（Inferior vena cava，IVC）的肝血管瘤有一定风险，如误伤下腔静脉，造成空气栓塞、大出血，甚至危及生命。

手术方法：经上腹部右肋缘下切口或上腹部"人"字形切口，充分游离肝周韧带。利用第三肝门解剖法[2]，先在肝外分离出肝短静脉，自下而上，逐步切断结扎。若肿瘤巨大，在第一肝门处，分出患侧的肝动脉结扎一道，以使瘤体缩小。在第二肝门处，在肝外分离出患侧的肝静脉、结扎。切肝时，距肿瘤边界 0.5 ~ 1cm 处切开肝包膜，由浅入深切除肝组织，可以沿着肿瘤边缘走。在紧贴 IVC 时，IVC 被压扁成纤维索带状，将肿瘤慢慢从 IVC 剥离下来，祛除肿瘤后，用无损伤线修补 IVC 裂口处。为了预防术中大出血，应用了各种阻断术，除了第一肝门阻断法外，还有第二肝门处肝静脉阻断法，交替半肝血流阻断法，全肝血流阻断法等。我们曾遇一患者两侧肝叶均有大血管瘤，并与周围组织粘连，大量血管交通支形成，肿瘤切除后，创面广泛渗血，我们用纱布填塞肝创面。术后第三天开始逐步拔除纱布，第 10 天纱布拔完出院（图 21-2）。

紧贴下腔静脉的肝血管瘤是指生长在第二肝门、尾状叶的血管瘤，如Ⅰ、Ⅷ、Ⅳ a、Ⅴ、腔静脉旁部等，可以紧贴、压迫 IVC，造成 IVC 变窄、压扁、移位。血管瘤是一种良性病变，它与 IVC 之间是毗邻关系。血管瘤可以包绕 IVC 生长（如尾状叶血管瘤），由于 IVC 移位、变形，手术台上不易辨认，有误伤 IVC 的可能，造成大出血、空气栓塞等（图 21-3 至图 21-5）。

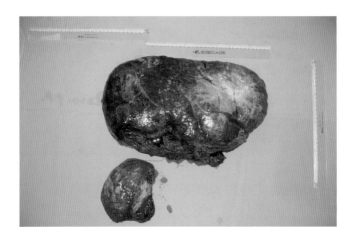

图 21-2 肝血管瘤标本

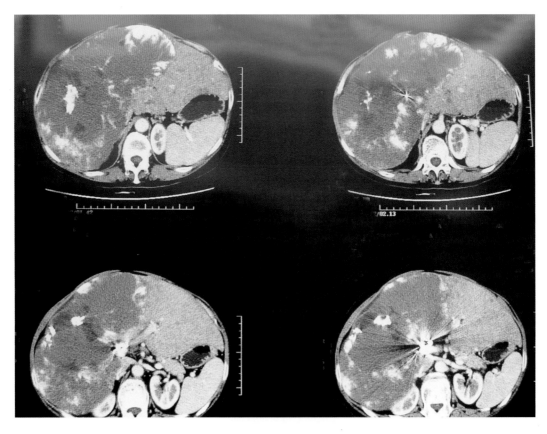

图 21-3 右肝叶巨大肝血管瘤 MRI 表现

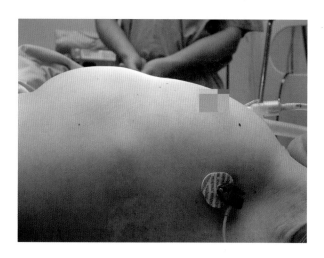

图 21-4　患者隆起的腹部

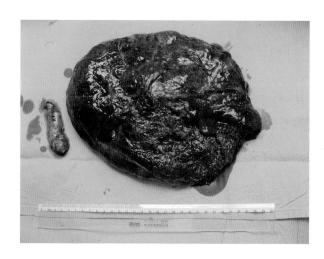

图 21-5　肝血管瘤和胆囊标本

三、注意事项

为了避免 IVC 损伤，应注意以下事项。

1. 紧贴下腔静脉的肝血管瘤，先要在第三肝门处，将肝短静脉在肝外进行游离、切断结扎，这样利于 IVC 的处理。有时血管瘤大，显露第三肝门困难，阻断第一肝门，使瘤体缩小后，再去分离结扎肝短静脉。若肿瘤巨大位于半肝或超过半肝以上，在第一肝门处，分出患侧的肝门，在肝外结扎一道，也可以使瘤体缩小。

2. 紧贴 IVC 肿瘤与第二肝门血管关系密切，肝静脉也可被压扁、变形、移位。在第二肝门处，在肝外游离出三根主肝静脉进行阻断[3]。除肿瘤包绕肝静脉外，一般在肝外均可分出，分离关键是要找到下腔静脉韧带、腔静脉窝、左尾状叶顶部的肝静脉腔静脉结合部等。在阻断第一肝门的情况下，可以结扎患侧肝静脉。

3. 最后处理紧贴 IVC 的血管瘤，有时血管瘤与 IVC 粘连紧密，边界难以辨认，IVC 就如同肿瘤包膜一样，很容易误伤。所以注意 IVC 的走行，紧贴肿瘤边缘剥离，修补 IVC 可以应用全肝血流阻断技术，这样能避免空气栓塞、大出血。

4. 尾状叶由于手术部位特殊，不同于常规的肝叶切除术。左尾状叶肿瘤切除，一般是左侧入路，分离出肝短静脉切断结扎，将左尾状叶肿瘤切除。若肿瘤与左肝静脉分不开，则做联合左肝叶切除。右尾叶肿瘤切除是右侧入路：彻底游离右半肝叶至下腔静脉右侧处，分离出肝短静脉切断结扎，腔静脉旁部的肿瘤及整个右尾状叶肿瘤，往往联合右后叶甚至右半肝叶的切除。全尾叶肿瘤切除可以采用左、右结合入路手术方式或者从正中劈开肝实质，把全尾叶肿瘤切除。

5. 血管瘤的手术，力争完整切除，在 IVC 周围的血管瘤有切不干净的可能。即使局部切不干净，应用缝合法闭合血管瘤，要注意不要缝合在有病变的瘤体上。因血管瘤如纸样薄，没有弹性，针孔处缝线易撕脱出血，往往需要再次手术止血。

6. 创面能对拢缝合是较理想的，但要注意流出道受阻。正常肝脏质软，容易对拢缝合，同时肝静脉也易受压。肝创面敞开，损伤小，术后肝功能恢复快，但胆漏、出血的发生率高。我们曾遇一中肝叶巨大肝血管瘤，约 10mm×12mm，肿瘤与三个肝门关系密切，术前看不清肝静脉，IVC 被压扁，将中肝叶切除，变成两个大手术创面，左外叶血运好，右后叶及部分右前叶肿胀、发暗、变硬，边缘变钝，这就是肝静脉回流受阻的表现。血压 80/30mmHg，用升压药、输血均不起作用。切除右后叶及部分右前叶，只保留左外叶一个手术创面后，血压升至 130/80mmHg。术后患者恢复良好。

7. 对于手术创伤大、出血多、手术时间长、创面渗血不止的患者，术中要果断处理肝脏创面，可以压纱布，以缩短手术时间，减少对机体代谢等方面影响，避免对凝血机制的干扰。术后第三天开始松动纱布，然后每天拔出一部分，注意观察出血量，若无活动出血，一周至 10 天拔完纱布，最后再拔除双套管。

对于生长较快，长在重要部位的血管瘤，仍主张积极手术治疗，对长满整个肝叶的血管瘤目前有行放疗报道，肝功能难以代偿也可行肝移植术。

（刘　辉）

参考文献

[1] 黄小强，黄志强，段伟东，等. 肝动脉栓塞术后的胆道损毁性病变 [J]. 中华外科杂志，2000，38（3）：169-172.

[2] 姚晓平，周伟平，王义，等 . 解剖第三肝门巨大肝脏海绵状血管瘤切除术 [J]. 中国实用外科杂志，2001，21（9）：552-554.

[3]Smyrniotis VE，Kostopanagiotou GG，Contis JC，et al. Seletive hepatic vascular exclusion versus pringle maneuver in major liver resection：prospective study[J]. Wald J Surg，2003，27：765-769.

第二十二章

肝部分切除加囊肿开窗术治疗多囊肝

成人多囊肝病（adult polycystic liver disease，APLD）是一种少见的常染色体显性遗传疾病，起病隐匿，发展缓慢，早期一般无临床症状，随着囊肿不断增多增大，可逐渐引起上腹胀痛不适、乏力、食欲缺乏、上腹部包块等症状，严重的可导致下腔静脉受压、肝静脉流出道梗阻、门静脉高压及胆道梗阻等，进而引起腹水、消化道出血及黄疸，而囊肿内也可并发反复出血和感染。当出现严重症状时，需要外科治疗。肝部分切除结合囊肿开窗术治疗严重成人多囊肝安全有效，远期疗效好，可作为该类疾病的首选治疗方法。

病因不详，一般认为肝内的迷走胆管或是肝内胆管和淋巴管在胚胎期发育障碍所致。APLD 比单发性肝囊肿多见，约半数的患者合并有多囊肾（Polycystic kidney diseases，PKD）。有文献报道 93% 以上的 APLD 患者合并有 PKD。APLD 也可以单独发病，其发病率与年龄增长和妇女妊娠有关。也可同时伴发胰腺、肺、脾和其他器官的囊性改变，以及颅内动脉瘤[1]。近来有研究认为，APLD 是一种常染色体显性遗传性疾病，系基因突变引起，常合并多囊肾。目前已确定的相关基因有多囊肾基因 PKD1、PKD2 和多囊肝基因 PRCKSH、SEC63[2]。

一、APLD 的临床分型

Gigot 等[3]将 APLD 分为三型：Ⅰ型，囊肿直径大于 10cm，但数目少于 10 个；Ⅱ型，囊肿数目较多，中等大小，囊肿间存在正常肝实质；Ⅲ型，与Ⅱ型类似，但囊肿间不存在正常的肝实质。Gigot Ⅰ型临床上可能与单纯性肝囊肿相混淆，后者一般认为是胚胎发育期肝内胆管、淋巴管上皮异常增生和分泌物潴留所致。Chen 等[4]将其分为 A、B 两型。A 型患者影像学上表现为大部分囊肿(＞85%)位于肝脏表浅部位，可彻底切除或者开窗；B 型患者影像学表现为部分囊肿(≥15%)位于肝脏深部实质内，无法彻底切除或者开窗。根据囊肿在肝脏的分布，将每一型分为 3 级：Ⅰ级，弥漫分布的囊肿占据小于半肝的体积；Ⅲ级，囊肿弥漫分布，占据了肝脏的大部分体积，正常肝段数目少于 3 个，是最严重的一级；Ⅱ级，介于Ⅰ、Ⅲ级之间，囊肿约占据 3 ~ 4 个肝段。此类患者无法通过部分肝段切除的方式进行根治性手术，且术后由于残留较多子囊，开窗后易形成顽固性腹水，此为术后最大的挑战。

二、APLD 的临床特征

早期患者大多数为无症状的肝大，最常见的临床表现为腹胀、腹痛，可达 89% ~ 100%。厌食以及腹部膨隆、腹水、下肢肿胀，平卧时呼吸困难，胃肠道不全梗阻等。有部分妇女患者可有子宫脱垂。严重的并发症有下腔静脉、肝静脉流出道的压迫梗阻，门脉高压，产生顽固性腹水甚至黄疸，还可以有囊肿破裂、出血、感染。APLD 囊肿内感染可导致肝衰竭危及生命。APLD 感染的病死率可达 10% ~ 15%[5]。早期 APLD 患者无临床症状，随着囊肿不断增多增大可引起包括上腹胀痛不适、乏力、食欲缺乏、上腹部包块等症状，严重的可导致下腔静脉受压、肝静脉流出道梗阻、门静脉高压及胆道梗阻等，进而引起腹水、消化道出血及黄疸，而囊肿内也可并发反复出血和感染，需积极行外科处理。

三、APLD 的外科治疗

APLD 的治疗仍存在争议，传统的治疗方法包括经皮穿刺囊液抽吸、囊肿开窗术、肝部分切除加囊肿开窗术、肝移植等。囊肿穿刺抽液后患者症状可短期内消失或减轻，痛苦少，易接受，但是囊肿壁未受破坏仍能分泌囊液，故不久囊肿腔内又再次充满囊液，有时还可继发感染或出血，症状在短期内复发甚至加重。

1. 囊肿开窗术　APLD 囊肿的开窗应尽可能切除无肝组织的所有囊壁，使窗口足以引流囊液。囊液为漏出液。过多的囊肿开窗后，可导致大量腹水，残余的囊腔可选用碘酒破坏囊壁内复衬的分泌层，对减少术后腹水有一定效果。但术后囊泡间僵硬的结缔组织结构，不能使囊肿短时间内完全萎陷，则是开窗术后高复发的原因之一。Farges[6]提出开窗指征：①囊肿明显的扩大，产生压迫症状；②囊肿已经扩散到肝脏的两叶，其直径＞5cm；③已有肝功能不全，但没有肝肾衰竭。单个或位于肝表面的多个囊肿也可用腹腔镜开窗，而遍及全肝实质的囊肿则不适合。

2. 肝移植　对于 Gigot Ⅱ和Ⅲ型的部分患者，肝脏密布大小不等囊肿，是肝移植的适应证。国外 Starzl[7]等在 1990 年第一个报道对 4 例多囊肝进行了肝移植，术后有 3 例患者在肝功能正常的情况下分别生存了 8 个月、11 个月、60 个月，另外 1 例在术后 5 个月死于肝衰竭。但由于供肝缺乏，技术要求高及经济水平等因素，肝移植在我国治疗 APLD 并未普及。

3. 肝部分切除联合肝囊肿开窗术　肝部分切除联合囊肿广泛开窗术是目前治疗严重成人多囊肝病的有效手段[8]，其指征为：①临床症状显著，非手术治疗无法解决，严重影响患者生活质量，东方肿瘤协作组体力状况评分2～3分；②影像学检查证实患者有3段以上的肝实质，且肝功能正常。将囊肿相对集中的部分肝脏切除，主要有两方面的优点：①可有效减少囊肿的数目，给剩余的肝实质留出生长的空间；②由于囊肿囊壁来源于小胆管的异常发育，囊壁有自主分泌功能[9]，切除囊肿可有效减少开窗后暴露于腹腔内的囊壁面积，减少腹水的产生（图22-1，图22-2）。肝实质内的囊肿按照Lin氏开窗法，保证术野暴露充分，将术中所有能看到的囊肿开窗；表浅囊肿的底部可能就是深部囊肿的顶部，深部囊肿由于浅表囊肿开窗而获得减压，因压力关系其顶部会向开窗后的囊腔内突出，可用手指感知其压力并开窗，以免遗留深部较大的囊肿。注意保护囊壁间及囊壁表面的血管及胆管，避免术中、术后出血、胆漏的发生。

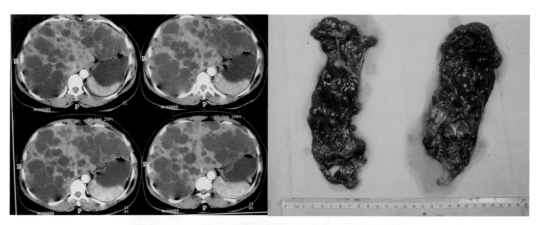

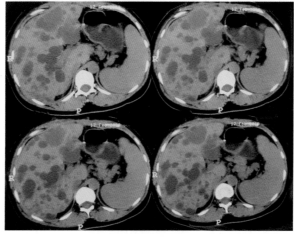

图 22-1　多囊肝 CT 表现、标本及术后 1 年复查

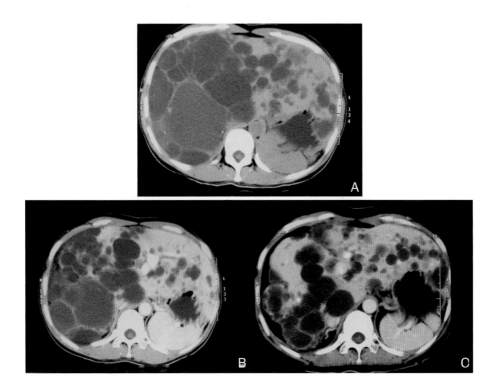

图 22-2　多囊肝 CT 表现（A、B）及术后 1 年复查（C）

由于目前国内肝脏供体的稀缺，我们采用部分肝切除加囊肿开窗术切除了囊肿密集的肝段，充分解除了囊肿压迫，肝实质内囊肿广泛开窗，减少了残存的肝囊肿，手术效果好，术后复发率低。对于深在的囊肿进行开窗时应注意避免血管和小胆管的损伤，可结合术中超声探查深度肝实质的囊肿，手术切除往往范围大、创伤大、对膈肌的刺激大，此外囊肿广泛开窗后，囊液引流入腹腔因而术后较易形成胸腹水[10]，术后注意营养支持、引流等的处理，防止继发感染。

肝部分切除结合囊肿开窗术治疗严重成人多囊肝安全有效，远期疗效好，可作为该类疾病的首选治疗方法。

（尹　磊　林思豪）

参考文献

[1]Ongaro M，Bronstein FN，Goossens N，et al. Polycystic liver disease[J]. Rev Med Suisse，2022，18（793）：1599-605.

[2]Yu Z，Shen X，Hu C，et al. Molecular mechanisms of isolated polycystic liver diseases[J].

Front Genet，2022，13：846877.

[3]Levi Sandri GB，Lai Q，Melandro F，et al. Hepatic resection for giant haemangioma in a patient with a contemporaneous adult polycystic liver disease[J]. Clin Ter，2012，163（5）：401-402.

[4]Chen W，Zhang HB，Fu Y，et al. Therapeutical effect of combined hepatic resection and fenestration on patients with severe adult polycystic liver disease[J]. Zhonghua Gan Zang Bing Za Zhi，2010，18（1）：41-44.

[5]Awad C，Gallimore GG. Liver failure in advanced adult-onset polycystic kidney disease[J]. BMJ Case Rep，2018，2018.

[6]Norcia LF，Watanabe EM，Hamamoto Filho PT，et al. Polycystic liver disease：pathophysiology，diagnosis and treatment[J]. Hepat Med，2022，14：135-161.

[7]Alsager M，Neong SF，Gandhi R，et al. Liver transplantation in adult polycystic liver disease：the ontario experience[J]. BMC Gastroenterol，2021，21（1）：115.

[8]Boillot O，Cayot B，Guillaud O，et al. Partial major hepatectomy with cyst fenestration for polycystic liver disease：indications，short and long-term outcomes[J]. Clin Res Hepatol Gastroenterol，2021，45（3）：101670.

[9]Schneller D，Hofer-Warbinek R，Sturtzel C，et al. Cytokine-Like 1 is a novel proangiogenic factor secreted by and mediating functions of endothelial progenitor cells[J]. Circ Res，2019，124（2）：243-255.

[10]Chebib FT，Harmon A，Irazabal Mira MV，et al. Outcomes and durability of hepatic reduction after combined partial hepatectomy and cyst fenestration for massive polycystic liver disease[J]. J Am Coll Surg，2016，223（1）：118-126.

第二十三章

术后监测与处理

肝切除术后，由于手术创伤、肝体积的减少、麻醉、术中肝血流阻断等许多因素，特别对有肝硬化的患者，会导致肝脏代谢发生一系列的明显改变，导致肝功能异常。术后有近 50% 的患者血清总胆红素 36 小时即升高，72 小时达高峰，术后一般患者均可恢复正常，最长 10 ~ 14 天完全恢复正常。如果术后 2 周总胆红素仍保持不降或继续升高，应考虑肝衰竭或胆道系统梗阻所致，应尽快检查确诊，并采取相应治疗措施。

术后血清总蛋白与白蛋白会有明显的下降。一般术后第一天即下降，术后一周下降值达最低点，以后逐渐回升，多数患者在术后 3 ~ 4 周基本恢复正常。血清谷丙转氨酶变化最为明显。术后第一大即明显升高，最高可达 1500 ~ 4500U/L，术后　周达高峰，以后逐渐下降，3 周可基本恢复正常。凝血酶原时间延长也是肝切除术后常见的代谢改变，但持续时间较短，一般在 3 ~ 5 天即逐渐恢复正常。此外，胆固醇、胆固醇脂代谢、尿素氮及血糖等均有轻度异常，一般不需要特别加以处理。

以上肝术后代谢改变和持续时间，与术前肝功能状态、肝硬化程度、肝切除量、肝血流阻断时间、术中失血量多少及术中、术后并发症等均有密切关系。

一、术后一般管理

肝癌手术后，术者对患者术后需要特殊观察的项目及处置（各种引流管的处理）要有明确的书面交代。手术记录应在规定时限内及时、准确、真实地完成。

根据患者病情和所实行的手术，术后监测患者的生理情况和生命体征、治疗及用药等，并根据监测的结果及时调整下一步治疗计划。

一般处置包括：一级护理，每 2 小时测血压、脉搏，测血氧饱和度一次，必要时接心电监护，患者感觉切口疼痛时根据情况可以皮下注射吗啡等。密切观察腹腔引流管引出的液体性质和液体量情况。注意液体的出入量平衡。注意患者自身的感受和症状有无异常。

二、术后液体管理

腹部大型手术后，以促进术后恢复为目标的围术期干预中重要组成部分为液体管理。要保持水、电解质、酸碱平衡。

促进术后恢复策略包括一系列的术前、术中和术后干预措施，旨在最大限度地减少术后不良反应和促进患者恢复正常活动。其中必不可少的部分是液体管理，围术期液体超负荷可增加患者死亡风险。避免液体超负荷可改善患者转归。合理的围术期液体管理策略十分重要，也是麻醉医师、手术医师和其他医护人员共同关注和重视的关键。

根据心率、尿量及各种引流液丢失量等确定每日输液量。术后每日给予 200 ~ 250g 葡萄糖，即静脉输给 10% 葡萄糖液 2000ml 和 5% 葡萄糖盐水 500 ~ 1000ml，每 100g 葡萄糖加入维生素 C 500mg 和胰岛素 16 ~ 20U，补充适量氯化钾。根据液体出入量与血液生化的变化，调整水、电解质与酸碱平衡。每日尿量应保持在 2000ml 左右，在血容量已补足的情况下若仍尿少，可给予小剂量利尿剂。必要时，补充白蛋白。每天检测各项生化指标，及时调整电解质的补充。大手术患者，若术中出血量大、低血压时间长，要及时输血和血浆，补充胶体，维持血压平稳。术后应定时做血气分析检查，以便及时纠正缺氧及酸碱平衡紊乱。

三、术后的药物治疗

术后的药物治疗是保证患者顺利恢复的重要环节。肝癌患者术后药物治疗包括止血药物、抗生素、抗病毒药物、保肝药物、抑酸药物、抗凝药物、止痛药物等。

肝脏术后即使是术中止血非常彻底，术后仍会存在手术创面及肝脏游离区域的渗血的情况，因此术后当天可给予一定的止血药物，一般给予常规的止血药物即可，如氨甲环酸、酚磺乙胺、注射用血凝酶等，对于术中出血较多，导致凝血因子不足，渗血较多的患者，可加用纤维蛋白原、凝血酶原复合物等，对于凝血因子极度缺乏大量渗血的患者，可同时加用重组人凝血因子Ⅶa（诺其）。

肝脏手术后如没有明确的感染因素，预防性的应用抗生素一般选用二代头孢即可，应用时间应少于 3 天。

肝脏术后可常规应用促进肝功能恢复的药物，即保肝药物，根据患者肝门阻断时间的长短及肝脏基础疾病的情况，可考虑给予腺苷蛋氨酸、甘草酸制剂、多烯磷脂酰胆碱、谷胱甘肽、熊去氧胆酸等保肝利胆药物单用或联合使用。

对于合并乙型肝炎的患者，术后当天即应继续开始口服核苷类的抗病毒药物治疗。

对于术后应激性溃疡应重视，一般建议给予奥美拉唑一类的抑酸药物直至患者能饮食。

肝癌患者和其他肿瘤患者一样，通常体内存在高凝状态，因此术后预防血栓的形成也是保证手术恢复的重要环节。预防血栓不仅包括对于高龄、长期卧床等患者可能的下肢静脉血栓形成的预防，同样要预防肝脏血管内的血栓形成。因为一旦肝脏的门静脉系统或肝静脉系统血栓形成，可导致术后肝功能恢复缓慢甚至肝衰竭的发生，导致手术失败。因此术后建议给予低分子肝素皮下注射预防血栓的形成，这同样是快速康复外科指南对于肝脏手术患者的推荐[1]。一般建议在术前 2 ～ 12 小时即开始给予低分子肝素的治疗，持续至患者能完全正常活动[2]。但对于出血风险较大的患者，虽然有证据支持低分子肝素并不增加出血的风险[3]，但是在应用上也应谨慎，可在权衡患者出血风险和血栓形成的风险两者大小的情况下根据具体情况决定开始应用的时间。

术后疼痛是影响患者生活质量及术后恢复的重要因素之一，因此对于术后疼痛的患者，可适量给予镇痛药物。通常对于外科术后疼痛最常用的止痛药物为吗啡或盐酸哌替啶。但是近年来快速康复外科的发展对于此类止痛药物的使用推荐为尽量少使用，主张更多地使用非甾体类抗炎药物（non-steroidal anti-inflammatory drugs，NSAIDs）来进行术后镇痛[4]。因为阿片类药物用于术后镇痛可抑制术后肠道功能，并可能引起诸多不良反应，影响患者术后康复。而 NSAIDs 用于术后镇痛效果肯定，可以减少阿片类药物的使用量。NSAIDs 药物可分为非选择性 NSAIDs 和选择性环氧化酶 -2（cyclooxygenase-2，COX-2）抑制剂，传统的非选择性 NSAIDs 可能增加出血风险和应激性溃疡发生率，一般不推荐用于肝切除术后镇痛[5]。而且术前即开始使用选择性 COX-2 抑制剂对于预防性镇痛效果肯定，可以减轻术后疼痛[6]。

四、快速康复外科在术后的实施

快速康复外科理念近年来在外科领域受到越来越多的关注，国内外陆续发布了包括肝切除术在内的许多手术的快速康复指南或者共识，对患者的围术期处理提供了一些参考意见。

术后应在病情允许的情况下鼓励患者尽早地下地活动，一般建议术后第一天即可开始下床适量活动，之后每日逐渐增强活动量。术后患者放置的引流管有时会成为患者下地活动的障碍，尤其是带吸引的双套管，因此应尽可能地早期拔除引流管。可在术后观察无明显出血及胆漏风险的情况下，将双套管早期改为单腔管，或者术中直接放置单腔管，这样可不用吸引装置，患者可以带单腔管下地活动。术后导尿管留置会增加泌尿系统感染的机会、加重患者的不适感并影响术后早期活动，建议肝切除术后 1 ～ 2 天拔除导尿管，一般是术后第一天即可拔除。鼻胃管放置可引起患者术后不适和应激反应，导致或加重肺部感染、肺不张，且影响患者术后早期进食，目前已不主张预防性地放置鼻胃管[7、8]，如为防止误吸肝切除术中放置了鼻胃管的患者，应在手术结束后拔出，术后不推荐常规使用鼻胃管减压。术后建议患者可早期开始口服进食。术后早期进食可促进胃肠道功能的恢复、安全有效补充营养、纠正电解质紊乱和负氮平衡，对术后加速康复有重要促进作用。鼓励患者在术后 4～6 小时饮水、术后 1 天流质或半流质饮食，逐渐过渡到正常饮食。

对于快速康复，仁者见仁，智者见智，要根据患者的实际情况来处理，避免揠苗助长。

五、术后常规检查

肝癌手术后，一般在术后第 1 天、第 3 天、第 5 天复查血常规、肝肾功能、电解质、凝血功能，以了解腹腔有无出血、肝功能受损及恢复情况，还便于及时调整水、电解质平衡。如患者病情较重，变化较快，应根据情况及时进行相应的检查。术后 3 天可不定期予以 B 超检查，以了解胸腔、腹腔及肝创面的积液情况，视积液多少及患者的反应情况予以处理。若患者出现体温升高，甚至高热，则需要进行相关的穿刺引流，并进行细菌培养。行 B 超检查还可以了解肝脏血管血流的情况，以便于早期发现门静脉系统或肝静脉 / 下腔静脉内可能的血栓形成，如有怀疑可以进行早期的抗凝治疗。如有 B 超不能明确的积液情况或是血栓的情况，可予以行增强 CT 检查，必要时可在 CT 引导下进行穿刺引流。如有不明原因的发热，有时需要行肺部 CT 的检查，以排除肺部感染及了解是否有肺不张的情况[9]。

六、术后常见并发症及处理

肝切除术后继发大出血，二次手术止血的病例临床并非少见，应当引起外科医生的注意。术后继发出血的部位大多为肝创面，其次是肝裸区、后腹膜创面、肝门区的血管、游离肝周韧带断端和术中分离过的粘连如网膜、肠系膜等处。因此术后应加强监护，积极行保肝及营养支持治疗，同时应积极预防和处理并发症。较晚期或手术难度大的患者术后并发症发生率较高。常见的并发症主要有以下几种。

1. 术后出血　对手术不顺利或发生术中大出血的病例，除术中应仔细操作妥善处理外，术后应严密观察和特殊监测与护理。术后应注意预防性止血药物的应用。一旦出现短时间内的大量出血，应在给予较强止血药的同时，注意输注血浆和红细胞悬液，并观察出血量及患者生命体征，如仍然有明显出血，为保患者生命，应果断进腹止血[10]。

2. 胆漏　可在术后短期内出现，也可在术后较长时间内出现，肿瘤累及大的胆道、血管或肝切除量较大时，可在术后二次治疗（如放疗）时出现。胆漏出现时，首先应保障通畅引流。少量胆漏可短期内得以控制。当胆漏量较大且短期内无明显减少者，应明确胆漏部位及胆总管下端有无梗阻。有梗阻者，应及时行鼻胆管引流，减轻漏口炎症，促进漏口愈合。上述治疗均无效时，应行二次手术治疗。

3. 肝衰竭　是肝切除术后的严重并发症，是造成患者术后死亡的重要原因。肝癌患者多合并肝炎或肝硬化，而较晚期患者因肿瘤的影响，肝功能也有一定损害。这就需要术前对患者肝功能及残肝体积进行充分评估，必要时行一定的保肝治疗，以降低发生率。术后一旦出现肝衰竭，应积极行保肝、降血氨及稳定内环境等对症治疗，必要时行人工肝或肝移植。

4. 胸腔积液与气胸　胸腔积液是肝叶切除术后常见并发症之一，右侧肝切除术后的发生率更为多见。少量或中等量胸腔积液，多无临床症状或仅轻微胸闷，对生活无任何影响，无需处理，仅有发热的可用退热药对症处理，一般均能自行吸收。胸液量较多者，如出现明显胸闷、气促、发热（有些病例体温可在39℃以上）时，应在无菌操作下行B超引导胸腔穿刺引流。同时行全身支持疗法，经此反复处理后，胸腔积液会逐渐减少，吸收而痊愈。极少数病例会反复再生，胸腔积液不减少，可行胸腔闭式引流。

术后气胸并发症也偶有发生。发生原因是在分离右侧肝周韧带或粘连时，或是对膈肌、右后侧腹膜缝合止血时刺破膈肌而发生胸腔进气。一般在术中多可发现膈肌松弛，随呼吸摆动，有些少量进气者至术后方能发现。术中发现有气胸时，如进气量少，仅将膈肌破口处严密缝合即可，术后胸腔积气会自行吸收。如膈肌破口大，胸腔内积气量多，则术毕时置胸腔闭式引流管。局部破口严密缝合。

5. 膈下积液感染　肝切除术后尤其是右半肝以上切除，创面渗液多，有时伴有胆汁渗漏，造成膈下积液较为常见，如引流不畅，引流管拔除过早，将导致继发感染形成膈下脓肿。患者术后持续高热，常伴畏寒、脉搏增快、白细胞增高、中性粒细胞常在90%以上，有时伴频繁呃逆、腹胀气，全身中毒症状明显，患者右肋部肿痛，感染灶近腹壁时，右上腹肌紧张，右下胸部叩击痛及肋间有局部压痛，肝浊音界升高等。行胸部X线摄片右膈肌抬高，活动受限，可见液平面；B超确诊率高可早期发现膈下积液，显示膈下局部液性暗区。一旦确诊后：①可在B超引导下穿刺抽液（或脓）并注入生理盐水或抗生素液冲洗，最后注入抗生素，这样反复穿刺、抽液、注射，多可痊愈。②如脓腔较大，可穿刺置管，每天经此引流管冲洗脓腔，注入抗生素，待脓腔闭合临床症状消失后拔除。③如经上述方法仍不能控制症状和消除积液积脓，尤其是当脓腔内分隔或脓腔壁厚，穿刺及置管均难显效时，最后才考虑手术治疗，吸净脓液，清洗脓腔，充分引流。④全身应用大剂量抗生素，针对脓汁培养结果选择敏感的抗生素。⑤全身支持和对症治疗。

其他并发症还有消化道出血、切口感染、肺部感染等，这些也是肝手术患者常见的并发症，同样应行积极处理。值得注意的是，对肝癌患者，特别是较晚期患者，术后其他抗肿瘤途径的应用，如靶向治疗、介入治疗等，将手术与这些治疗方式的优点相结合，预防肿瘤复发，控制肿瘤生长，提高患者预后，以最大限度提高手术获益，降低治疗风险。

（董志涛　范　飞）

参考文献

[1]Joliat GR，Kobayashi K，Hasegawa K，et al. Guidelines for perioperative care for liver surgery：enhanced recovery after surgery（ERAS）society recommendations 2022[J]. World J Surg，2023，47：11–34.

[2]Hill MV，Stucke RS，Billmeier SE，et al. Guideline for discharge opioid prescriptions after inpatient general surgical procedures[J]. J Am Coll Surg，2018，226：996–1003.

[3] 中国抗癌协会肿瘤麻醉与镇痛专业委员会 . 中国肿瘤患者围术期疼痛管理专家共识（2020版）[J]. 中国肿瘤临床，2020，47：703–710.

[4] 中华医学会外科学分会外科手术学学组 . 肝切除术后加速康复中国专家共识（2017 版）[J]. 中华肝脏外科手术学电子杂志，2017，6（4）：254–260.

[5]Paugam–Burtz C，Levesque E，Louvet A，et al. Management of liver failure in general intensive care unit[J]. Anaesth Crit Care Pain Med，2020，39：143–161.

[6] 海峡两岸医药卫生交流协会肿瘤防治专家委员会 . 肝癌肝切除围术期管理中国专家共识（2021 年版）[J]. 中华肿瘤杂志，2021，43：414–430.

[7] 中华人民共和国国家卫生健康委员会医政医管局 . 原发性肝癌诊疗指南（2022 年版）[J]. 中国实用外科杂志，2022，42：241–273.

[8]European Association for the Study of the Liver. Electronic address：e aee，european association for the study of the L. EASL clinical practice guidelines on acute–on–chronic liver failure[J]. Journal of hepatology，2023，79：461–491.

[9]Benson AB，D'Angelica MI，Abbott DE，et al. Hepatobiliary cancers，version 2. 2021，NCCN clinical practice guidelin es in oncology[J]. J Natl Compr Canc Netw，2021，19（5）：541–565.

[10]Northup PG，Garcia–Pagan JC，Garcia–Tsao G，et al. Vascular liver disorders，portal vein thrombosis，and procedural bleed ing in patients with liver disease：2020 practice guidance by the American association for the study of liver diseases[J]. Hepatology（Baltimore，Md.），2020，73：366–413.

第二十四章

肝切除术后肝衰竭的诊治

肝切除术是复杂的手术治疗措施，充满了风险和潜在的并发症。据报道，肝切除术后死亡率高达 30%，肝切除术后肝衰竭（post-hepatectomy liver failure，PHLF）是肝切除术后发病率和死亡率的主要来源 [1, 2]。尽管由于手术技术的改进和临床护理的进步，肝切除术后的结果有了很大的改善，但 PHLF 仍然是主要肝切除术最严重的并发症之一，发生率高达 10% [3, 4]。PHLF 的定义在各组之间差异很大，使得研究之间的比例具有较大差异。文献中对 PHLF 的定义很多，各个国家和同一国家的各医院之间有所不同。终末期肝病模型（MELD）评分就是广泛使用的定义之一。MELD 评分使用血清肌酐、INR 和胆红素计算，但需要复杂的数学公式计算 [5]。"50-50 标准"（PT < 50% 和胆红素 > 50μml/L）也被认为是 PHLF 的简单定义 [6]。然而，这个定义没有考虑到任何临床参数，并且只依赖于两个实验室值。2011 年，国际肝外科研究小组（ISGLS）提出了 PHLF 分级的标准化定义和严重程度。在评估了超过 50 项关于肝切除术后 PHLF 的研究后，共识会议委员会将 PHLF 定义为"肝脏维持其合成、排泄和解毒功能的能力的术后获得性恶化，这些功能在术后第 5 天或之后增加了 INR 和伴随的高胆红素血症" [2]。虽然一些中心采用了使用生化或临床参数的 PHLF 的其他定义，但 ISGLS 定义可以计算和用于比较的简便性使其成为该标准化和使用的定义。

虽然 PHLF 是最可怕的并发症，其临床表现的严重程度从暂时性肝功能不全到暴发性肝衰竭。ISGLS 组提倡一个简单的 PHLF 分级系统，其中实验室值、临床症状和需要越来越多的侵入性治疗来确定 PHLF 的严重程度。PHLF 最轻度的 A 级表现为肝功能的轻微暂时性恶化，不需要侵入性治疗或转移到重症监护病房。最严重的 C 级是有多系统功能障碍的严重肝衰竭，并需要重症监护室治疗。

患者的各类基础疾病与 PHLF 风险增加有关。糖尿病患者接受根治性肝切除治疗结直肠转移的手术死亡率已被证明高于无糖尿病的患者。在这个系列中，糖尿病患者的手术死亡率为 8%，而非糖尿病患者的手术死亡率为 2%（P < 0.02）。此外，80% 的糖尿病患者围术期死亡是继发于 PHLF。糖尿病患者接受肝切除术后死亡率过高可能是多因素的，肝代谢改变，免疫功能下降和肝脂肪变性导致术后肝功能障碍 [7]。

化疗相关性脂肪性肝炎（CASH）是新型化疗药物和生物制剂时代的一个日益严峻

的挑战。许多常用的化疗药物对肝细胞造成损伤，包括5−氟尿嘧啶、伊立替康、奥沙利铂、西妥昔单抗和贝伐单抗[8-11]。此外，术前营养不良或肾功能不全、高胆红素血症、低血小板计数、合并症（肺部疾病）和高龄与 PHLF 风险增加有关[12-15]。

除了患者特异性因素外，手术本身的表现也影响 PHLF 的风险。与风险增加相关的因素，包括手术估计失血量＞1200ml[16, 17]，术中输血要求，需要下腔静脉或其他血管切除[18]，手术时间＞4 小时[10]，切除＞50% 的肝脏体积，主要肝切除术包括右叶[19]，以及胆道恶性肿瘤病例的肝十二指肠韧带骨骼化[20]。在术前肝脏体积＜25% 的患者中，PHLF 的风险是剩余肝脏体积≥25% 的患者的 3 倍[21]。术后管理问题影响 PHLF 的风险，术后出血[12]和腹腔感染[13]的发生增加了 PHLF 的风险。

鉴于与 PHLF 相关的高死亡率，人们对术前识别肝功能不全或肝衰竭高风险患者的技术有很大兴趣。基于 CT 的肝体积分析是一种有效的工具，利用螺旋 CT 扫描来评估肝脏半自动轮廓切除的容积。Shoup 等人的一项研究利用这项技术表明，剩余肝脏的百分比与国际规范化之比值增加（＞18 秒）和胆红素水平（＞3mg/dl）密切相关。在他们的分析中，接受超过三段切除术的患者中有 90% 发生肝功能不全，而同一手术后肝脏剩余率＞25% 的患者中没有一例发生肝功能不全[21]。此外，通过容积分析确定的剩余肝脏百分比在预测 PHLF 方面比解剖切除范围更具特异性[21]。

仔细评估术前 CT 扫描成像应注重肝脏衰减。肝脏衰减低于脾脏，表明脂肪浸润提示脂肪性肝炎[8, 21, 22]。同样，脾大、静脉曲张、腹水或消耗性血小板减少症应提示临床医生怀疑潜在的肝硬化[8]。

虽然超声和三维超声已被一些人提倡作为评估肝脏术前体积的手段，但 CT 或 MRI 提供更客观的数据，较少受操作者误差的影响。CT 和 MRI 对肝脏容积显示出极好的准确性和精确定量[23-25]，对于估计残余肝脏体积（FLR）尤其有用[26]。

尽管切除术后功能性肝脏体积的术前估计仍然是估计肝功能储备的最先进的方法，但已经报道了吲哚菁绿（ICG）清除率（ICG R15）等新技术。在正常情况下，ICG 都被肝脏清除。由于 ICG 反映肝内血流，因此长期以来一直被用于评估肝硬化患者的肝功能储备[27]。现在相关研究 ICG 和 ICG R15 在预计恶性肿瘤切除后剩余肝脏功能的应用。该方法通过脉冲分光光度法[27]测量 ICG 的消除，并测定吲哚菁绿血浆消失率（ICG PDR）。De Liguori Carino 及其同事的研究报道，当术前 ICG PDR＜17.6%/min，术前血清胆红素＞17μmol/L 时，术后肝功能不全的阳性预测值为 75%，阴性预测值为 90%[27]。虽然还需要进一步的研究，但该方法似乎是预测 PHLF 的一种无创性工具。

除了影像学检查外，许多实验室参数显示与 PHLF 的风险相关，包括凝血酶原活性＜70% 和透明质酸水平≥200ng/ml。当术前升高时，这些指标预示着 PHLF 的风险更大[28]，并且可以作为主要肝切除术的适应证或不适应证。

　　PHLF 的治疗首先取决于预防。在通过术前评估潜在患者因素，肝硬化的存在，术前实验室值，切除肝脏的体积或切除后估计的功能性肝脏体积确定为高风险的患者中，应考虑使 PHLF 风险最小化的技术。一种这样的技术是门静脉栓塞（PVE），其通过栓塞肝脏中的门静脉分支来控制门静脉血流量，将血流引导到预期的残余肝脏，从而在大肝切除术之前诱导残余肝脏肥大[29]。通过增加预期残肝的体积，即使在扩大肝切除术后，PHLF 的风险也会降低。此外，术前 PVE 可以最大限度地减少术中肝细胞损伤，否则在切除时门静脉压力突然增加会引起损伤[29]。目前的指南推荐 PVE 用于肝硬化患者，预期 FLR ≤ 40%，或肝功能正常且预期 FLR < 20% 的患者[29]。这种方法可以以最小的发病率和死亡率进行，并允许改善扩大肝切除术的安全性[30, 31]。即使同时给予新辅助化疗，PVE 术后也会发生足够的肝脏肥大，以便进行大肝切除术。在 PVE 术后 3 ~ 4 周应行 CT 容积检查以评估肥大程度[29]。肥大程度 > 5% 可能改善患者预后[32]。

　　由于 PVE 在技术上并不总是可行的，而且一些患者可能在 PVE 和手术之间的等待时间内经历疾病进展，因此一些人提倡分期肝切除术（ALPPS）的相关肝脏分区和门静脉结扎，特别是对于需要双侧肝手术或拟行肝三叶切除的肝内胆管癌患者。尽管在小型系列研究中已经有了较理想的结果，但随着肝脏快速肥人和 FLR 的扩大，这种技术需要进一步的研究来完善其适应证[33]。

　　除了扩大 FLR 的术前技术外，严格的术中技术和优秀的术后管理有助于最大限度地降低 PHLF 的风险。在肝脏疾病负担非常重的情况下，当切除所有病变将导致 FLR 太小而不能避免 PHLF 时，可以使用切除和消融的组合来尽量减少肝脏切除的数量。此外，楔形切除术与最小的肿瘤无边缘可用于治疗多灶性疾病，留下足够的肝脏体积，以避免 PHLF 的发生。

　　PHLF 表现为进行性多系统器官衰竭，包括肾衰竭、脑病、需要呼吸机支持和需要升压支持。随着肝功能恶化，患者出现持续性高胆红素血症和凝血障碍[34]，凝血障碍的发展是预后不良的指标[17]。血清 C- 反应蛋白监测可帮助及早发现肝切除术后肝功能不全的患者。Rahman 及其同事的一项研究表明，发展为 PHLF 的患者在术后第 1 天的 CRP 水平低于未发展为 PHLF 的患者。血清 CRP < 32g/dl 是多变量回归分析 PHLF 的独立预测因子。预测 PHLF 的其他工具包括"50-50 标准"、MELD 系统和急性生理学和慢性健康评估（APACHE）Ⅲ。虽然 MELD 系统对发病率的敏感性为 55%，对死亡率的敏感性为 71%，但是 PHLF 的 ISGLS 标准在评估肝切除术后死亡率增加的风险方面表现得特别好[35]。"50-50 标准"允许早期发现 PHLF，但不是肝切除术后发病率增加的标志[35]。

　　对于 PHLF 最有效的治疗方法是肝脏移植，通常适用于其他支持疗法都失败的患者。PHLF 的初始治疗包括对失败的系统支持治疗，包括插管、升压或透析。治疗包括输注白蛋白、纤维蛋白原、冰冻血浆、输血和开始营养补充。肝内胆汁淤积是 PHLF 的一种类型，值得特别提及。在没有胆道梗阻的情况下，血清胆红素持续增加，同时保留了肝脏的合成功能。如果诊断仍然不确定，应在术后 2 周进行活检确诊。虽然这个过程是漫长的，PHLF 几乎总是发生，死亡率接近 90%，尽管最好的是支持护理。

　　PHLF 仍然是肝切除术的严重并发症，接受大部肝切除术的患者大约 7% 术后出现 PHLF[36]。它包括轻度肝功能不全、拥有属性短暂性高胆红素血症（不会改变预期的术后病程）、肝衰竭（导致多系统衰竭，需要重症监护室介入治疗）等。多种因素增加了 PHLF 的风险，包括肥胖、糖尿病、化疗新辅助治疗、潜在的肝硬化、年龄增加、男性、需要扩大肝切除，以及术中高 EBL 的长期手术。如果肝脏正常者的预期 FLR < 20%，脂肪变性患者的预期 FLR < 30%，或肝硬化患者的预期 FLR < 40%，则通过术前准确评估 FLR 至切除术后残留，并通过 PVE 诱导肝残余肥大可以将 PHLF 的风险降至最低[37]。早期识别和启动支持性护理对于提高 PHLF 患者的生存率至关重要。尽管在发病率和死亡率方面有了很大的改善，肝脏手术仍然需要优秀的临床判断来选择手术患者。适当选择技术以改善功能性肝残留（FLR），严格的手术技术和优秀的术后管理对于优化患者预后至关重要。

（吴　彬）

参考文献

[1]Ong GB，Lee NW. Hepatic resection[J]. Br J Surg，1975，62：421-430.

[2]Rahbari NN，Garden OJ，Padbury R，et al. Posthepatectomy liver failure：a definition and grading by the International Study Group of Liver Surgery（ISGLS）[J]. Surgery，2011，149：713-724.

[3]Paugam-Burtz C，Janny S，Delefosse D，et al. Prospective validation of the "fifty-fifty" criteria as an early and accurate predictor of death after liver resection in intensive care unit patients[J]. Ann Surg，2009，249：124-128.

[4]Jaeck D，Bachellier P，Oussoultzoglou E，et al. Surgical resection of hepatocellular carcinoma. Post-operative outcome and long-term results in Europe：an overview[J]. Liver Transpl，2004，10：S58-63.

[5]Yoo HY，Edwin D，Thuluvath PJ. Relationship of the model for end-stage liver disease（MELD）scale to hepatic encephalopathy，as defined by electroencephalography and neuropsychometric testing，and ascites[J]. Am J Gastroenterol，2003，98：1395-1399.

[6]Balzan S，Belghiti J，Farges O，et al. The "50-50 criteria" on postoperative day 5：an accurate predictor of liver failure and death after hepatectomy[J]. Ann Surg，2005，242：824-828，discussion 828-829.

[7]Little SA，Jarnagin WR，DeMatteo RP，et al. Diabetes is associated with increased perioperative mortality but equivalent long-term outcome after hepatic resection for colorectal cancer[J]. J Gastrointest Surg，2002，6：88-94.

[8]Fong Y，Bentrem DJ. CASH（Chemotherapy-Associated Steatohepatitis）costs[J]. Ann Surg，2006，243：8-9.

[9]Karoui M，Penna C，Amin-Hashem M，et al. Influence of preoperative chemotherapy on the risk of major hepatectomy for colorectal liver metastases[J]. Ann Surg，2006，243：1-7.

[10]Fernandez FG，Ritter J，Goodwin JW，et al. Effect of steatohepatitis associated with irinotecan or oxaliplatin pretreatment on resectability of hepatic colorectal metastases[J]. J Am Coll Surg，2005，200：845-853.

[11]Peppercorn PD，Reznek RH，Wilson P，et al. Demonstration of hepatic steatosis by computerized tomography in patients receiving 5-fluorouracil-based therapy for advanced colorectal cancer[J]. Br J Cancer，1998，77：2008-2011.

[12]Jarnagin WR，Gonen M，Fong Y，et al. Improvement in perioperative outcome after hepatic resection：analysis of 1，803 consecutive cases over the past decade[J]. Ann Surg，2002，236：397-406；discussion 406-407.

[13]Tzeng CW，Cooper AB，Vauthey JN，et al. Predictors of morbidity and mortality after hepatectomy in elderly patients：analysis of 7621 NSQIP patients[J]. HPB（Oxford），2014，16：459-468.

[14]Golse N，Bucur PO，Adam R，et al. New paradigms in post-hepatectomy liver failure[J]. J Gastrointest Surg，2013，17：593-605.

[15]Aloia TA，Fahy BN，Fischer CP，et al. Predicting poor outcome following hepatectomy：analysis of 2313 hepatectomies in the NSQIP database[J]. HPB（Oxford），2009，11：510-515.

[16]Tomuş C，Iancu C，Bălă O，et al. Liver resection for benign hepatic lesion：mortality, morbidity and risk factors for postoperative complications[J]. Chirurgia（Bucur），2009，104：275-280.

[17]Jin S，Fu Q，Wuyun G，et al. Management of post-hepatectomy complications[J]. World J Gastroenterol，2013，19：7983-7991.

[18]Melendez J，Ferri E，Zwillman M，et al. Extended hepatic resection：a 6-year retrospective study of risk factors for perioperative mortality[J]. J Am Coll Surg，2001，192：47-53.

[19]Nanashima A，Yamaguchi H，Shibasaki S，et al. Comparative analysis of postoperative morbidity according to type and extent of hepatectomy[J]. Hepatogastroenterology，2005，52：844-848.

[20]Fujii Y，Shimada H，Endo I，et al. Risk factors of posthepatectomy liver failure after portal vein embolization[J]. J Hepatobiliary Pancreat Surg，2003，10：226-232.

[21]Shoup M，Gonen M，D'Angelica M，et al. Volumetric analysis predicts hepatic dysfunction in patients undergoing major liver resection[J]. J Gastrointest Surg，2003，7：325-330.

[22]Panicek DM，Giess CS，Schwartz LH. Qualitative assessment of liver for fatty infiltration on contrast-enhanced CT：is muscle a better standard of reference than spleen[J]？ J Comput Assist Tomogr，1997，21：699-705.

[23]D'Onofrio M，De Robertis R，Demozzi E，et al. Liver volumetry：is imaging reliable？ Personal experience and review of the literature[J]. World J Radiol，2014，6：62-71.

[24]Tu R，Xia LP，Yu AL，et al. Assessment of hepatic functional reserve by cirrhosis grading and liver volume measurement using CT[J]. World J Gastroenterol，2007，13：3956-3961.

[25]Torzilli G，Montorsi M，Del Fabbro D，et al. Ultrasonographically guided surgical approach to liver tumours involving the hepatic veins close to the caval confluence[J]. Br J Surg，2006，93：1238-1246.

[26]Ulla M，Ardiles V，Levy-Yeyati E，et al. New surgical strategy to induce liver hypertrophy：role of MDCT-volumetry to monitor and predict liver growth[J]. Hepatogastroenterology，2013，60：337-342.

[27]de Liguori Carino N，O'Reilly DA，Dajani K，et al. Perioperative use of the LiMON method of indocyanine green elimination measurement for the prediction and early detection of post-hepatectomy liver failure[J]. Eur J Surg Oncol，2009，35：957-962.

[28]Nanashima A，Tobinaga S，Abo T，et al. Reducing the incidence of post-hepatectomy hepatic complications by preoperatively applying parameters predictive of liver function[J]. J Hepatobiliary Pancreat Sci，2010，17：871-878.

[29]Thakrar PD，Madoff DC. Preoperative portal vein embolization：an approach to improve the safety of major hepatic resection[J]. Semin Roentgenol，2011，46：142-153.

[30]Shindoh J，Tzeng CW，Aloia TA，et al. Safety and efficacy of portal vein embolization before planned major or extended hepatectomy：an institutional experience of 358 patients[J]. J Gastrointest Surg，2014，18：45-51.

[31]van Lienden KP，van den Esschert JW，de Graaf W，et al. Portal vein embolization before liver resection：a systematic review[J]. Cardiovasc Intervent Radiol，2013，36：25-34.

[32]Ribero D，Abdalla EK，Madoff DC，et al. Portal vein embolization before major hepatectomy

and its effects on regeneration, resectability and outcome[J]. Br J Surg, 2007, 94: 1386-1394.

[33]Vennarecci G, Laurenzi A, Levi Sandri GB, et al. The ALPPS procedure for hepatocellular carcinoma[J]. Eur J Surg Oncol, 2014, 40: 982-988.

[34]Roberts KJ, Bharathy KG, Lodge JP. Kinetics of liver function tests after a hepatectomy for colorectal liver metastases predict post-operative liver failure as defined by the International Study Group for Liver Surgery[J]. HPB（Oxford）, 2013, 15: 345-351.

[35]Rahbari NN, Reissfelder C, Koch M, et al. The predictive value of postoperative clinical risk scores for outcome after hepatic resection: a validation analysis in 807 patients[J]. Ann Surg Oncol, 2011, 18: 3640-3649.

[36]Vibert E, Pittau G, Gelli M, et al. Actual incidence and long-term consequences of posthepatectomy liver failure after hepatectomy for colorectal liver metastases[J]. Surgery, 2014, 155: 94-105.

[37]Asencio JM, Garcí a Sabrido JL, Olmedilla L. How to expand the safe limits in hepatic resections[J]？ J Hepatobiliary Pancreat Sci, 2014, 21: 399-404.

第二十五章

术后常见并发症的处理

一、术后腹腔出血

肝切除术后腹腔内出血发生率在 4.2% ~ 10%。根据我们的研究结果[1] 发现术后腹腔出血中动脉型出血（18.2%），门静脉分支出血（10.4%），肝静脉或下腔静脉分支来源出血（11.7%），渗出性出血（59.7%）（其中 37 例发生在肝断面 48.1%）。腹腔内出血部位最多见肝断面（51 例 66.2%），肝周韧带 19 例（24.7%），脾周 7 例（9.1%），膈肌创面 6 例（7.8%），后腹膜 6 例（7.8%），右肾上腺出血 3 例（3.9%），胆囊床 2 例（2.6%）。所有病例中有 2 例有肝流出道梗阻，表现为肝脏肿胀、淤血，在解除流出道梗阻后均立即缓解。

根据我们的研究结果再手术中最常见的临床表现是引流管出血、休克及血红蛋白下降，其中 49 例引流管引流量超过 100ml/h。有研究认为肝切除术后放置引流管不是必需的。但我们认为对于小范围肝切除尤其是不规则肝切除或单个肝段切除可能引流管作用不大，但对于较大范围肝切除或特殊肝段（如靠近肝门、下腔静脉等）适当放置引流管并保持术后引流管通畅是必需的。肝切除术后双套管观察引流液的流出速度及颜色非常重要。有学者认为术后引流液速度大于 100ml/h 需剖腹探查，在我们医院肝切除术早期引流速度很多均大于 100ml/h，但由于腹腔内积液，或者引流速度在进行性下降，或者引流液颜色色淡，往往无须剖腹探查处理，仅仅需密切观察即可。对于引流速度不减少或反而增大者，需测腹液血红蛋白及血液血红蛋白对比，根据我们的经验腹液 / 血液血红蛋白比值如大于 0.5，可能需立即剖腹探查。

但术后出血的判断引流管并不是唯一的判断标准。部分患者术后引流管引流量较少，但有持续低血压或心率加快时除了密切随访生命体征、尿量、引流量等，定期随访血红蛋白、床旁 B 超等十分必要。腹腔内出血除了引流量较大外，还可能有肝周、脾周、Morison 窝等积液，此时床旁 B 超有着十分重要的意义，必要时可行诊断性腹腔穿刺以做鉴别。但有时 B 超也有观察死角，如有必要，急诊 CT 也可考虑。

对于再次剖腹止血手术的时机也需临床判断。我们认为大多数术后出血发生在术后 24 小时内，尤其是术后 8 小时内。但何时手术应综合术后引流管出血速度和腹液

/ 血液血红蛋白比值、生命体征和动态随访血红蛋白下降幅度。我们认为动态观察血红蛋白波动对于判断术后是否需要再次剖腹止血意义更重要。虽然偶有剖腹探查术中未见明显出血情况发生，但在情况允许时仍应及时行再次探查手术防止更严重并发症出现。

早期出血（≤ 24 小时）肝切除术的手术时间较短，而 Pringle 阻断时间、术中出血量等无明显差异。这提示术后早期出血可能与术中不仔细止血有关，但需要进一步研究证实。早期出血（≤ 24 小时）更易发生于肝创面静脉性出血或渗血，这也提示术后早期出血与术中不仔细止血及术后凝血功能差有关。术后制动、及时补充凝血因子、密切观察生命体征变化结合引流管引流量及引流液血红蛋白观察对术后大出血很重要。

对于如何预防肝切除术后的腹腔内出血，我们认为除了术中精细操作和仔细止血外，与肝创面的处理方式也有关系。由于肿瘤患者肝脏多有不同程度的肝硬化，部分患者肝创面易于渗血，过多的缝合止血并不能减少创面渗血。除了应用止血药物及补充凝血因子外，肝创面对拢缝合或局部纱布填塞止血往往能起到不错的效果。

术中失血和术中输血已被证明对手术后短期和长期存活有明显影响，因此术中如何控制出血多年来一直在不断地研究和发展。围术期大量失血可能给手术后长期生存率及无瘤生存期带来不利影响。相关文献显示术中失血超过 1200ml 可能减少术后长期生存时间及无瘤生存时间 [2]。Pringle 阻断肝门方法是在肝脏手术在上个世纪最伟大的进步。然而随着肝脏外科的发展，控制出肝血流对于特殊肝段的肿瘤［尤其是涉及肝静脉和（或）下腔静脉（IVC）的中央肿瘤］切除有着重要的现实意义。既往研究表明术中肝脏流出道阻断及半肝入肝血流阻断可以明显改善术中出血量，但对防止术后腹腔内出血有无明显改善，还需进一步研究证实。

二、术后消化道出血

肝切除术后常见消化道出血原因有：①应激性溃疡出血；②门脉高压所致的胃底食管静脉曲张出血；③小肝综合征所致继发性门脉高压，并致胃肠道功能衰竭。术后消化道出血常见肝切除术后 2 周内。常见表现有胃管内引出咖啡色或鲜红色胃液；黑便；腹痛；低血压或心率加快（早期休克表现）。

术后应激性溃疡出血多发生在术后 3 ~ 7 天，临床表现为胃管引出暗红色或者鲜红色胃液，或出现呕鲜血或咖啡样胃液，同时伴有血红蛋白进行性下降。应激性溃疡出血治疗首先是禁食，同时予以止血、抑酸和生长抑素注射。大多数应激性溃疡出血保守治疗均可缓解，对于保守治疗无法控制的出血也可以考虑内镜下止血，严重者可选择手术治疗 [3]。

三、术后胆漏

术后胆漏发生率在 4% ~ 17%。残肝创面胆漏是最多见的，常由肝创面小支胆管缝扎不确切导致。肝创面对拢缝合可一定程度减少术后胆漏的发生。胆肠吻合或放置 T 管缝合胆管时不当的缝合技术也是术后胆漏的原因。术中肝管的损伤也是胆漏的原因之一。

有研究表明肝切除术后胆漏的高危因素有：多发肝切除术；肝表面多处受损；术中出血大于 775ml；手术时间大于 300 分钟[4]。

术后胆漏主要靠预防。术中使用纱布检查创面是否有黄色胆汁渗漏；通过开放的胆囊管或胆管开口，在阻断胆总管下端后适当加压注入亚甲蓝，观察创面有无渗漏等。

术后仔细观察腹腔引流管内渗液颜色，必要时检测腹腔渗液的总胆红素定量测试。对于有黄疸患者，需对照血浆总胆红素数值，以作判断。一旦明确胆漏，应遵循充分引流的原则。多数患者经充分腹腔引流、抗感染、营养支持等治疗后可自行愈合。对于非恶性肿瘤术后患者，在充分营养支持基础上，可考虑注射生长激素以促进瘘口愈合。拔除引流的如每日胆汁引流量较大（＞300ml/d），可考虑行 ERCP 明确胆漏部位，放置鼻胆管或胆管内支架引流，可有效减少胆汁外渗，促进瘘口愈合。

对于术后早期出现胆漏合并有腹腔内活动性出血或腹膜炎症状，可尽早再次剖腹探查。

四、术后肝衰竭

在我国，大多数肝癌患者合并肝炎和肝硬化，而发现时多已是晚期，基础肝功能损害严重，储备能力差。外科医师常面临手术虽然能成功，由于患者无法耐受手术和麻醉的打击，术后出现余肝功能不足，导致并发症增多，随之发生肝衰竭、肝性脑病，甚至死亡的严重后果。肝衰竭是肝切除术后最严重的并发症，也是造成死亡的主要原因。术前适当的保肝、支持治疗，提高患者的肝储备功能是减少术后肝衰竭的基本要求。术前通过普美显增强核磁判断肝脏的储备防止术后发生肝衰竭是一项比较有创新和潜力的方法[5]。术中根据肝硬化程度确定切除范围，对肝硬化较严重的患者应避免施行较大范围的肝切除，同时应严格控制肝门阻断的时间。术后应给予充足的吸氧，以提高门静脉血氧含量，对半肝切除或术中肝门阻断时间较长的患者可适量给予糖皮质激素，可起到稳定肝细胞膜和促进肝组织再生的作用。术后通过检测门静脉压力来判断肝衰竭的风险，并当压力大于 20mmHg 时给予及时的干预可有效预防肝衰竭的发生[6]。术前结合肝脏体积评估、功能评分和吲哚菁绿 15 分钟滞留率（ICG15）检测，准确掌握手术适应证和手术切除范围，必要时术前充分保肝或者行门静脉栓塞使健侧肝脏代偿增大，可以降低术后肝功能不全的风险。

五、术后肺部感染

肺部并发症包括肺炎、胸腔积液、肺不张、肺栓塞、气液胸、急性呼吸窘迫综合征等与肺部相关的并发症。肝癌患者通常合并有肝硬化、肝脏储备功能较差、蛋白合成能力下降等，因此肝癌术后胸腔积液、肺炎、肺不张等并发症发生率更高（约44.5%），文献报道肝癌肝切除术后胸腔积液发生率为16.1%，肺炎发生率为6.5%，肺不张发生率为1.0%，支气管炎发生率为4.9%，呼吸衰竭发生率为3.0%，肺部并发症发生率为36.9%[7]。老年人肺部并发症发生风险增加，尤其是具有基础肺部疾病者，更是严重威胁老年患者的生命安全。术中使用电刀游离肝脏膈面韧带会刺激产生反应性的胸腔积液，肺部并发症发生率更高。我院评判术后胸腔积液 B 超下深度大于 3cm，并伴有胸闷气短等临床症状，考虑胸腔穿刺引流以减少肺不张和肺感染的发生。如 B 超下深度少于 3cm 或临床症状不明显，可继续观察，患者多可自行吸收。大量积液时，胸腔积液 B 超下深度大于 5cm，患者可出现发绀或苍白，患侧锐痛和严重呼吸困难。体检可闻及患侧呼吸音弱或消失，辅助检查胸片或 CT 可见大量胸腔积液及局部的肺不张。需要穿刺引流以防止肺不张及压缩性肺炎形成。术前白蛋白水平较低、手术时间长、手术麻醉时间长、术中输血量多是影响术后肺部并发症发生的主要因素。术前有针对性地进行呼吸功能锻炼和肝脏功能保护，术中减少出血和对膈肌的刺激，术后及早下床活动，加强雾化可减少胸腔积液形成。

（吴　彬）

参考文献

[1]Li A，Wu B，Zhou W，Yu W，et al. Post-hepatectomy haemorrhage：a single-centre experience[J]. HPB（Oxford），2014，16（11）：965-971.

[2]Kusano T，Sasaki A，Kai S，et al. Predictors and prognostic significance of operative complications in patients with hepatocellular carcinoma who underwent hepatic resection[J]. Eur J Surg Oncol，2009，35：1179-1185.

[3]Yoshida H，Onda M，Tajiri T，et al. Colonic varices ruptured via drainage catheter after

extended right hepatectomy[J]. Hepatogastroenterology, 2000, 47（33）: 718–719.

[4]Yoshioka R, Saiura A, Koga R, et al. Predictive factors for bile leakage after hepatectomy: analysis of 505 consecutive patients[J]. World J Surg, 2011, 35（8）: 1898–903.

[5]Ding C, Jia J, Bai G, et al. Predictive value of Gd–EOB–DTPA –enhanced magnetic resonance imaging for post–hepatectomy liver failure: a systematic review and meta–analysis[J]. Acta Radiol, 2023, 64（4）: 1347–1356.

[6]Allard MA, Adam R, Bucur PO, et al. Posthepatectomy portal vein pressure predicts liver failure and mortality after major liver resection on noncirrhotic liver[J]. Ann Surg, 2013, 258（5）: 822–829; discussion 829–830.

[7]Shiba H, Ishii Y, Ishida Y, et al. Assessment of blood–products use as predictor of pulmonary complications and surgical–site infection after hepatectomy for hepatocellular carcinoma[J]. J Hepatobiliary Pancreat Surg, 2009, 16（1）: 69–74.

第二十六章

肝癌的综合治疗

复杂肝癌的治疗需要强调综合治疗模式，包括介入治疗、放射治疗、靶向药物及生物免疫药物等[1, 2]。在肝癌治疗的不同阶段给予单个或多种治疗模式的联合，可达到最佳的肿瘤控制率，甚至能达到转化切除的效果，以利于延长患者的生存期[3]。

一、介入治疗

1. 经皮肝动脉化疗栓塞术（transcatheter arterial chemoembolization，TACE）TACE 已成为不能手术切除的中晚期肝癌患者的首选和最有效的治疗方法[4]。TACE 应用于肝癌切除术前，不仅能使肿瘤缩小，还利于二期手术切除，并可助于判断病灶数目。其理论依据是基于肿瘤主要由肝动脉供血的特点，使用栓塞剂阻塞肿瘤营养血管，使肿瘤组织发生缺血性坏死。多次反复行 TACE 及超选择到肿瘤供应血管是提高 TACE 治疗效果的重要措施（图 26-1）。

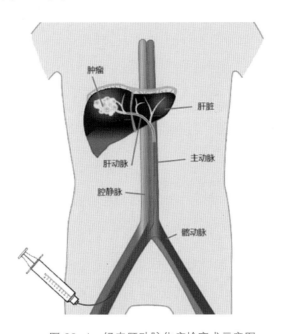

图 26-1　经皮肝动脉化疗栓塞术示意图

2. 消融治疗　肝癌消融治疗包括热消融技术（射频消融和微波消融）、冷冻消融技术等。热消融是经皮肤穿刺进入肝内病灶，利用高温热效应，通过组织中极性分子尤其是水分子的振荡加热，从而在靶区内引起热凝固，对于小体积肝癌，能达到与肝癌切除、肝移植相似的根治效果[5]。对于大肝癌或巨块型肝癌，则可以将 TACE 治疗与消融治疗序贯配合，同样能大大提高肿瘤的完全坏死率，减轻 TACE 重复次数过多造成的肝损害。

3. 介入性粒子植入　是指通过影像学引导技术（超声、CT/MRI）将具有放射性的粒子直接植入到肿瘤靶体积内或肿瘤周围，通过粒子持续释放射线对肿瘤细胞进行杀伤，达到治疗肿瘤的目的。局部放射性粒子植入技术作为传统外照射放疗及化疗的一种补充治疗手段，具有近期疗效好、微创、不良反应小、安全性高的特点[6]。

门脉粒子支架植入术是针对门静脉因癌栓形成闭塞的肝癌患者，在门静脉癌栓部位植入 "^{125}I 放射性粒子支架"，在打通门静脉改善肝功能的同时，有持续近距离放射治疗抑制癌栓生长的作用。

4. 经导管动脉灌注化疗（hepatic artery infusion chemotherapy，HAIC）　HAIC 通过导管输注化疗药物，延长并维持化疗药物的灌注，从而提高局部药物浓度和肿瘤对药物的摄取率，并尽可能降低化疗药物对全身的毒性。以奥沙利铂为基础的 FOLFOX 方案应用于 HAIC 中，显著提高了肿瘤反应率和患者生存率，其操作简单易于普及，应用越来越广泛。一项荟萃分析显示 HAIC 在改善 HCC 合并门静脉癌栓（PVTT）患者的总生存期（OS）、无进展生存期（PFS）和疾病控制率（DCR）方面优于索拉菲尼[7]。

5. ^{90}Y 微球选择性的体内放射治疗　通过介入治疗手段，使用微导管将带有放射性物质 ^{90}Y 的树脂微球注射入肝动脉，微球随血流到达肝脏肿瘤部位，通过释放 β 射线高效杀灭肿瘤，其放射能量高、治疗准确，对肿瘤自内而外实施精确打击，业内有肝癌治疗 "精确制导武器" 美誉。其不良反应轻微，一般仅需单次治疗，即可达到预期疗效[8]。

二、放射治疗

1. 常规分割放射治疗　是经典放射治疗模式，用于分期较晚，体积较大或与胃肠粘连紧密的晚期肝癌的放疗，多采用单次 1.8 ~ 2.0Gy 的分割模式，总剂量为 50 ~ 60Gy。目前大部分直线加速器采用三维适形放疗（3-Dimensional Conformal Radiatherapy，3D-CRT）和调强放射治疗（Intensity-Modulated Radiation Therapy，IMRT）进行常规分割放疗。癌栓对放射治疗敏感，HCC 伴门静脉癌栓经放射治疗后的客观缓解率为 39.6% ~ 57.9%。放射治疗肝细胞癌伴下腔静脉 / 右心房癌栓的肿瘤无进展生存率可能优于手术，对于患者来讲，选择创伤较小的外放疗作为初始治疗可能是合理的。放疗可能是一个强有力的保护因素，有助于延长 HCC 并发癌栓患者的生存期。前瞻性随机对照研究表明，与单独手术相比，术前新辅助放射治疗能明显延长 HCC 伴癌栓患者的无病生存期和总生存期[9]。对于中央型肝癌（位于肝门区、与大血管距离小于 1cm 的肝癌），较高剂量的常规分割新辅助放疗模式（50 ~ 60Gy/25 ~ 30 次）可使患者的术后 5 年生存率从 37.2% 提高至 69.1%，达到了与小肝癌根治手术相似的疗效[10]。总之，常规分割放射治疗作为肝癌的新辅助治疗方式，疗效显著。但常规分割放疗模式是建立在传统放射治疗的设备和理念上的，以肿瘤细胞和周围正常组织对放射治疗的敏感性差异为治疗依据，单次治疗剂量低，治疗时间通常需要 5 ~ 6 周。

2. 大分割立体定向放射治疗 SBRT　现代放疗技术尤其是以射波刀（图 26-2）为代表的大分割立体定向放疗技术 SBRT 通过精准的剂量投递，靶区高剂量，并使相邻正常组织剂量大大下降，在提高肿瘤控制率的同时，显著降低了与辐射有关的疾病风险（图 26-3）。对于小体积肝癌（直径 ≤ 5cm），SBRT 治疗可能达到与手术切除相似的疗效。射频消融治疗是小体积肝癌的主要治疗方法之一，亚洲多中心研究对比了 SBRT 与射频消融（RFA）的疗效，发现 SBRT 组和 RFA 组患者 3 年累积局部复发率分别为 21.2% 和 27.9%（$P < 0.001$），其中 SBRT 对体积大、膈以下、TACE 后复发的肿瘤有更佳的局部控制率，提示 SBRT 可能是 RFA 的有效替代方法。一项对比 SBRT 与射频消融治疗肝细胞癌的研究发现，前者 1 年和 2 年的肿瘤局部控制率为 97.4% 和 83.8%；后者为 83.6% 和 80.2%（$P = 0.016$）；随着肿瘤体积的增大，射频消融的肿瘤控制率明显下降（$P = 0.006$），而 SBRT 的疗效不受肿瘤体积的影响；研究者认为，对于大于 2cm 的肝细胞癌，SBRT 的局部控制率可能优于射频消融治疗（$P = 0.025$），SBRT 应作为不

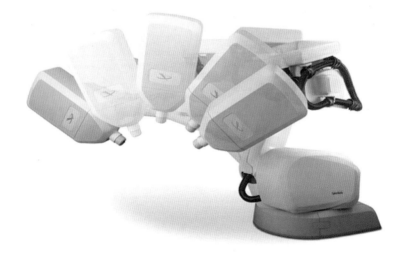

图 26-2　射波刀立体定向放射治疗示意图

能手术的大体积 HCC 的一线治疗。对于中等体积（直径 3 ~ 8cm）的不能手术的肝细
胞癌，SBRT 与 TACE 相比有更好的 3 年肿瘤局部控制率（77.5% vs 55.6%，$P = 0.007$）
和 3 年生存率（55.0% vs 13.0%，$P < 0.001$）。对于复发性肝癌，SBRT 组亦表现出较
好的 3 年肿瘤局部控制率（75% vs 57.5%，$P = 0.022$）和 3 年生存率（58.3% vs 5.9%，
$P < 0.001$）。有研究表明，射波刀 SBRT 与常规分割 3-DCRT 相比能更高效地传输放
射生物学剂量，两者治疗癌栓的客观缓解率分别为 70% 和 46%（$P = 0.04$）。SBRT 技
术的单次大剂量照射可以通过神经酰胺途径导致肿瘤血管内皮细胞的死亡，后续致血管
通透性增加和肿瘤坏死；同时，单次大剂量可以作用于肿瘤的微环境导致肿瘤细胞的间
接死亡；SBRT 可能克服一些肿瘤的常规分割放疗抵抗性。目前的研究表明，放射治疗
肝癌，在肝功能贮备足够的条件下，剂量越高，局部控制率也越高，生存时间也得到相
应的延长。以 SBRT 为代表的大分割放疗可能是初始不可手术的中晚期肝癌的理想放射
治疗模式 [11]。

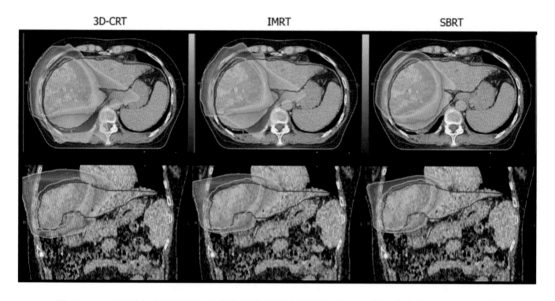

图 26-3　SBRT 与 3DCRT 和 IMRT 相比有更好的适形性，对器官的保护更好和更严格

三、晚期肝癌的药物治疗

1. 抗病毒治疗　治疗肝癌同时须治疗原有基础肝病，我国肝癌患者通常伴有慢性
肝炎或肝硬化，抗病毒治疗是乙型肝炎相关肝癌治疗中的重要环节，有研究证实坚持服
用抗病毒药物可以降低肝癌术后复发率。

2. 血管生成抑制剂　肝癌的发生、发展是一个涉及基因和表观遗传学改变的复杂

且多环节的生物过程[12]。有效的血管生成对 HCC 的生长、血管侵袭和转移起到了关键作用，因此，靶向抑制血管生成的治疗药物应运而生。

索拉非尼抑制肿瘤细胞的增生，作为酪氨酸激酶抑制剂下调 Raf/MEK/ERK 通路，从而抑制肿瘤的增生；此外，还通过抑制 VEGF 受体及血小板衍生生长因子受体 β 抑制血管生成。一项多中心、Ⅲ期、双盲研究表明索拉非尼组的中位生存期和中位疾病进展时间比安慰剂组延长了近 3 个月。索拉非尼组不良反应以手足皮肤反应和腹泻较为常见，是导致减量用药的常见原因。索拉非尼是国内外公认的 HCC 一线治疗药物，在 HCC 分子靶向治疗领域具有"里程碑"意义。

仑伐替尼是继索拉非尼之后的另一种新型口服多激酶抑制剂，其应用于进展期 HCC 患者治疗的机制为：选择性地抑制 VEGFR1-3、成纤维细胞生长因子受体 1 ~ 4 等。一项大型国际、Ⅲ期、非劣效性试验表明，仑伐替尼组较索拉非尼组的中位无进展生存期（7.4 个月 vs 3.7 个月）及客观缓解率（24% vs 9%）均显著改善。已有多项临床试验证实仑伐替尼临床疗效优于索拉非尼。仑伐替尼的最常见副作用为高血压、腹泻、食欲下降和体质量下降，但其不良反应发生率与索拉非尼无明显差异[13]。仑伐替尼已作为晚期 HCC 患者首选的临床一线靶向治疗药物被国际、国内 HCC 诊疗指南推荐。

瑞戈非尼是在优化索拉非尼结构时而被发现，与索拉非尼抗肿瘤机制相似，但对 VEGFR 激酶的拮抗和对 KIT、RET 激酶的抑制作用更强。一项随机、双盲、对照Ⅲ期临床试验对已接受索拉非尼治疗但仍进展的 HCC 患者研究发现，与安慰剂组相比，接受瑞戈非尼的患者 mOS 延长了 2.8 个月，表明瑞戈非尼在索拉非尼治疗失败后，仍可以使患者获得生存益处。另一项研究表明，经索拉非尼治疗失败后使用瑞戈非尼的患者，中位生存时间延长了 6 个月余，体现了瑞戈非尼延长晚期 HCC 患者生存期的优势。目前，瑞戈非尼已被用于晚期 HCC 索拉非尼治疗后进展或一线治疗失败后的二线治疗。

卡博替尼是受体酪氨酸激酶抑制剂，其抗肿瘤机制是对 MET、AXL、VEGFR1-3 等因子的有效抑制。一项卡博替尼治疗 HCC 相关临床试验发现，卡博替尼组患者的 mOS 较安慰剂组延长了 2.2 个月，mPFS 较安慰剂组延长了 3.3 个月，卡博替尼可延长已接受过全身治疗（如索拉非尼）的晚期 HCC 患者生存期。目前，卡博替尼已被纳入晚期 HCC 二线药物选择队列中。

雷莫芦单抗是一种靶向 VEGFR2 的全人源重组 IgG_1 单克隆抗体，抑制血管生成，阻断肿瘤进展。有研究发现雷莫芦单抗组患者的 mOS 较安慰剂组延长了 4.9 个月，当 AFP ≥ 400ng/ml 时，雷莫芦单抗组患者的 mOS 可延长 8.6 个月。另一项大型国际、随机、对照Ⅲ期试验对 292 例已接受索拉非尼一线治疗的患者（AFP ≥ 400ng/ml）予以雷莫芦单抗和安慰剂治疗，发现雷莫芦单抗组患者 mOS、mPFS 较安慰剂组均明显延长。目前，雷莫芦单抗已被列为 AFP ≥ 400ng/ml 的晚期 HCC 患者二线治疗药物。

阿帕替尼也是一种酪氨酸激酶抑制剂，其通过抑制 VEGFR2，抑制血管生成，从而阻断 HCC 的发展。一项Ⅲ期随机对照、双盲试验对曾接受过一线系统治疗失败后的晚期 HCC 患者予以阿帕替尼治疗，发现阿帕替尼组患者的 mOS 较安慰剂组延长了 1.9 个月，mPFS 较安慰剂组延长了 2.6 个月，ORR 较安慰剂组明显升高（10.7% vs 1.5%）。目前，阿帕替尼被推荐用于晚期 HCC 患者二线治疗策略选择［Child-Pugh A 级或较好的 B 级（≤ 7 分）］。

多纳非尼是在索拉非尼分子结构上进行调整后形成的一种多激酶抑制剂，是类似于索拉非尼的一种新型化合物，但在药效学性能和药代动力学方面均有所提升和优化。在一项大型临床试验中，对晚期 HCC 患者分别予以多纳非尼和索拉非尼治疗，发现多纳非尼组患者的 mOS 较索拉非尼组延长 2 个月余。多纳非尼治疗晚期 HCC 具有良好的耐受性和显著的抗癌效果，与索拉非尼、仑伐替尼等共同成为晚期 HCC 患者的一线治疗选择药物[14]。

3. 免疫检查点抑制剂联合治疗　HCC 的发生、发展除了与新血管的生成密切相关外，肿瘤细胞的"免疫逃脱"机制在其中也扮演着重要的角色。抗血管生成和免疫检查点抑制都是抗 HCC 治疗的重要组成部分。已有大量研究证实两者联合方案优于单方案疗效，可显著增加 HCC 患者的临床获益。

阿替利珠单抗联合贝伐珠单抗（"T+A"组合）是抗血管生成药物联合程序性死亡配体 1（PD-L1）治疗 HCC 的组合典范，是第一个超越索拉非尼疗效的联合方案，目前已被 FDA 批准用于晚期 HCC 一线治疗。一项大型临床试验对既往未接受过系统治疗的晚期 HCC 患者分别予以"T+A"组合和索拉非尼治疗，结果显示"T+A"组 1 年生存率为 67.2%，索拉非尼组 1 年生存率为 54.6%；"T+A"组 mPFS 较索拉非尼组延长了 2.5 个月。

帕博利珠单抗是一种可以阻断程序性死亡受体 1（PD-1）免疫逃逸通路的高选择性人源化单克隆 IgG。仑伐替尼联合帕博利珠单抗被称之为"可乐"组合，研究发现，对不可切除的 HCC 患者予以"可乐"组合联合治疗，患者的 mOS 可延长至 22 个月，且未发现新的不良反应或毒性；较仑伐替尼单药治疗明显改善了患者的生存期，且未产生新的副作用。"可乐"组合作为晚期 HCC 二线治疗已被写入 2020 年中国临床肿瘤学会（CSCO）原发性肝癌诊疗指南。

纳武利尤单抗是一种完全人源性抗 PD-1 的 IgG_4 单克隆抗体，可增强效应 T 淋巴细胞的活性，是 FDA 第一个批准用于 HCC 患者的 PD-1 抑制剂。伊匹木单抗是一种人源化 IgG_1 抗 CTLA-4 单克隆抗体。纳武利尤单抗联合伊匹木单抗"双免疫"联合治疗方案作为晚期 HCC 二线治疗于 2020 年首次被写入我国 CSCO 肝癌指南。

四、肝癌治疗的多学科团队建设

目前，国内外肿瘤治疗的模式已向肿瘤的多学科综合治疗方向发展，成立肝癌多学科综合治疗团队（MDT）有利于实现肝癌患者最优的个体化综合治疗。我国肝癌MDT可供选择的模式有两种，一种是汇聚肝癌各种治疗手段于同一科室的集中型结构；二是将肝癌的各种治疗方法分散于不同学科，通过MDT制度成立分散型结构，通过相关专业专家共同讨论后制订出最佳个体化综合治疗方案。肝癌的MDT可通过多学科会诊、共同查房、病例讨论、学术会议与研讨及科研课题合作等形式来实施。对于临床分期不同的肝癌所采用的综合治疗策略有所不同。临床上对于早期肝癌综合治疗方法有：肝切除联合术后TACE治疗、RFA联合无水乙醇注射治疗、RFA联合TACE等；对于中期肝癌综合治疗方法有：术前TACE联合手术切除、TACE联合消融治疗、姑息切除联合术后TACE、姑息切除联合靶向治疗、术前新辅助放疗、TACE联合靶向治疗等；对于晚期肝癌综合治疗方法有：免疫联合靶向治疗、TACE联合靶向和放射治疗等。综合治疗已成为提高肝癌患者总体疗效的关键措施，它可以发挥各种治疗方法的优势，以便达到最好的治疗效果[15]。

五、小结

HCC的治疗难度高，一方面来源于致病因素复杂且多为多病因混合致病，导致发病机制错综复杂；另一方面是因肝脏自身发病隐匿的特点和患者个体间异质性，往往发现时大多已丧失了根治机会。HCC分子靶向治疗和免疫治疗的探索为中晚期HCC患者带来了生命的曙光，也为实现HCC精准治疗奠定了基础。近年来分子靶向、免疫、介入、消融及放射治疗等多学科联合治疗为患者带来了更多的的临床获益。因此，探索HCC单病种个体化多学科精准治疗方案是未来进一步努力的研究方向。

（李　勇　吴　彬）

参考文献

[1]Siegel RL，Miller KD，Wagle NS，et al. Cancer statistics，2023[J]. CA Cancer J Clin，2023，73（1）：17-48.

[2]Llovet JM，Kelley RK，Villanueva A，et al. Hepatocellular carcinoma[J]. Nat Rev Dis

Primers，2021，7（1）：6.

[3]中国抗癌协会肝癌专业委员会转化治疗协作组.肝癌转化治疗中国专家共识（2021版）[J].
中华消化外科杂志，2021，20（6）：600-616.

[4]Wang Z，Wang E，Bai W，et al. Exploratory Analysis to Identify Candidates Benefitting from
Combination Therapy of Transarterial Chemoembolization and Sorafenib for First-Line Treatment
of Unresectable Hepatocellular Carcinoma：A Multicenter Retrospective Observational Study[J].
Liver Cancer，2020，9（3）：308-325.

[5]Kim N，Cheng J，Jung I，et al. Stereotactic body radiation therapy vs. radiofrequency ablation
in Asian patients with hepatocellular carcinoma[J]. J Hepatol，2020，73（1）：121-129.

[6]Han H，Meng Y，Wang J. Effect of transjugular intrahepatic portosystemic shunt combined
with ^{125}I particle implantation on portal vein tumor thrombus in hepatocellular carcinoma[J]. Am J
Transl Res，2022，14（3）：1838-1848.

[7]中国抗癌协会肝癌专业委员会.肝动脉灌注化疗治疗肝细胞癌中国专家共识（2021版）[J].
中华消化外科杂志，2021，20（7）：754-759.

[8]Saini A，Wallace A，Alzubaidi S，et al. History and Evolution of Yttrium-90 Radioembolization
for Hepatocellular Carcinoma[J]. J Clin Med，2019，8（1）：55.

[9]Wei X，Jiang Y，Zhang X，et al. Neoadjuvant Three-Dimensional Conformal Radiotherapy
for Resectable Hepatocellular Carcinoma With Portal Vein Tumor Thrombus：A Randomized，
Open-Label，Multicenter Controlled Study[J]. J Clin Oncol，2019，37（24）：2141-2151.

[10]Wu F，Chen B，Dong D，et al. Phase 2 Evaluation of Neoadjuvant Intensity-Modulated
Radiotherapy in Centrally Located Hepatocellular Carcinoma： A Nonrandomized Controlled
Trial[J]. JAMA Surg，2022，157（12）：1089-1096.

[11]Daniell KM，Banson KM，Diamond BH，et al. Approach to Stereotactic Body Radiotherapy
for the Treatment of Advanced Hepatocellular Carcinoma in Patients with Child-Pugh B-7
Cirrhosis[J]. Curr Treat Options Oncol，2022，23（12）：1761-1774.

[12]Manali D，Ande S，et al. Molecular Signaling Pathways and Therapeutic Targets in
Hepatocellular Carcinoma[J]. Cancers（Basel），2020，12（2）：491.

[13]Masatoshi K，Finn Richard S，Qin Shukui，et al. Lenvatinib versus sorafenib in first-line
treatment of patients with unresectable hepatocellular carcinoma：a randomised phase 3 non-
inferiority trial[J]. Lancet，2018，391：1163-1173.

[14]张宁宁，陆伟.肝细胞癌的靶向治疗[J].临床肝胆病杂志，2021，37（8）：1753-1757.

[15]Reig M，Forner A，Rimola J，et al. BCLC strategy for prognosis prediction and treatment
recommendation：The 2022 update[J]. J Hepatol，2022，76（3）：681-693.

第二十七章

保肝药物治疗

　　肝脏作为人体最大的消化性腺体，在机体生命活动中发挥着重要作用，通过生物合成、生物转化及解毒等作用，不仅参与蛋白质、脂类及糖类等物质的代谢，也参与药物、乙醇及毒物等的体内代谢过程。同时，肝脏也是各种致病因子或疾病常侵袭的器官，如异常代谢、药物、微生物等均可造成肝脏损伤。目前，我国常见的肝损伤原因仍为病毒感染，但非感染因素包括药物性肝损伤、酒精性肝损伤、自身免疫性肝炎、自身炎症性疾病等所导致肝损伤的发病率逐年升高。肝损伤在临床实践中一直备受关注，疾病和药物的防治指南和专家共识不断地发布和更新，大量的研究报道给临床诊疗提供了宝贵的参考借鉴，但由于肝损伤的病因复杂，类型多样，程度不同，临床上在病因治疗的同时，是否需要保肝药物治疗尚缺乏大规模、规范性、严谨性的临床研究证实。本章节首先简单地介绍肝损伤的主要疾病因素和药物因素，其次介绍几种临床上应用的保肝药物，供临床医生治疗参考。

一、肝损伤因素

　　1. 疾病因素

　　（1）常见的各类肝病：病毒、细菌、真菌、寄生虫等感染性肝病；非酒精性脂肪性肝病；酒精性肝病；自身免疫性肝病；遗传代谢性肝病；胆汁淤积性肝病；血管性肝病等。尽管发病机制不同，临床病理特征不同，但都会引起肝损伤发生，肝脏炎症几乎见于所有原因的肝病，而且常贯穿肝病程始终，导致血清肝功能生化指标 ALT、AST、ALP、GGT、TBIL 的异常，B 超、CT、MRI 等影像学检查异常。早在 2014 年中华医学会感染病学分会发布了《肝脏炎症及其防治专家共识》，共识里对肝脏炎症的定义、病因、发病机制、临床诊断、治疗和预防等方面进行了阐述和说明，并强调对于肝脏炎症，无论是否存在有效的病因疗法，均应考虑实施抗炎保肝治疗。对于缺乏有效病因治疗或暂不能进行病因治疗的部分患者，更应考虑抗炎保肝治疗。共识里对保肝药物的应用指征、用药原则和注意事项等也给出了建议[1]。

　　（2）系统性红斑狼疮（SLE）：是自身免疫性结缔组织病，可累及机体各器官。

SLE 性肝损伤的组织病理学谱缺乏特异性，可表现为肝细胞脂肪浸润、肝细胞坏死、萎缩、炎症细胞浸润等[2]。临床上最为常见的改变是 SLE 并发亚临床肝病，发病率可高达 80%，表现为轻度肝酶异常升高，常见于活动期 SLE 患者。亚临床肝病随着 SLE 病情的控制及对症处理后，可恢复正常，预后良好[3]。国内报道 SLE 肝损害的临床特点和相关危险因素时，所研究的病患群体中的发病率分别为 18% 和 12% 左右[4-5]。

（3）炎症反应性疾病：药物超敏反应综合征（drug-induced hypersensitivity syndrome，DIHS）又称伴嗜酸性粒细胞增多和全身症状的药物反应（drug reaction with eosinophilia and systemic symptoms，DRESS）综合征，与成人 Still 病（adult-onset Still's disease，AOSD）、噬血细胞综合征（hemophagocytic lymphohistiocytosis，HLH）为三种相对常见的免疫介导的全身炎症反应性疾病，均可导致不同程度的肝损伤。此类疾病导致急性肝损伤，进展快、病情急，更需要尽早甄别和诊断，提高患者生存率。程浩等对 58 例 3 种炎症疾病合并肝损伤的临床特征及肝损伤程度与炎症指标、免疫指标的关系进行分析，发现虽然三种病机制各有不同，引起肝损伤程度却类似[6]。肝脏是 DRESS 患者最常见且最易受累的器官（75%～94%），患者可有 ALT、AST、ALP 升高[7]。AOSD 合并肝功能异常的患者，肝酶异常占 62.3%，表现为以轻度（ALT ＜ 2×ULN）、中度［（2～5）×ULN］细胞溶解为主，同时有 ALP、GGT 不同程度的升高[8]。吕飒等对 33 例 HLH 患者的资料分析得出 HLH 患者肝损伤"两高一低"的特点，即酶学的升高（AST 和 LDH 水平明显升高，ALT 水平升高并不突出），胆红素的升高（TBIL 升高以 DBIL 为主），并伴有合成的明显下降（ALB 明显降低，并伴有不同程度的 PTA 下降）[9]。这些炎症反应性疾病的肝损伤往往采用激素或免疫抑制剂对症治疗。

2. 药物因素　药物性肝损伤（drug-induced liver injury，DILI）是指由各类处方或非处方的化学药物、生物制剂、传统中药（TCM）、天然药（NM）、保健品（HP）、膳食补充剂（DS）及其代谢产物乃至辅料等所诱发的肝损伤。DILI 是最常见和最严重的药物不良反应之一[10-16]，重者可致急性肝衰竭甚至死亡。美国的 LiverTox 网站（http://www.livertox.nih.gov）和中国 HepaTox 网站（http://www.hepatox.org）分别记录了近 700 种和 400 余种常见药物的肝损伤信息，为临床医生慎重使用具有潜在肝毒性的药物及评估其风险和受益提供了重要依据。2015 年中华医学会肝病学分会发布的《药物性肝损伤诊治指南》中，总结了 DILI 的流行病学、发病机制、病理学和临床表现，并就 DILI 的诊断、鉴别诊断、治疗和预防提出了 16 项循证建议。DILI 有不同的分类方式，按照受损靶细胞类型分成肝细胞损伤型、胆汁淤积型、混合型和肝血管损伤型；按照发病机制分为固有型（intrinsic DILI，InDILI）和特异质型（idiosyncratic DILI，IDILI），InDILI 具有可预测性，与药物剂量密切相关，潜伏期短，个体差异不显著，往往在新药临床试验阶段就会被终止上市，因此，InDILI 已相对少见。IDILI 具有不可预测性，现临床上较为常见，与药物剂量常无相关性，但它可能与患者的性别、年龄、基因和基础疾病等存在某种关系，潜伏期长且不稳定，具有难以预测的特点[17]。急性肝细胞性肝炎是最常见的特异性肝毒性，它也伴随着更高的急性肝衰竭风险。我国急性 DILI 诊断病例逐年上升，急性 DILI 患者约占急性肝损伤住院患者 20%，传统中草药和膳食补充剂以及抗结核药是我国 DILI 的主要原因。目前我国急性 DILI 按照严重程度分成 0 级（无肝损伤）、1 级（轻度肝损伤）、2 级（中度肝损伤）、3 级（重度肝损伤）、4 级（急性肝衰竭）和 5 级（致命）。不同类型、不同程度、不同机制的肝损伤需采用的保肝治疗药物并不相同[18, 19]。目前，由于 DILI 病理生理学的多因素特点，其诊断仍基于排除其他导致肝损伤的原因。传统的肝功能检测依赖于血清生物标志物，如 ALT、AST、ALP、GGT 和 TBIL。TBIL 水平升高与整个肝功能相关，而 AST/ALT 浓度升高反映肝细胞坏死，ALP 水平反映胆管上皮细胞或小管膜受损。然而，仅仅依靠这些传统的血清生物标记物存在一些缺点，因为它们对肝损伤不完全特异，并且不能提供对损伤模式的机制。ALT 被认为比 AST 更具特异性，因为它主要在肝组织中表达，在其他组织浓度低，而 AST 可以在肝脏、心脏、骨骼肌、肾脏、大脑、胰腺和肺组织中表达，甚至在白细胞和红细胞中也有表达。然而，在进行极限运动或患有多发性肌炎个体的血清中，ALT 和 AST 均显示升高。此外，骨组织中存在的 ALP 与成骨细胞活性相关，而绝经后妇女中也有 ALP 血清水平升高的报道，是 DILI 的高危人群[20]。这些传统的生物标志物在肝细胞损伤后被释放到循环中。然而，在明显的肝损伤发生之前，他们无法预测 DILI 的早期发病。下面介绍 DILL 诊断的一些研究方法。

（1）Roussel-Uclaf 因果关系评估方法（Roussel Uclaf Causality Assessment Method，RUCAM）：DILI 对医生来说仍然是一个重要但具有挑战性的诊断。RUCAM 作为因果关系评估工具的使用不断增加，在于它的客观、标准化和特异性针对肝损伤[21]。计算值越高，DILI 诊断的可能性越大。然而，它在评估方法和随意评分方面存在局限性，例如年老和饮酒。根据 RUCAM 系统，55 岁以上的患者得分更高，而最近的数据表明，年龄主要与 DILI 的表型有关。经常饮酒可能是特定药物有关 DILI 的促成因素，但如果不区分消费的次数、数量和持续时间，这可能是不合理的[22]。虽然 RUCAM 是一种有效的客观评分工具，但它依赖于 DILI 的一定程度专业知识，以便最好地确定其各种要素的得分。Ghabril 等人进行的一项前瞻性队列研究，基于专家共识怀疑患有 DILI 的 551 名患者入选，根据是否存在并发症分成了无并发症、轻度并发症和显著并发症三组，研究主要发现，增加并发症负担与 DILI 最终诊断的置信度逐渐降低有关，较高的并发症负担使疑似 DILI 患者的因果关系评估复杂化，强调了在此类患者中发现更好的 DILI 诊断方法的重要性[23]。

（2）细胞色素 P450（CYP450）：DILI 的诊断仍然是一个挑战，部分原因是因为没有明确确定的代谢风险因素，表明患者会发生 DILI。某些药物及其代谢产物可能通过影响 CYP450 或其亚型而导致肝损伤，如 CYP2E1、CYP2B6 和 CYP3A4 等与肝脏坏死增加的机制有关。Teschke 等指出了 IDILI 的几个潜在风险因素，如每日推荐的药物剂量高、患者实际每日服用的药物剂量、肝脏药物代谢和药物亲脂性等。他们首次对采用 RUCAM 方法评估的 3312 例 IDILI 患者进行了定量分析：在 36 种最常见的药物中，22 种药物（61.1%）通过 CYP450 途径代谢，而 14 种药物（38.9%）通过其他途径代谢。最常见的 CYP 亚型为 CYP3A4/5（49.6%）、CYP2C9（24.6%）、CYP2E1（13.2%）、CYP2C19（7.3%）、CYP1A2（3.5%）和 CYP2D6（1.8%）[24]。因此，需要更多关于药物 CYP 代谢与 IDILI 风险之间关系的数据，以便更好地了解 IDILI 的各种机制。

（3）DILI 相关的基因生物标志物：在过去的几十年里，N- 乙酰转移酶 2（N-Acetyltransferase 2，NAT2）一直是抗结核性肝损伤（anti-tuberculosis liver injury，ATLI）相关基因多态性研究的焦点。几个研究小组再次证明，"缓慢乙酰化"表型与 ATLI 发病风险增加有关[25-27]。但这些研究大多受样本量小和缺乏种族多样性的限制（因为大多数研究是在亚洲或拉丁美洲人群中进行的），因此它们对欧洲和北美人群的普遍性尚不清楚。国内在《抗结核药物性肝损伤诊治指南（2019 年版）》推荐根据 NAT2 的基因多态性指导异烟肼的剂量，慢代谢者减少剂量，中间代谢者和正常代谢者用常规剂量[28]。人类白细胞抗原（HLA）是预测 DILI 易感性的另一个研究领域，各种药物的多个多态性已被涉及。许多与 DILI 相关的 HLA 等位基因具有高度负预测值，因此，基因分型可能有助于排除某些特定药物引起的肝毒性，或在患者服用一种以上肝毒性药物时识别致病药物[29]。再者，结构不同的化合物与临床毒性特征相关的风险等位基因之间存在广泛的重叠。DRB1*07：01 是氟氯西林（flucloxacillin）、西美拉加坦（ximelagatran）、和拉帕替尼（lapatinib）相关 DILI 的风险等位基因；DRB1*15：01 与继发于阿莫西林克拉维酸盐和卢米拉昔布（lumiracoxib）的 DILI 相关[30]。Tangamornsuksan 等人对与拉帕替尼相关的所有可用 HLA 多态性研究报告进行了一项大型 meta 分析，发现 HLA-DRB1*07：01 与拉帕替尼诱导的肝毒性之间存在明确关联（优势比 6.23）[31]。作者认为数据足够强大，可以建议在拉帕替尼治疗前对乳腺癌患者进行 HLA-DRB1*07：01 基因筛查。

全基因组关联研究表明，HLA-A*33：01 是胆汁淤积或混合性 DILI 的风险因素，特比萘芬和可能的非诺贝特或噻氯匹定引起的肝细胞性 DILI 除外[32]。另一项研究包括 89 例抗结核药物肝损伤患者，发现 HLA DQB1*05/*05 基因型的受试者更容易发生肝损伤[33]。由于在临床环境中很难区分 DILI 和药物引发的自身免疫性肝炎，因此早期诊断和适当管理对这两种疾病至关重要[34]。虽然肝活检通常是区分这些疾病的最有效方法，但它是一种侵入性操作，并带有一定的内在风险。因此，基因检测可能是一个更好的选择。此外，HLA-DRB1*03：01 和 HLA-DRB1*04：01 是 type 1 自身免疫性肝炎的危险因素，这可能为 DILI 和自身免疫性肝炎之间的鉴别诊断提供参考[35]。基因检测可以用来排除特定药物引起的 DILI，因此可能成为常规辅助检查方法。

（4）谷氨酸脱氢酶（Glutamate dehydrogenase，GLDH）：几十年来，ALT、AST、ALP 和 TBIL 已被用于诊断和监测 DILI，但它们对肝毒性和 DILI 缺乏特异性。因此，人们一直对发现新的血清生物标记物感兴趣，这种标记物可以比 ALT 更好地提高肝损伤的特异性，揭示 DILI 的具体机制，更好地预测 DILI 的严重程度。GLDH 已成为有希望的肝细胞损伤的特异性血清生物标志物。GLDH 是一种由核 GLUD1 基因编码的线粒体蛋白质，参与氨基酸氧化和尿素产生。它是一种在肝细胞线粒体基质中表达的相对肝脏特异性酶，与 ALT/AST 相比，在肌肉损伤时不会发生改变。由于其在细胞中的位置，血清 GLDH 是肝脏疾病的敏感标志物，反映线粒体完整性的丧失。Schomaker 等人在一项研究中比较了 Duchene muscular dystrophy（DMD）患者和健康对照组的 ALT 和 GLDH 水平。与对照组相比，DMD 患者的血清 ALT 水平增加了 20 倍，而两组血清 GLDH 水平相似，证明了其肝脏特异性，可用于并发肌肉损害情况下肝损伤检测的生物标志物。文中还描述了一例横纹肌溶解症患者，其 AST、ALT 和肌酸激酶升高，而 GLDH 保持正常，直到患者出现缺氧诱导的肝损伤[36]。Roth 等综述 DILI 血清生物标志物的文献里强调了 GLDH 作为生物标记物的潜在优势。GLDH 的一些缺点是，在胆总管结石通道、导致缺血性或充血性肝病的循环障碍，以及某些与临床显著性肝损伤无关的药物使用（如消胆胺）的情况下，GLDH 可能出现短暂性升高[37]。然而，GLDH 能否准确预测肝细胞坏死仍存在争议，因为坏死可能不会导致线粒体毒性。

除了上面介绍的几种 DILL 的分子生物标志物外，还有包括角蛋白 18（keratin 18）、山梨醇脱氢酶（sorbitol dehydrogenase）、谷胱甘肽 S- 转移酶（glutathione S-transferase）、胆汁酸（bile acids）、骨桥蛋白（osteopontin）、高迁移率族蛋白 B1（high mobility group box-1 protein）、脂肪酸结合蛋白 1（fatty acid binding protein 1）、钙黏蛋白 5（cadherin 5）、miR-122 和组学技术等。此外，除了 RUCAM，还出现了临床诊断量表（Clinical Diagnostic Scale，CDS）诊断 DILI 的临床评分系统。然而，由于这些分子生物标志物和评分系统固有的缺陷，目前它们的预测价值都还有限。因此，通过同时结合传统的肝功能指标、评分系统和这些生物标记物，可能会获得最大的益处。

二、保肝药物治疗

已知全球有 1100 多种上市药物具有潜在肝毒性，常见的包括非甾体类抗炎药、抗感染药物、抗肿瘤药物、中枢神经系统用药、心血管系统用药、代谢性疾病用药、激素类药物、某些生物制剂和 TCM-NM-HP-DS 等[38]。不同药物可导致相同类型肝损伤，同一种药物也可导致不同类型的肝损伤，详细信息参见 liverTox 和 HepaTox 网站。据报道，目前中国的 DILI 患病率约为 24/100 000[39]。药物在治疗疾病过程中所诱发的肝损伤也越来越受到重视，抗结核药物、抗肿瘤药物和中草药相关肝损伤都已有临床诊治指南或专家共识发布。而且随着一些保肝药物，如甘草酸制剂、水飞蓟制剂、双环醇等循证医学证据的积累，相继也发布了各自的临床应用的专家共识，以供临床医师在治疗中参考。

保肝药物顾名思义是对肝脏起保护作用的药物。对于疾病诱导的肝损伤，在治疗疾病病因的同时，不同程度的肝损伤状况会好转，甚至恢复正常。但对肝脏疾病本身，往往主张在病因治疗的基础上，辅助以保肝药物治疗[1]。对于药物诱导的肝损伤，药物治疗原则是：①及时停用可疑肝损伤药物，尽量避免再次使用可疑或同类药物；②应充分权衡停药引起原发病进展和继续用药导致肝损伤加重的风险；③根据 DILI 的临床类型选用适当的药物治疗[18]。

临床上常用的保肝药物分为抗炎、抗氧化、肝细胞膜保护、解毒、利胆和降酶等。保肝药物的主要作用包括改善肝脏功能，保护由多种化学物质和毒素所引起的肝损伤；促进肝细胞再生，减轻肝细胞变性；增强肝脏解毒功能；降低肝酶 AST/ALT。

1. 抗炎类　以甘草酸类制剂为代表。甘草酸制剂主要包括甘草酸二铵、复方甘草酸苷及异甘草酸镁等产品，具有抗炎保肝作用，已经在中国的多部肝病防治专家共识和指南、药物性肝损伤（中草药、抗结核病药物等）诊治指南中给出各种建议和治疗原则，用于治疗各类肝炎和药物性肝损伤，改善肝功能。新出现的证据表明，甘草酸制剂通过多靶向治疗机制缓解肝脏疾病并预防 DILI，包括抗脂肪变性、抗氧化应激、抗炎、免疫调节、抗纤维化和药物相互作用。甘草酸类制剂具有类似糖皮质激素的非特异性抗炎作用而无抑制免疫功能的不良反应，可改善肝功能，减轻肝脏病理损伤。

在国内，甘草酸制剂临床应用最多的领域是肝脏疾病，是用于抗炎保肝治疗的一线药物之一。《甘草酸制剂肝病临床应用专家共识》[40]里介绍了此类制剂，推荐用于病因治疗基础上的辅助治疗，只要存在肝脏炎症表现（即 ALT、AST 异常）即可应用。具体如下：①病毒性肝炎，可与抗病毒药物联合应用。②酒精性肝病，患者在戒酒的基础上，如肝功能反复异常、肝脏组织检查证实炎症和纤维化明显，或病情有明显进展者可选用。③非酒精性脂肪性肝病，强调患者改变生活方式、控制体重、改善胰岛素抵抗和纠正代谢紊乱等基础治疗，仍有 ALT、AST 及 GGT 升高，以及肝脏组织检查证实病程呈慢性进展者可选用。④自身免疫性肝病，此类制剂的治疗具有一定价值，尤其是对于存在激素 ± 免疫抑制剂禁忌证的患者，可考虑尽可能足量应用来改善患者生物化学指标。⑤肝硬化、肝癌、肝衰竭，可应用此类制剂进行保肝抗炎治疗。鉴于甘草酸制剂品种繁多，剂型各异，具体应用的剂量和用法应以各自药物说明书为准。根据不同肝病的特点，应用疗程可长可短，具体停药标准建议以肝脏炎症消失，即 ALT、AST 恢复正常水平再巩固应用 4 ~ 12 周并逐渐减量为妥。甘草酸制剂安全性较好，但也应关注其不良反应，应严格参照药物说明书上的禁忌证和注意事项并定期监测相关不良反应。

甘草酸类制剂不仅用于肝脏疾病治疗，对于药物性肝损伤，及时停用可疑肝损伤药物的同时，在指南中[18, 38]推荐根据 DILI 的临床类型选用适当的甘草酸类制剂进行药物治疗，以改善肝功能。轻 - 中度肝细胞损伤型和混合型 DILI，炎症较重者可试用甘草酸制剂（甘草酸二铵肠溶胶囊或复方甘草酸苷等），如甘草酸二铵，150mg/ 次、3 次 / 日，或甘草酸单铵半胱氨酸复合制剂，100 ~ 250ml/d 静脉应用。异甘草酸镁适用于急性DILI，成人一般剂量 0.1 ~ 0.2g/d，可用于治疗 ALT 明显升高的急性肝细胞损伤型或混合型 DILI。不推荐两种以上保肝抗炎药物联合应用，也不推荐预防性用药来减少 DILI的发生。甘草酸类制剂品种多，剂型多样，下面介绍几种临床常用的甘草酸制剂。

（1）甘草酸二铵肠溶胶囊：是甘草提取物，主要成分为甘草酸二铵，辅料为大豆磷脂和玉米淀粉。分子式为 $C_{42}H_{68}N_2O_{16}$，分子量为 857.01。药品说明书中本品适用于伴有 ALT 升高的急慢性肝炎。口服，150mg/ 次，3 次 / 日。与排钾利尿剂（呋塞米、氢氯噻嗪等）合用时，可增加低血钾风险，应注意监测血清钾。本品口服吸收不受肠道食物影响，具有肠 - 肝循环，体内过程复杂，给药后 8 ~ 12 小时血药浓度达峰值。该药及其代谢产物（甘草次酸）与蛋白结合力强，且其结合率受血浆蛋白的浓度影响，故血药浓度变化与肠肝循环和蛋白结合有密切关系。约 70% 通过胆汁从粪便中排除，20% 从呼吸道以二氧化碳形式排出，尿中原形排出约为 2%。

甘草酸二铵孕妇不宜使用；新生儿、婴幼儿的剂量和不良反应尚未确定，暂不用；老年患者发生低血钾的风险较高，应密切观察，慎重给药。对甘草酸二铵过敏者禁用；对大豆磷脂过敏者禁用；严重低钾血症、高钠血症、高血压、心力衰竭和肾衰竭患者禁用。本品为甘草提取物，用药后有出现假性醛固酮增多症表现的可能，包括低血钾、血压升高、水钠潴留、乏力等症状。治疗过程中，应定期测定血压和血清钾、钠浓度，如出现高血压、血钠潴留、低血钾症等情况应停药或适当减量。有关药物在特殊人群和疾病状态下的临床疗效、不良反应和药代动力学数据尚不够充分，还需要进一步研究，以便给临床治疗提供更多的参考依据。

甘草酸类制剂临床应用广泛，治疗时间长，与其他药物联合使用普遍存在，药物之间是否发生药代动力学相互作用应受到重视。动物实验表明，此类制剂不仅可以调节 CYP450 和 P-gp，对 UDP 葡萄糖醛酸转移酶（UGTs）的不同亚型也有调节作用，甚至通过影响药物的蛋白结合率，从而可能影响联合使用药物的药代动力学过程。有研究报道，甘草酸二铵不影响恩替卡韦在大鼠体内的药代动力学过程[41]。张瑛瑛等报道甘草酸二铵降低了辛伐他汀在大鼠体内的代谢，导致其血药浓度和系统暴露量增加[42]。

甘草酸二铵可通过抑制 CYP2C19 和 CYP3A4 活性，降低奥美拉唑的血浆蛋白结合率，增加了奥美拉唑在大鼠体内的 AUC 和 C_{max} [43]。霉酚酸酯（MMF）是一种免疫抑制剂前药，用于预防实体器官移植排斥反应，在体内被迅速吸收并脱酯为霉酚酸（MPA）。MPA 通过 UGTs 在肝脏中进一步代谢，形成药理学上不活跃的化合物 MPA 7-O- 葡糖苷酸（MPAG），大鼠长期服用甘草酸二铵可诱导 MMF 的整体代谢，这可能是由于诱导 UGT1A 蛋白表达所致 [44]。这些研究提示，在临床实践中应重视甘草酸制剂与其他药物之间可能存在的相互作用，观察由此带来的用药不良反应和疗效改变。

指南中往往并不推荐预防性用药来减少 DILI 的发生，但在抗结核药物治疗中，建议对有高危因素的患者给予预防性保肝治疗。最近国内在 14 家结核病专科医院采用多中心、开放、随机、平行对照试验设计，纳入初治涂片细菌阳性肺结核患者 933 例，随机分为试验组 495 例和对照组 438 例。采用 2HREZ/4HR 抗结核方案，治疗 6 个月。抗结核治疗的同时给予甘草酸二铵肠溶胶囊组与不给予任何护肝药物组比较，DILI 发生率为分别为 27.7% 和 36.8%；两组在肝损伤以外不良事件发生率分别为 25.4% 和 30.7%。应用甘草酸二铵肠溶胶囊预防性护肝治疗可减少抗结核治疗过程中肝损伤的发生，且不增加其他不良反应，对维持抗结核方案有益 [45]。

（2）异甘草酸镁注射液：为单一的 18-α 异构体甘草酸，分子式为 $C_{42}H_{60}MgO_{16} \cdot 4H_2O$，分子量为 917.28。药品说明书中本品适用于慢性病毒性肝炎和急性药物性肝损伤，改善肝功能异常。慢性病毒性肝炎，1 次 / 日，0.1 ~ 0.2g/ 次，4 周为一疗程或遵医嘱；急性药物性肝损伤，1 次 / 日，0.2g/ 次，2 周为一疗程或遵医嘱。药物以 10% 葡萄糖注射液或 5% 葡萄糖注射液或 0.9% 氯化钠注射液，250ml 或 100ml 稀释后静脉滴注。与依他尼酸、呋塞米等噻嗪类及三氯甲噻嗪、氯噻酮等降压利尿剂并用时，其利尿作用可增强本品的排钾作用，易导致血清钾的下降，应注意观察血清钾值。

动物试验表明，本品吸收后主要分布在肝，主要经胆汁排泄，经肝 - 肠循环维持异甘草酸镁在肝组织中较高的有效浓度。人体单次静脉滴注后，药物的分布较为迅速，分布半衰期 $t_{1/2\alpha}$ 为 1.13 ~ 1.72 小时，消除半衰期 $t_{1/2\beta}$ 为 23.10 ~ 24.60 小时。健康志愿者单次静滴本品 0.1g、0.2g、0.3g，消除速度常数 β、消除半衰期 $t_{1/2\beta}$、清除率 CL 与给药剂量无关，各剂量组峰浓度 C_{max}、AUC 随给药剂量增加而加大，但 C_{max}/dose、AUC/dose 各剂量组间无显著性差异。本品健康志愿者 1 次 / 日，0.1g/ 次，静脉滴注给药第 6 天达稳态，连续 9 天给药，与单剂量药代动力学参数基本相近。该药健康受试者单剂量与多剂量给药的表观分布容积分别为 3.3L、3.2L，药物的组织分布较少，血浆蛋白结合率高，要注意同时应用其他与血浆蛋白结合率高的药物时，两药竞争血浆蛋白结合部位，而发生置换现象。研究表明，该药的消除半衰期长于甘草酸（$t_{1/2}$ 为 3.5 小时）及甘草酸铵（$t_{1/2}$ 为 8 小时），在肝炎患者体内长消除半衰期，有利于临床给药。

本品孕妇及哺乳期妇女暂不推荐使用；新生儿、婴幼儿的剂量和不良反应尚未确定，不推荐使用；老年患者应注意观察病情，慎重用药。严重低钾血症、高钠血症、心力衰竭、肾衰竭和未能控制的重度高血压患者禁用。治疗过程中，应定期测定血压和血清钾、钠浓度。甘草酸制剂可能引起假性醛固酮症增多，但本品注册临床中并未发现，如在治疗中出现发热、皮疹、高血压、水钠潴留、低血钾症等情况，应采用对症治疗，必要时减量，直至停药观察。

茅益民等开展了异甘草酸镁注射液治疗 ALT 升高的慢性肝病（涵盖病毒性肝炎、非酒精性脂肪肝、酒精性肝病、药物性肝损害、自身免疫性肝病等慢性肝病患者）的多中心、随机、双盲、多剂量、阳性药物平行对照临床研究。480 名患者随机分为100mg/d 低剂量组（A 组）、150mg/d 高剂量组（B 组），120mg/d 阳性药物组（C 组），与阳性药物复方甘草酸苷注射液比较，治疗 2 周和 4 周后，三组患者 ALT、AST 水平均明显下降；治疗 4 周后，A、B、C 组 ALT 改善的总有效率分别为 92.59%、91.76%、88.29%。试验组中未观察到甘草酸制剂常见的血压升高和电解质改变等伪醛固酮症现象，异甘草酸镁注射液的总体耐受性良好 [46]。

Wang 等进行了异甘草酸镁注射液对急性 DILI 肝损伤患者的 II 期临床试验。该试验是一项随机、双盲、多剂量、药物对照的多中心研究，将 174 名符合条件的受试者随机按 1 : 1 : 1 的比例分组，接受低剂量研究药物（A 组）、高剂量研究药物（B 组）或硫普罗宁（C 组）。结果表明，A 组和 B 组即使在服用研究药物的早期也降低了 ALT 水平；与 C 组（61.02%）相比，A 组（84.75%）和 B 组（85.71%）在第 4 周时 ALT 正常化的比例显著提高。单变量 logistic 模型的结果显示，A 组受试者 ALT 正常化的概率约为 C 组受试者的 3.6 倍。B 组受试者也观察到类似的效应。这项试验提供了异甘草酸镁注射液治疗急性 DILI 的有效性和安全性证据 [47]。

抗肿瘤细胞毒性药物是引起药物性肝损伤（DILI）最常见的药物之一。采取前瞻性、开放性、随机对照、全国 28 家中心的临床协作研究。对使用含顺铂（$\geq 60mg/m^2$）、奥沙利铂（$\geq 85mg/m^2$）、环磷酰胺（$\geq 600mg/m^2$）或吉西他滨（$\geq 2000mg/m^2$）四种细胞毒药物中任意一种或数种进行化疗的恶性肿瘤患者，随机分为两组。试验组于随机化疗的前 1 天起，给予异甘草酸镁注射液 200mg/d，静脉滴注，连续使用 ≥ 5 天；对照组仅给予常规化疗。至 1 个化疗疗程结束，比较 1200 例患者化疗前、后肝损伤的发生率和严重程度，观察和评价大样本恶性肿瘤患者人群中采用异甘草酸镁注射液预防抗肿瘤化疗相关性急性肝损伤的有效性和安全性。含铂类、环磷酰胺和吉西他滨化疗引起的 DILI 发生率较高、危害程度较重，在临床实践过程中应加强对肝功能的全程监控与肝损伤的防治。在化疗前和化疗同时，预防性应用异甘草酸镁注射液可以明显降低以上药物化疗相关性急性肝损伤的发生率及其严重程度，值得进一步深入研究和临床推广应用 [48]。

《恶性血液病患者药物性肝损伤的预防和规范化治疗中国专家共识（2021 年版）》原则上不鼓励对所有血液病患者预防性使用肝损伤治疗药物。然而，对于高风险人群、超大剂量使用抗肿瘤药等特殊临床场景中可考虑预防性使用肝损伤治疗药物[49]。异甘草酸镁在预防和治疗大剂量化疗急性白血病患者的肝损伤研究中，提示可有效防治血液系统肿瘤化疗不良反应的发生，起到减毒增效的功能。最新的 Meta 分析揭示，异甘草酸镁相较于其他同类药物可更显著地降低 DILI 患者 ALT 水平，而且安全性较好[50]。

（3）复方甘草酸苷：剂型有注射剂和片剂，用于治疗慢性肝病，改善肝功能异常。注射剂组份（每 20ml）为甘草酸苷 40mg、甘氨酸 400mg、盐酸半胱氨酸 20mg，辅料含有亚硫酸钠 16mg、适量氨水和氯化钠。成人通常 1 次 / 日，5 ~ 20ml 静脉注射。慢性肝病 1 次 / 日，40 ~ 60ml 静脉注射或者静脉滴注，增量时用药剂量限度为 100ml/d。甘氨酸和盐酸半胱氨酸可以抑制或减轻由于大量长期使用甘草酸苷可能出现的电解质代谢异常所致的假性醛固酮症状。片剂中每片含甘草酸苷 25mg、甘氨酸 25mg、蛋氨酸 25mg。成人通常 2 ~ 3 片 / 次，小儿 1 片 / 次，3 次 / 日，饭后服用。与袢利尿剂（依他尼酸、呋塞米等）和苯噻嗪类及其类似降压利尿剂（三氯甲噻嗪、氯噻酮等）合用，可能出现低血钾症，需充分注意观察血清钾值。注射剂与盐酸莫西沙星合用，可能引起室性心动过速，QT 延长。

醛固酮症患者、肌病患者、低血钾症患者禁用，注射剂还禁用过敏史者，片剂还禁用有血氨升高倾向的末期肝硬化患者。注射剂要防止休克和过敏样症状。复方甘草酸苷制剂与含有甘草制剂合用时，容易出现假性醛固酮增多症。高龄患者慎用复方甘草酸苷制剂，孕妇和哺乳期妇女，应在权衡治疗利大于弊后慎重给药。

健康成人静脉注射 40ml（含甘草酸苷 80mg），血中甘草酸苷浓度在给药 10 小时后迅速下降。甘草酸苷加水分解物甘草次酸在给药后 6 小时出现，24 小时达峰，48 小时后几乎完全消失。尿中甘草酸苷 27 小时的排泄量为给药量的 1.2%，6 小时后尿中出现甘草次酸，并在 22 ~ 27 小时达峰。正常人口服本品 4 片（含甘草酸苷 100mg）后，甘草次酸分别在给药后 1 ~ 4 小时和 10 ~ 24 小时血中浓度出现高峰，10 小时内尿中未检出甘草酸苷和甘草次酸。两种剂型进行动物药代动力学研究时发现，分布最多的脏器为肝脏，肾、肺、心脏和肾上腺均有分布。

有研究 35 名欧洲慢性丙型肝炎感染患者单次和多次静脉注射甘草酸苷（与复方甘草酸苷注射液成分和剂量相同）后的药代动力学特征，并和日本数据进行比较。结果表明，给药 80mg、160mg 或 240mg 甘草酸苷，3 次 / 周，或 200mg 甘草酸苷，6 次 / 周，共 4 周。曲线下面积（AUC）随剂量 ≤ 200mg 线性增加，比较欧洲和日本的数据，前者的平均 AUC 为（289±244）μg·h/ml，后者为（402±372）μg·h/ml；半衰期分别为（8.2±2.6）小时和（8.8±9.0）小时；总清除率为（7.6±3.6）ml/（h·kg），（8.5±

5.7）ml/（h·kg）。甘草酸苷的药代动力学在 200mg 以下呈线性。服用 200mg，6 次 / 周，治疗 2 周后出现药物积聚[51]。

Liu 等研究了大鼠体内复方甘草酸苷片对肠溶霉酚酸钠片药动学影响。霉酚酸（MPA）是免疫抑制剂肠溶霉酚酸钠片剂的活性成分，两者在大鼠体内合用 14 天后，总 MPA 和游离 MPA 的 $AUC_{0\sim48h}$、$AUC_{0\sim\infty}$ 和游离 MPA 的 C_{max} 显著增加，而总 MPA 和游离 MPA 的 CL/F 和 Vd/F 明显降低。MPA 和甘草酸苷都具有较高的蛋白亲和力和肠肝循环，MPA 主要经葡萄糖醛酸化后由多药耐药相关蛋白（Mrp2）转运到胆汁，两种药物长期联合治疗后，可能由于甘草酸苷对 P-gp 活性的抑制作用，对蛋白质结合和相对肠肝循环的竞争效应，以及对 UGTs 和 Mrp2 的一些不确定影响而发生药物之间相互作用[52]。也有报道，甘草酸苷可能通过诱导 P-gp 活性降低葛根素、芍药苷、积雪草酸的吸收，或通过诱导 CYP3A4 酶活性提高大鼠肝脏清除率，减少它们的系统暴露量，从而影响它们的药代动力学[53-55]。而 Yan 等对 14 名健康成年男性受试者进行两阶段随机交叉设计试验，反复摄入甘草酸苷对人体 P- 糖蛋白（P-gp）活性探针药物 talinolol 口服药代动力学的影响。结果发现，连续服用甘草酸苷对 P-gp 的表达没有诱导作用[56]。这些研究结果需要通过严谨的科学研究进一步确认，而且在临床实践中是否会发生药代动力学相互作用，尚需长期、大量临床观察和验证。

日本国内医疗机构对复方甘草酸苷注射剂治疗慢性肝炎和肝硬化的有效性进行临床研究。40ml/d 静脉注射，连续使用 1 个月，用药组比安慰剂组明显有效，并且肝功能检查项目 AST、ALT、γ- 谷氨酰转肽酶（γ-GT）值也有统计学意义的明显改善。另一项试验，40ml/d 静脉注射 2 周（共 3 周），ALT 值仍未降到正常值上限 1.5 倍以内的患者，分为继续使用 40ml 组和增大剂量至 100ml 组，结果表明，100ml/d 增量组比40ml/d 继续使用组，ALT 值改善的效果更显著。该试验结果认为对 40ml/d 治疗后 ALT 值改善不充分时，可以增加用药剂量至 100ml/d，是有临床意义的。

李毓雯等探讨了复方甘草酸苷片治疗 65 例儿童非酒精性脂肪性肝病的临床疗效。以护肝片为对照，治疗 24 周。两组患儿均于治疗前后检测血清 ALT、γ-GT、透明质酸（HA）、Ⅲ型前胶原（PCⅢ）、Ⅳ型胶原（CⅣ）和层黏连蛋白（LN）水平。结果显示，复方甘草酸苷片组和护肝片组治疗总有效率分别为 85% 和 50%，复方甘草酸苷片可有效改善非酒精性脂肪性肝病患儿的肝功能，并能降低肝纤维化血清学指标水平；其疗效优于护肝片治疗[57]。

2. 抗氧化类

（1）双环醇：是由我国自主研发、用于治疗肝脏炎性损伤的首个化学新药，为联苯结构衍生物，分子式为 $C_{19}H_{18}O_9$，分子量为 390.34。本品可用于治疗慢性肝炎所致的氨基转移酶升高。口服成人常用剂量 25mg/ 次，必要时可增至 50mg/ 次，3 次 / 日，最少服用 6 个月或遵医嘱，应逐渐减量。用药期间应密切观察患者临床症状、体征和肝功能变化，疗程结束后也应加强随访。有肝功能失代偿如胆红素明显升高，低白蛋白血症，肝硬化腹水，食管静脉曲张出血，肝性脑病及严重心、脑、肾器质性病变及骨髓抑制的患者，谨遵医嘱。本品的不良反应发生率很低，为轻度或中度，一般无须停药、或短暂停药、或对症治疗即可缓解。12 岁以下儿童的最适剂量遵医嘱，70 岁以上老年患者最适剂量待定，孕妇及哺乳期妇女的研究资料缺乏，应权衡利弊，谨慎使用。

健康志愿者口服双环醇片剂（25mg/ 次）的药代动力学特征符合一房室模型及一级动力学消除规律。吸收半衰期为 0.84 小时，消除半衰期为 6.26 小时，药峰时间为 1.8 小时，药峰浓度为 50ng/ml。C_{max} 和 AUC 与剂量成正比，而其他药代动力学参数如吸收半衰期（$T_{1/2Ka}$）、消除半衰期（$T_{1/2Ke}$）、分布容积（Vd/F）、清除率（CL/F）及达峰时间（Tpeak）均不随剂量明显改变，符合线性动力学特征。常用剂量多次重复给药体内药量无过量蓄积现象，餐后口服可使 C_{max} 升高，对其他动力学参数无影响。服药时间：双环醇药代动力学研究显示，餐前、餐后药代动力学参数除 C_{max} 差异有显著意义外，其他动力学参数均无显著性差异。在《双环醇临床应用专家共识（2020 年版）》中建议，考虑到食物可能对药代动力学有一定的影响，故仍以餐前服用本药为宜（胃病患者应在餐后服用）。

双环醇在多种病因所致肝病的抗炎保肝治疗中积累了大量的基础研究和循证医学证据。可抑制肝功能损伤诱导的多种炎性调控因子的表达和活性，包括 NF-κB、IL-1β、IL-18、TNF-α、TGF-β1、iNOS 等；还可抑制 ROS、NO 的生成，从而减少体内 GSH 等抗氧化物质的消耗。因此，双环醇可减轻炎症反应和氧化应激性损伤，有助于稳定肝细胞膜和细胞器膜，改善线粒体功能，保护肝细胞核 DNA 的结构和功能，抑制肝细胞凋亡和坏死，从而达到抗炎保肝的作用。临床应用方面，已经被纳入多个临床诊疗指南当中，多项临床研究评价了双环醇用于治疗慢性病毒性肝炎、脂肪性肝病、多种药物所致药物性肝损伤以及其他肝病的疗效和安全性 [58]。

在常规抗病毒治疗的基础上，应用双环醇治疗慢性乙型肝炎（CHB）患者，可改善血清 ALT 水平等肝脏生化指标，缓解肝纤维化的形成和进展，且治疗安全性良好。250 例 HBeAg 阳性慢性乙型肝炎患者随机分为阿德福韦酯（ADV）联合双环醇治疗组和 ADV 单药治疗组。ADV 加双环醇联合治疗组（$n = 125$）的患者每天口服 ADV 10mg，口服双环醇 25mg/ 次，3 次 / 日，持续 48 周，与 ADV 单药治疗组（$n = 125$）进行治疗前后血清转氨酶（ALT/AST）、HBV–DNA、HBeAg/HBeAb 和肝活检。两组患者的血清转氨酶水平均显著降低。联合组血清氨基转移酶水平下降幅度大于 ADV 单药组，病毒学应答率与 ADV 单药治疗组无显著差异。治疗 48 周后，两组的 Knodell 坏死性炎症评分均显著减轻，联合治疗组的 Knodell 评分显著低于 ADV 单一治疗组。本研究中没有出现可能与该药物有关的显著不良事件。ADV 联合双环醇治疗 HBeAg 阳性 CHB 是一种安全、有效的治疗方案[59]。

双环醇常被用于控制拒绝抗病毒治疗的 CHB 患者的疾病进展。Chi 等对这些患者接受双环醇治疗后的组织学变化进行了临床研究。选择 30 名接受恩替卡韦（ETV）治疗 48 周的患者作为对照组，比较双环醇和 ETV 治疗 48 周后的组织学改善情况。本研究共包括 123 名接受双环醇治疗的 CHB 患者，对 70 例患者进行配对肝活检。活检间隔为（17.44±8.90）个月（12～60 个月）。事实表明，41.4% 患者在接受双环醇治疗后出现肝脏炎症改善，而只有 10.0% 的患者出现肝脏炎症进展。28.6% 的患者实现了纤维化改善。更重要的是，发现肝脏炎症和纤维化改善的患者比例均不显著低于 ETV 组（53.3% vs 63.3% 和 36.7% vs 43.4%）。大多数基线 ALT 升高的患者（82.4%）在双环醇治疗后恢复正常。更重要的是，多变量分析显示，双环醇的治疗过程是肝脏炎症改善的独立因素。在调整 HBeAg 状态、ALT 和 HBV-DNA 数量后，与 < 48 周治疗的患者相比，≥ 48 周治疗患者的优势比（95% CI）为 5.756（1.893～17.500）。双环醇可以改善 CHB 患者的肝脏炎症和 ALT 正常化率，尤其是当疗程延长时。这项研究已经证实双环醇可以控制肝炎活动，可能是拒绝抗病毒治疗的 CHB 患者的一个好选择[60]。

目前非酒精性脂肪性肝病（NAFLD）的发病机制尚不十分清楚，普遍认为脂代谢紊乱（肥胖）和胰岛素抵抗为疾病的初次打击，可导致肝脏发生脂肪变性，并降低肝细胞活力，使得肝脏发生氧化应激损伤及炎症损伤，进而产生二次打击，最终导致坏死，甚至肝纤维化。临床上常用调节血脂、血糖药物与双环醇联合使用，改善 NAFLD 的患者的血清肝酶水平和肝纤维化指标，改善肝组织学病变。庄瑛瑛等观察了非诺贝特片联合双环醇片治疗 NAFLD 的临床疗效及安全性。156 例 NAFLD 患者随机分为对照组 70 例和试验组 86 例。对照组予以双环醇 50mg/ 次，2 次 / 日，口服 12 周，后改为 25mg/ 次，3 次 / 日，口服 24 周；试验组在对照组治疗的基础上，予以非诺贝特 0.1g/ 次，1 次 / 日，口服 12 周。治疗后，试验组和对照组的总有效率分别为 89.53% 和 71.43%。试验组的谷草转氨酶（GOT）、谷丙转氨酶（GPT）、总胆固醇（TC）、三酰甘油（TG）等指标均好于对照组，差异均有统计学意义。非诺贝特片联合双环醇片治疗 NAFLD 的临床疗效确切，而且还能够降低血清 TNF-α、TGF-β 及游离脂肪酸（FFA）水平，改善肝功能及血脂状态，且未明显增加药物不良反应的发生率[61]。李钊等观察了两者联用治疗 NAFLD 效果，66 例患者治疗 3 个月。对照组给予双环醇片 50mg 口服，3 次 / 日；观察组在对照组治疗的基础上给予非诺贝特片口服 0.1g，1 次 / 日。治疗后，观察组 TNF-α、IL-6、血清超敏 C 反应蛋白（hs-CRP）水平显著低于对照组；外周血 CD_3^+、CD_4^+ 和 CD_4^+/CD_8^+ 比值、肝组织 PPARγ2 mRNA 水平均高于对照组，说明非诺贝特可能通过提高肝组织 PPARγ2 表达，而抑制肝细胞脂肪变性。在双环醇基础上应用非诺贝特可进一步调节机体血脂代谢紊乱，减轻肝细胞损伤，进而促进肝功能恢复[62]。

12 项涉及 1008 名 NAFLD 患者纳入的 RCT 试验的 Meta 分析研究表明，双环醇干预组 AST、TBIL 和 TC 的下降水平和总有效率显著大于对照组。亚组分析，发现 ALT 水平显著降低仅在双环醇单药治疗亚组，而 TG 水平在双环醇联合治疗亚组降低。该研究提供了双环醇单药治疗和 / 或联合治疗改善 NAFLD 患者肝功能和血脂生物标志物的证据，双环醇可能是未来 NAFLD 治疗的选择药物[63]。

另有研究瑞舒伐他汀联合双环醇片治疗非酒精性脂肪性肝炎（NASH），120 例 NASH 患者随机分为单纯瑞舒伐他汀组（10mg/ 次，1 次 / 日）和瑞舒伐他汀联合双环醇片组（在瑞舒伐他汀治疗的基础上口服双环醇片 50mg/ 次，3 次 / 日，在转氨酶恢复正常之后剂量改为 25mg/ 次，3 次 / 日），每组 60 例，疗程 24 周。治疗后，联用组 ALT、AST 和 GGT 水平均明显低于单用组，透明质酸、层黏蛋白、Ⅲ 型前胶原肽和 Ⅳ 型胶原均明显低于单用组，差异有统计学意义（$P < 0.05$）。这些结果提示，瑞舒伐他汀联合双环醇治疗 NASH 患者的疗效优于单用瑞舒伐他汀[64]。

对于多种药物所致的肝功能损伤，应用双环醇治疗有助于快速恢复血清肝酶水平等肝脏生化指标，临床上可用于肝细胞损伤型和混合型药物性肝损伤（DILI）综合治疗的重要组成部分，有经验表明，轻 – 中度肝细胞损伤型和混合 DILI，炎症较重者可试用双环醇。一项临床研究评估了双环醇治疗他汀类药物诱导的肝损伤的有效性和安全性。纳入的 168 例患者被随机分为两个为期 4 周的治疗组：双环醇 25mg，3 次 / 日，或多烯磷脂酰胆碱 456mg，3 次 / 日，作为对照。治疗 4 周后，双环醇组和多烯磷脂酰胆碱组的正常化率分别为 74.68% 和 46.15%。双环醇的疗效明显优于多烯磷脂酰胆碱（$P < 0.05$）。双环醇被认为是治疗他汀类药物诱导的肝损伤安全有效的药物[65]。

双环醇被推荐用于抗结核药物性肝损伤治疗[28]。一项 4 家医院的研究评价了双环醇联合葡萄糖醛酸内酯预防基础性肝病肺结核患者 DILI 的临床疗效和安全性。240 名健康乙肝携带者或单纯脂肪变性的初治结核病患者随机分为两组：两组均接受 600mg/d（3 次 / 日，200mg/ 次）的葡萄糖醛酸内酯口服片作为基本的肝脏保护。试验组还口服 75mg/d（25mg/ 次，3 次 / 日）双环醇片，而对照组不接受其他肝脏保护。试验组肝损伤发生率、严重程度及抗结核治疗终止率均低于对照组（$P < 0.05$）。两组发生肝损伤的总时间有显著性差异（$P < 0.05$）。在基础肝保护剂中添加双环醇可有效、安全地预防基础肝病患者抗结核药物 DILI 的发生[66]。

Li 等评价了双环醇对 ≥ 60 岁的癌症患者预防化疗性肝损伤的疗效。随机分为对照组（$n = 153$，单纯化疗）或预防组（$n = 147$，化疗辅以口服双环醇，75mg/d）。在治疗前、每个治疗周期和治疗后立即评估肝功能指数。与对照组（47.1%）相比，预防组血清转氨酶和 / 或胆红素 Ⅰ ~ Ⅳ 级升高的发生率（17.1%）显著降低。预防组 Ⅱ ~ Ⅳ 级肝损伤的发生率（0.7%）也显著低于对照组（12.4%）。预防性双环醇（75mg/d）可显著降低老年癌症患者化疗药物所致肝损伤的发生率和程度[67]。

双环醇专家共识中指出，由于线粒体损伤修复较慢，治疗过程中会出现 AST 恢复"滞后现象"和"伴有黄疸"。双环醇具有保护线粒体功能，建议继续应用双环醇巩固治疗或增加剂量，AST 水平可望复常。如果 ALT 升高同时出现轻度黄疸（TBIL：21～51μmol/L）但无进行性加重，可继续服药。但如 TBIL 达 51μmol/L 以上且进行性加重，或 ALT 和 AST 的下降同时伴有 TBIL 升高，提示病情加重或有"重症化"倾向时，建议结合临床症状、凝血酶原活动度（PTA）水平、有无并发症等综合判断病情，谨慎使用双环醇进行保肝治疗，并采取综合治疗措施。

双环醇的临床应用研究报道很多，在慢性丙型肝炎、酒精性肝病、自身免疫性肝炎、伴有肝脏炎症活动的失代偿期肝硬化等疾病的疗效和安全性评价也不少，但目前的研究仍然缺乏大样本、多中心、随机、对照的临床试验，验证其安全性和有效性。

（2）水飞蓟素制剂：水飞蓟素是从菊科植物水飞蓟种子中提取的黄酮类成分混合物，在世界范围内广泛地被用于治疗各种类型的肝脏疾病，其中活性最高的是水飞蓟宾。由于水飞蓟素类成分难溶于水及一般的有机溶剂，口服吸收差，生物利用度低，现国内外常常采用磷脂复合技术工艺提高生物利用度。水飞蓟宾的分子式为 $C_{25}H_{22}O_{10} \cdot H_2O$，分子量为 500.47。用于急慢性肝炎、脂肪肝肝功能异常的恢复。胶囊剂每粒含水飞蓟宾 35mg，成人口服，3 次 / 日，2～4 粒 / 次。本品特殊人群，如孕妇及哺乳期妇女、老人、儿童等用药遵医嘱。本品具有稳定肝细胞膜，清除活性氧自由基，提高肝脏解毒能力，还有抗炎、免疫调节、抗纤维化和降脂等作用。

褚扬等研究了水飞蓟宾胶囊（水飞蓟宾卵磷脂复合物胶囊）在中国健康志愿者单剂量口服 70mg、140mg 和 280mg 三种剂量的水飞蓟宾的药代动力学特征，C_{max}、AUC_{0-11h} 与 $AUC_{0-\infty}$ 3 个药动学参数随给药剂量的增加呈非比例上升趋势，$t_{1/2}$ 2.4 小时，T_{max} 1.3 小时，体内水飞蓟宾的消除速度基本一致，不会产生蓄积现象[68]。Gatti 等研究了健康志愿者口服水飞蓟宾磷脂酰胆碱复合物（相当于 80mg 水飞蓟宾）后的血浆药物浓度，结果显示，水飞蓟宾磷脂酰胆碱复合物的达峰时间较长（3.8 小时），峰浓度较高（255mg/L），而水飞蓟宾的达峰时间较短（2.4 小时），峰浓度小（141mg/L），消除半衰期短（约 2 小时），且复合物的 AUC 是游离药物的 3 倍，水飞蓟宾磷脂酰胆碱复合物较显著地提高了人体生物利用度[69]。李伟等进行了水飞蓟宾 - 卵磷脂复合物对水飞蓟素胶囊的相对生物利用度研究，22 例健康成年男性受试者，随机、交叉、自身对照，口服水飞蓟宾 - 卵磷脂复合物胶囊 8 粒（相当于水飞蓟宾 280mg）和水飞蓟素胶囊 2 粒（相当于水飞蓟宾 112mg），结果表明两者的药动学参数差异显著，复合物具有更好的生物利用度[70]。还有研究表明水飞蓟宾磷脂酰胆碱复合物制剂具有肝脏靶向性。

水飞蓟宾口服吸收后，迅速分布肝脏，经胆汁排泄，在体内Ⅱ相代谢为主要代谢途径。

　　水飞蓟素制剂的保肝治疗已有丰富的循证医学证据，主要涉足的疾病包括 NAFLD、ALD、DILI 和慢性病毒性肝炎等。一项纳入 99 例活检证实 NASH 和 NAFLD 活动评分（NAS）为 4 分或以上的患者，进行了随机、双盲、安慰剂对照临床试验。患者被随机分配到每天服用 3 次水飞蓟素（700mg；$n = 49$）或安慰剂（$n = 50$）组，持续 48 周。NAS 的主要疗效结果是减少 30% 或更多，将 48 周肝活检结果与基线活检结果进行比较；次要结果包括脂肪变性、小叶炎症、肝细胞气球化、NAS 和纤维化评分的变化、人体测量、血糖、血脂、肝脏状况和肝脏硬度测量。研究结果表明，两组之间达到主要疗效结果的患者百分比没有显著差异（水飞蓟素组为 32.7%，安慰剂组为 26.0%）；水飞蓟素组的肝纤维化减少比例显著高于安慰剂组。与基线相比，水飞蓟素组的 AST 与血小板比率指数、纤维化 -4 评分和 NAFLD 纤维化评分显著降低，而安慰剂组未观察到这些变化。两组之间不良事件的数量没有显著差异[71]。

　　Federico 等对 90 例 NAFLD 患者开展了 6 个月治疗和 6 个月随访的临床试验，采用含水飞蓟宾 303mg、维生素 D 10mg、维生素 E 15mg（维生素 E 只是获得分子稳定性作用，不起治疗效果）复方制剂，每天 2 次。6 个月治疗后，代谢标志物、氧化应激、内皮功能障碍和疾病恶化等方面，接受治疗的 NAFLD 患者出现统计学显著改善的比例高于未接受治疗组（$P < 0.05$）。通过分析同时诊断为代谢综合征的患者，在相同参数下获得了更相关的结果（$P < 0.001$）。与未治疗的 NAFLD 患者相比，接受 NAFLD 治疗的患者组在 6 个月时以下参数正常化的受试者比例在统计学上更高：ALT、γ-GT、胰岛素血症、HOMA-IR 和维生素 D，与 CAP 降低相关。CRP、TNF-α、EGFR、IL-18、IGF-Ⅱ、TGF-β、MMP-2、Endocan、HMGB-1 和硫代巴比妥酸反应物质（thiobarbituric acid reactive substances，TBARS）也有类似的观察结果。在 6 个月随访后，与未治疗的 NAFLD 患者相比，改善的 NAFLD 患者在 ALT、γ-GT、CRP、TNF-α、Endocan、HMGB-1 和 TBAR 方面的比例明显降低。然而，胰岛素血症、HOMA-IR、维生素 D、CAP、EGFR、IL-18、IGF-Ⅱ、TGF-β 和 MMP-2 等指标在随访的 6 个月内保持优势。这些证据表明，由于水飞蓟宾具有已知的抗氧化、抗炎和胰岛素增敏作用，使用该制剂 6 个月能够通过作用于多个治疗靶点来减缓病理过程。这可能意味着该制剂不仅能够减缓肝损伤的进展，还可以通过抑制自由基的形成，并作为后者的清除剂，降低脂质过氧化和膜通透性，提高外周组织对胰岛素的敏感性。此外，它能够通过抑制细胞外信号相关激酶（ERK）活性、MAP/ERK 激酶（MEK）和 Raf 磷酸化作用于肝星状细胞，减少白细胞向炎症部位的迁移，减少 TGF-β 诱导的Ⅰ型前胶原合成以及 MMP-2 分泌。这些生物活性负责控制炎症级联反应、肝细胞中脂肪堆积的沉积，以及减少肝纤维化组织的肝和肝外沉积。一个有趣的观点是，在治疗期结束后，评估的疾病恶化标志物的改善

仍能保持 [72]。

慢性乙型肝炎和丙型肝炎患者在抗病毒治疗基础上，联用水飞蓟制剂可以促进患者生化指标恢复正常，有助于改善肝炎症状。恩替卡韦合用水飞蓟宾治疗 200 例乙型病毒性肝炎，合用组：恩替卡韦片 0.5mg/ 次，1 次 / 日，水飞蓟宾 105mg/ 次，3 次 / 日，治疗 6 个月，与单用恩替卡韦组比较，合用组肝功能及肝纤维化指标 AST、ALT、TBIL、HA（透明质酸）、Ⅳ C（Ⅳ型胶原）、LN（黏连蛋白）显著低于单用组，联用有效地缓解肝纤维化损伤，改善肝功能 [73]。

有一项研究发现，水飞蓟宾用于治疗慢性肝炎，治疗 12 周后，血红蛋白、血清铁蛋白、血清铁含量显著下降，同时有超过 50% 的试验组患者出现缺铁性贫血的临床症状。研究者认为，慢性肝炎患者服用水飞蓟宾治疗时，应定期检测这些指标；对于患有缺铁性贫血的患者，使用水飞蓟宾时应进行综合评价 [74]。

水飞蓟素制剂还可用于 DILI 的防治，指南建议轻 – 中度肝细胞损伤型和混合型 DILI，炎症较轻者可试用水飞蓟素，140mg/ 次、3 次 / 日。水飞蓟素常用于毒蕈中毒所致肝衰竭等。

3. 解毒类　代表药物为谷胱甘肽（GSH）、N– 乙酰半胱氨酸（NAC）及硫普罗宁等，分子中含有巯基，可从多方面保护肝细胞。

（1）谷胱甘肽（Glutathione，GSH）：分子式 $C_{10}H_{17}N_3O_6S$，分子量 307.32，有口服和注射用不同剂型。口服片剂（规格 0.1g）用于慢性乙肝的保肝治疗，成人常用剂量为口服 400mg/ 次，3 次 / 日，疗程 12 周。注射剂的适应证广泛，适用于放化疗，特别是大剂量化疗；肝脏疾病，包括病毒性、药物毒性、酒精毒性（包括酒精性脂肪肝、酒精性肝纤维化、酒精性肝硬化、急性酒精性肝炎）及其他化学物质引起的肝脏损害等。注射有静脉和肌内两种给药途径。化疗患者：给化疗药物前 15 分钟内将 $1.5g/m^2$ 本品溶解于 100ml 生理盐水或 5% 葡萄糖注射液中，于 15 分钟内静脉输注，第 2 ~ 5 天每天肌内注射 0.6g。使用环磷酰胺（CTX）时，为预防泌尿系统损害，建议在 CTX 注射完毕后立即静脉注射本品，于 15 分钟内输注完毕；用顺氯铵铂化疗时，建议本品的用量不宜超过 35mg/d 顺氯铵铂。肝脏疾病的辅助治疗：各类治疗均 1 次 / 日，静脉输注。病毒性肝炎和活动性肝硬化 1.2g/d，重症肝炎 1.2 ~ 2.4g/d，脂肪肝和酒精性肝炎 1.8g/d，药物性肝炎 1.2 ~ 1.8g/d，肝脏疾病一般 30 天为一个疗程。放疗辅助用药：照射后给药，剂量常用 $1.5g/m^2$。

本品应避免和维生素 K_3、维生素 B_{12}、泛酸钙、乳清酸、抗组织胺药、长效磺胺药和四环素等药物混合使用。对成分过敏者禁用。特殊人群注射剂的使用：孕妇和哺乳期妇女未进行过试验，新生儿、早产儿、婴儿和儿童应谨慎用药，尤其是肌内注射；老年患者在严密监视下适当减少用药剂量。片剂在特殊人群中的用药均不明确。

GSH 是由谷氨酸、半胱氨酸和甘氨酸结合而成的含有疏基（SH）的三肽化合物，主要在肝脏合成，广泛地分布于各组织器官，在多种细胞生化功能中起作用。参与体内的三羧酸循环和糖代谢；激活体内的 SH 酶，促进碳水化合物、脂肪和蛋白质的代谢。SH 可以与体内的自由基结合，具有对抗氧化剂破坏疏基及脏器、保护细胞中含硫基的蛋白和酶的作用，促进易代谢的低毒化合物的形成，对部分外源性毒物具有减毒作用。适时补充外源 GSH 可以预防、减轻及终止组织细胞的损伤，改变病理生理过程，促进修复，从多方面保护肝细胞。GSH 注射剂已被推荐用于多种肝脏疾病和药物性肝损伤的保肝治疗指南中。

NAFLD 的一线治疗是改变生活方式以实现减肥，尤其是通过饮食和锻炼。然而，减肥是很难实现和保持的。Honda 等学者对 34 例 NAFLD 患者先接受干预以改善生活习惯（饮食和锻炼）3 个月，然后谷胱甘肽（300mg/d，口服）治疗 4 个月。该研究的主要结果 ALT 水平的变化，还使用 vibration controlled transient elastography（VCTE）量化了肝脏脂肪和纤维化。研究表明，完成试验的 29 例患者，GSH 治疗 4 个月后，ALT 水平显著降低，平均减少 12.9%。此外，甘油三酯、非酯化脂肪酸和铁蛋白水平也随着 GSH 处理而降低。与 ALT 无应答者（ALT < 12.9%）相比，ALT 应答者（ALT ≥ 12.9%）的年龄更小，没有严重糖尿病。ALT 应答者的受控衰减参数（controlled attenuation parameter，CAP）也降低。这项初步研究证明了口服 GSH 支持了肝脏代谢，对 NAFLD 有潜在治疗效果。研究者同时测定了患者血浆中蛋白结合型和非结合型 GSH 的含量，认为口服 GSH 可能会增加蛋白质结合型 GSH 在肝脏中的掺入，或减少 GSH 从肝脏的病理性排泄，从而改善 NAFLD 患者的临床指标 [75]。

GSH 在肿瘤放化疗、严重感染、肝功能损伤中应用较多。一项研究评估 GSH 与多西他赛联合顺铂（TP）方案化疗对晚期恶性肿瘤患者（90 例，对照组 30 例，治疗组 60 例）的疗效、免疫功能及不良反应的影响。对照组给予 TP 方案治疗，治疗组加用 GSH 注射液（0.9g ~ 1.8g，加入 0.9% 氯化钠注射液 100ml 中静脉滴注，1 次 / 日），化疗前后用药 > 1 周，以 21 天为 1 个周期，化疗 2 个周期后比较，两组间各疗效及疾病控制率比较无差异。与对照组比较，化疗组 CD_8^+ T 细胞、NK 细胞数量及 CD_4^+/CD_8^+ 比值变化差异有统计学意义（均 $P < 0.01$），在神经毒性及肝肾功能异常方面发生率明显降低（$P < 0.05$）。对于采用 TP 方案化疗的晚期恶性肿瘤患者，化疗期间联合使用 GSH 注射液可以改善机体免疫功能、减少化疗相关不良反应发生 [76]。

有研究表明，肝癌介入治疗时，栓塞剂和化疗药物对患者正常肝组织可造成一定的损害，甚至产生肝衰竭。碘油作为栓塞剂和化疗药物的载体滞留于肿瘤内，长时间发挥抗肿瘤作用的同时，不可避免地引起肝组织缺氧，产生大量自由基，激活溶酶体系统，导致肝细胞酶功能下降，并由于合并携带的化疗药物毒性作用，共同导致肿瘤细胞和瘤周正常组织缺氧、缺血，发生坏死。补充外源性 GSH 能够有效地减轻组织细胞的过氧化损伤，达到保护肝细胞功能的作用。一项 110 例肝癌患者（50 例对照，60 例治疗）介入手术后，治疗组在基础治疗下，每天静脉输注 GSH 1.8g。共 1 周。研究表明，GSH 能明显改善原发性肝癌介入治疗引起的肝功能损害。补充外源性 GSH 能够保护肝细胞膜，促使肝脏酶活性恢复正常，改善肝脏微循环[77]。

国内有一些文献报道，GSH 作为解毒保肝药物，常与甘草酸类制剂、多烯磷脂酰胆碱等药物联用，治疗化疗药物、抗结核药物等引起的 DILI。

（2）乙酰半胱氨酸（acetylcysteine，NAC）：化学名 N- 乙酰基 -L- 半胱氨酸，分子式 $C_5H_9NO_3S$，分子量为 163.2。FDA 批准的注射剂（规格 6g/30ml，200mg/ml）适应证是用于治疗对乙酰氨基酚毒性。它是一种含有巯基的氨基酸半胱氨酸衍生物。NAC 作为谷胱甘肽替代物并直接与活性代谢物结合，有助于中和氧自由基，补充细胞质和线粒体谷胱甘肽储存。它是硫酸盐的来源，从而增强无毒硫酸盐结合并防止肝损伤。也有人认为 NAC 可能具有血管扩张和影响肌肉收缩力作用，从而改善休克状态下重要器官的灌注和氧合。临床上对于严重肝损伤的最大保护，关键的摄入治疗间隔为 0 ~ 8 小时；8 小时后疗效逐渐减弱，服用对乙酰氨基酚后 15 ~ 24 小时开始治疗，疗效有限。建议采用以下程序进行静脉注射，负荷剂量：150mg/kg，200ml 5% 葡萄糖，静脉输注 15 分钟以上。维持剂量：50mg/kg，500ml 5% 葡萄糖，静脉注射超过 4 小时，然后 100mg/kg，1000ml 5% 葡萄糖，静脉输注超过 16 小时。单次静脉注射 NAC 后，血浆总 NAC 浓度以多指数衰减方式下降，平均末端半衰期（$T_{1/2}$）为 5.6 小时，新生儿（11 小时）。NAC 的平均清除率（CL）为 0.11L/（h·kg），肾 CL 约占总 CL 的 30%。严重肝损伤的受试者，即酒精所致肝硬化（Child-Pugh 评分为 7 ~ 13），或原发性和 / 或继发性胆汁性肝硬化（Child-Pugh 评分为 5 ~ 7），平均 $T_{1/2}$ 增加 80%；与对照组相比，平均 CL 下降了 30%。乙酰半胱氨酸的稳态分布体积（Vd_{ss}）和蛋白质结合分别为 0.47L/kg 和 83%。FDA 批准的 NAC 的片剂和泡腾片也用于预防或减轻急性摄入或反复服用对乙酰氨基酚的患者摄入潜在肝毒性量后的肝损伤。美国肝病研究协会（AASLD）指南建议，NAC 也可能有益于非对乙酰氨基酚相关 DILI[78]。

国内注射剂（规格 20ml：4g）批准的适应证为在综合治疗基础上用于肝衰竭早期治疗，以降低胆红素、提高凝血酶原活动度。静脉滴注，本品 8g 用 10% 葡萄糖注射液 250ml 稀释滴注，1 次 / 日，疗程 45 天。此用法用量基于国内临床研究结果，试验中其他治疗包括：维生素 K 10mg 加入 5% ~ 10% 葡萄糖注射液滴注，1 次 / 日；促肝细胞生成素 20mg 加入 10% 葡萄糖注射液 250ml 稀释滴注，1 次 / 日；低蛋白血症和腹水者加用血浆 200ml 或白蛋白 10g，隔日 1 次；雷尼替丁 150mg，口服，3 次 / 日。本品临用现配，未经稀释不得注射。不得与氧化性药物包括金属离子、抗生素（青霉素、氨苄西林、红霉素乳糖酸盐、四环素）等配伍。支气管哮喘患者或有支气管痉挛史患者使用本品期间应严密监控。各类特殊人群（孕产妇和哺乳期妇女、儿童和老人）用药安全性尚未确立。NAC 有多种剂型，不同的剂型临床用途可能不一致，用药需遵医嘱。如片剂、泡腾片、颗粒剂、吸入剂等，批准主要用于有异常、黏稠或浓缩黏液分泌物的情况，如肺炎、支气管炎、气管支气管炎、囊性纤维化、气管造口术患者、术后肺部并发症、创伤后胸部情况及诊断性支气管镜检查前，对黏液堵塞提供帮助。

近些年来，NAC 对非对乙酰氨基酚诱导的急性肝衰竭的临床应用也有不少研究报道。一项采用 Meta 分析方法研究 NAC 在非对乙酰氨基酚诱导的急性肝衰竭的作用。共有 672 名患者纳入了 5 项前瞻性研究（NAC 组：$N = 334$；对照组：$N = 338$）。病毒性肝炎、药物性肝损伤、未知原因和自身免疫性肝炎，分别是治疗组和对照组最常见的急性肝衰竭（ALF）病因。用 NAC 治疗可显著提高无移植生存率，而不能提高总生存率。NAC 治疗与更短的住院时间相关[79]。另一项 Meta 分析研究纳入 7 项研究（$N = 883$）。评估了前瞻性、回顾性和随机对照试验，将接受 NAC 治疗的所有年龄段急性肝衰竭患者（定义为肝酶异常，国际标准化比率升高 > 1.5，有无肝性脑病）的结果与对照组的结果进行比较，但此项研究并不包括非对乙酰氨基酚相关 DILI。结果显示，NAC 显著提高总生存率、移植后生存率和无移植生存率，同时缩短总住院时间[80]。这些研究显示患者有获益，但获益证据仍然不足。

（3）硫普罗宁：是一种新型的含巯基甘氨酸衍生物，化学名为 N-（2- 巯基丙酰基）- 甘氨酸，分子式 $C_5H_9NO_3S$，分子量为 163.2。本品有注射剂和口服剂型。用于改善各类急慢性肝炎的肝功能；用于脂肪肝、酒精肝、药物性肝损伤的治疗及重金属的解毒；用于降低放化疗的不良反应，预防放化疗外周血白细胞的减少。静脉滴注，一次 0.2g，1 次 / 日，连续 4 周。配制方法：使用溶媒的临用前每 0.1g 注射用硫普罗宁先用 5% 的碳酸氢钠注射液（pH 8.5）2ml 溶解，再扩容至 5% ~ 10% 的葡萄糖溶液或 0.9% 氯化钠注射液 250 ~ 500ml 中，按常规静脉滴注。口服 100 ~ 200mg/ 次，3 次 / 日，疗程 2 ~ 3 个月，或遵医嘱。本品口服后肠道易吸收，生物利用度 85% ~ 90%，单次给药 500mg，达峰时间为 5 小时，本品肝脏代谢，肾脏排泄，也可随乳汁排泄。硫普罗宁是一种与青霉胺性质相似的含巯基药物，具有保护肝脏组织及细胞的作用。动物试验显示，硫普罗宁能够通过提供巯基，防止四氯化碳、乙硫氨酸、对乙酰氨基酚等造成的肝脏损害，并对慢性肝损伤的甘油三酯的蓄积有抑制作用。硫普罗宁可以使肝细胞线粒体中 ATP 酶的活性降低，从而保护肝线粒体结构，改善肝功能。此外，硫普罗宁还可以通过巯基与自由基的可逆结合，清除自由基。本品老年患者、有哮喘病史的患者、既往曾使用过青霉胺或使用青霉胺时发生过严重不良反应的患者慎用。本品可致发热、皮疹等，用于肝衰竭时尤应谨慎并注意鉴别，以免误判误诊。重症肝炎并伴有高度黄疸、顽固性腹水、消化道出血等并发症的肝病患者，肾功能不全合并糖尿病者，孕妇及哺乳妇女，儿童，急性重症铅、汞中毒患者，既往使用本药时发生过粒细胞缺乏症、再生障碍性贫血、血小板减少或其他严重不良反应者禁用。由于本品可引起泌尿系统出现蛋白尿，发生率约为 10%，因此治疗中每 3 个月或每 6 个月应检查一次尿常规。本药不应与具有氧化作用的药物合用。

索拉非尼和抗病毒治疗引起的肝毒性是限制其继续治疗晚期乙型肝炎病毒相关肝细胞癌（HCC）患者的一个限制因素。一项前瞻性 RCT 研究评估了硫普罗宁在预防 HBV 相关肝癌治疗的肝毒性方面的疗效。82 名接受索拉非尼和抗病毒治疗的晚期肝癌患者（中位年龄 50 岁，71% 为男性）被纳入研究，其中 40 名患者补充了硫普罗宁（患者接受索拉非尼治疗，初始剂量为 400mg，2 次 / 日，持续服用，除非有任何一种疾病进展或不能耐受的毒性。同时，每位患者每天早上服用恩替卡韦 0.5mg，1 次 / 日。硫普罗宁组给予 0.2g 硫普罗宁肠溶片，2 次 / 日，共 2 个月）。主要终点是治疗前和治疗期间每周检查的肝功能。此外，还评估了疗程中断、剂量减少、HBV-DNA 水平和治疗效果。患者特征和肝功能具有可比性（$P > 0.05$）。硫普罗宁组 ALT、AST、TBIL 和白蛋白等肝功能异常的比例明显低于对照组。硫普罗宁组的疗程中断率和剂量减少率显著降低，疾病控制率更高。HBV-DNA 水平无明显差异。多元回归分析显示，索拉非尼（$OR = 7.837$；95% CI 为 3.845 ~ 15.333；$P = 0.004$）、抗病毒治疗（$OR = 3.871$；95% CI 为 1.572 ~ 9.569; $P = 0.044$）和保肝药物（$OR = 3.007$; 95% CI 为 1.321 ~ 6.308; $P = 0.046$）对临床疗效起重要作用。硫普罗宁可预防肝癌患者的治疗性肝毒性，增强患者对索拉非尼和抗病毒治疗的耐受性，甚至提高癌症治疗效果 [81]。

奚之骏等运用网状 Meta 分析方法比较双环醇、异甘草酸镁、硫普罗宁、甘草酸二铵、还原型谷胱甘肽等 5 种保肝药物治疗药物性肝损害的疗效差异。纳入 20 篇文献，1798 例 DILI 患者入选。网状 Meta 分析结果显示，5 种保肝药物中硫普罗宁的有效率最高，异甘草酸镁在降低 ALT、AST 水平方面的作用强于其他四种药物，双环醇降低 TBIL 作用最强 [82]。

硫普罗宁在临床上常常与治疗各类肝脏疾病药物联合使用。如和恩替卡韦合用治疗慢性乙型肝炎；与美他多辛或多烯磷脂酰胆碱合用治疗酒精性肝病；与二甲双胍或他汀类降脂药合用治疗非酒精性脂肪肝等等 [83-87]。联合使用改善了肝功能和肝纤维化指标。但这些临床实践应用的有效性和安全性都需要大规模、规范性的临床研究验证。

4. 细胞膜保护剂　多烯磷脂酰胆碱是肝细胞膜修复保护剂的代表性药物。临床上有胶囊剂和注射剂。胶囊剂每粒含多烯磷脂酰胆碱［天然多烯磷脂酰胆碱，带有大量的不饱和脂肪酸基，主要为亚油酸（约占 70%）、亚麻酸和油酸］228mg。适应证为辅助改善中毒性肝损伤（如药物、毒物、化学物质和酒精引起的肝损伤等）及脂肪肝和肝炎患者的食欲缺乏、右上腹压迫感。12 岁以上的儿童、青少年和成年人开始时 3 次 / 日，2 粒（456mg）/ 次。每日服用量最大不能超过 6 粒（1368mg）。一段时间后，剂量可减至 3 次 / 日，1 粒（228mg）/ 次，维持剂量。需随餐服用，用足够量的液体整粒吞服，不能咀嚼。应严格按推荐剂量服用，不得超量。已知对大豆制剂、磷脂酰胆碱过敏和（或）对本品中任何成分过敏的患者禁用。不推荐在妊娠或哺乳期间应用本品。不得将本品用于 12 岁以下儿童。使用本品时，应避免对肝脏有害物质（如酒精等）的摄入。本品与抗凝剂药物之间的相互作用尚无法排除。本品是从植物中提取的。目前尚无针对人体药效学的特殊研究。据报道，本品在乙醇、脂环醇、四氯化碳、扑热息痛和氨基牛乳糖等诱导的急性肝损伤试验模型中具有肝脏保护作用。在慢性模型（乙醇、硫代乙酰胺、有机溶剂中）也观察到抑制脂肪变性和纤维化作用。已有研究提示，本品可以加速膜的再生和稳定，抑制脂质过氧化，抑制胶原合成。

含多烯磷脂酰胆碱注射剂规格为 5ml ∶ 232.5mg，分子式为 $C_{44}H_{82}O_9PN$，平均分子重量 Mr 800，辅料中含有苯甲醇、核黄素、脱氧胆酸、氯化钠、氢氧化钠等。注射液具有如下生理功能：通过直接影响膜结构使受损的肝功能和酶活力恢复正常；调节肝脏的能量平衡；促进肝组织再生；将中性脂肪和胆固醇转化成容易代谢的形式；稳定胆汁。适应证为各种类型的肝病，如肝炎、肝坏死、肝硬化、肝性脑病（包括前驱肝性脑病），脂肪肝，胆汁阻塞，预防胆结石复发，中毒等。静脉注射：成人和青少年一般每日缓慢注射 1 ~ 2 安瓿，严重病例每日注射 2 ~ 4 安瓿。静脉输注：严重病例每日输注 2 ~ 4 安瓿，如需要，每日剂量可增加至 6 ~ 8 安瓿。严禁用电解质溶液（生理氯化钠溶液、格林液等）稀释；若要配制静脉输液，只能用不含电解质的葡萄糖溶液。本品中含有苯甲醇，新生儿和早产儿禁用；孕妇和哺乳期妇女不建议使用。

多烯磷脂酰胆碱广泛用于各种肝病相关的 ALT 升高治疗。对一项为期 3 年的回顾性多中心研究的数据进行分析，以比较多烯磷脂酰胆碱和异甘草酸镁治疗 DILI 的有效性和安全性。研究者使用 Roussel-Uclaf 因果关系评估方法（RUCAM）评估 DILI 患者。RUCAM 评分 ≥ 6 的患者被纳入研究，而 RUCAM 评分 < 6 的患者则由一组肝病专家进一步评估。多烯磷脂酰胆碱每日静脉注射剂量为 5 ~ 10ml（严重 DILI 为 10 ~ 20ml，极其严重 DILI 为 30 ~ 40ml）。静脉注射异甘草酸镁，每日剂量为 20ml 或 40ml。主要终点是出院时 ALT 正常化的患者比例，次要终点是 ALT 和 AST 正常化所需的时间。利用倾向评分匹配法从 25 927 例 DILI 患者中识别 183 对匹配的患者（共 366 例）。多烯磷脂酰胆碱和甘草酸镁两组 183 例 DILI 患者中，均有 64 例（34.97%）在治疗后 ALT 水平均恢复正常，恢复正常的平均时间分别为 5 天和 7.5 天；治疗后 AST 分别有 40.98% 和 48.63% 恢复正常。疗效指标和安全性生物标志物方面均无显著差异 [88]。另两项双环醇治疗他汀类药物和特异性急性药物性肝损伤多中心 RCT 试验研究中，与多

烯磷脂酰胆碱对照组比较，双环醇组 ALT 恢复正常的比例高，差异显著[65, 89]。

多烯磷脂酰胆碱作为一种保肝药，此药可修复肝细胞膜，改善胆汁淤积的情况，提高肝脏的排毒能力。在临床上有报道治疗妊娠期肝内胆汁淤积症和肝内胆管结石导致的肝内胆汁淤积的效果显著，从而可起到保护肝脏细胞、改善肝功能的作用，但这些临床观察尚待规范研究证实[90, 91]。

多烯磷脂酰胆碱注射液常用非酒精性脂肪性肝病的护肝药物治疗，尤其适用于伴血脂升高的患者。一项 Meta 分析研究系统评估多烯磷脂酰胆碱注射液用于治疗 NAFLD 的疗效和安全性评价。纳入文献 8 篇，共 696 例 NAFLD 患者。分析结果表明多烯磷脂酰胆碱注射液用于治疗 NAFLD 在总有效率方面显著优于对照组，ALT、AST、γ-GT、TBIL、TC、TG 等指标均显著改善。没有文献报道与多烯磷脂酰胆碱注射液相关的明显药物不良反应[92]。

在《酒精性肝病防治指南》中提到多烯磷脂酰胆碱对酒精性肝病患者可防止组织学恶化的趋势[93]。有研究探讨应用硫普罗宁联合多烯磷脂酰胆碱治疗酒精性肝病（ALD）患者的疗效及对血清 Toll 样受体 4（TLR4）、髓样分化蛋白 -2（MD-2）和转化生长因子 -β_1（TGF-β_1）水平的影响。104 例 ALD 患者（观察组和对照组各 52 例），给予对照组多烯磷脂酰胆碱胶囊（456mg 口服，3 次 / 日）；观察组在对照组治疗的基础上予以硫普罗宁片（200mg 口服，3 次 / 日）。两组均连续治疗 3 个月。本研究结果显示，在治疗 3 个月后，观察组血清 TC、TG、LDL-C、TLR4、MD-2、TGF-β_1 水平均显著低于对照组，HDL-C 水平高于对照组，提示加用硫普罗宁可有效改善 ALD 患者血脂代谢紊乱，降低血清 TLR4、MD-2 和 TGF-β_1 水平，抑制肝纤维进程。学者认为，多烯磷脂酰胆碱可将胆固醇转换成可移动的形式，有助于改善肝脏的脂质代谢。硫普罗宁含有游离巯基，可活化超氧化物歧化酶清除自由基，在体内形成一个再循环抗氧化系统，有效增强肝脏的解毒功能，抑制肝细胞线粒体过氧化脂质的形成，促进合成肝糖原，稳定肝细胞膜和线粒体膜，两药联合可更好地防止肝纤维化的发生。此外，硫普罗宁在体内经酰氨酶水解生成甘氨酸，可参与嘌呤类核苷酸的合成，促进肝细胞再生，同时加速乙醇和乙醛的降解、排泄，有效防止 TC 和 TG 等在肝内堆积，进而阻断或逆转酒精性肝损害[85]。

5. 利胆药

（1）丁二磺酸腺苷蛋氨酸：分子式 $C_{15}H_{23}N_6O_5S^+ \cdot C_4H_9O_6S2^- \cdot 0.65\ C_4H_{10}O_6S_2$，分子量 758.55。适用于肝硬化前和肝硬化所致肝内胆汁淤积；适用于妊娠期肝内胆汁淤积。有注射剂和口服剂型。临床治疗：初始治疗使用注射用丁二磺酸腺苷蛋氨酸，每天 500 ~ 1000mg，肌内或静脉注射，静脉注射必须非常缓慢，共 2 周；维持治疗使用丁二磺酸腺苷蛋氨酸肠溶片，每天 1000 ~ 2000mg，口服。腺苷蛋氨酸禁用于有影响蛋氨酸循环和（或）引起高胱氨酸尿和（或）高同型半胱氨酸血症的遗传缺陷的患者（如胱硫醚 β‑合酶缺陷，维生素 B_{12} 代谢缺陷）。对维生素 B_{12} 和叶酸缺乏的患者（贫血症、肝脏疾病、妊娠妇女或由于其他疾病和饮食习惯引起的潜在维生素缺乏的患者，如素食者），建议在给予腺苷蛋氨酸治疗前或同时给予维生素 B_{12} 和（或）叶酸治疗。抑郁症患者使用本品应加强观察和监护，本品不应用于具有双相情感障碍的患者。对于妊娠妇女，在临床研究中，未在妊娠最后 3 个月使用高剂量本品的女性中观察到任何不良反应，建议仅当绝对必要时方可在妊娠前 3 个月使用；对婴儿的潜在获益超过潜在风险时，才能够在哺乳期使用；儿童用药的安全性和有效性尚未确定；肾功能障碍患者慎用；老年用药建议以剂量范围低限为起始剂量。本品静脉给药后，半衰期约为 1.5 小时；肌内注射后，几乎完全吸收，45 分钟后达到最大血药浓度；血浆蛋白结合率 ≤ 5%；可以经尿液和粪便排泄。

腺苷蛋氨酸是人体组织和体液中一种生理活性分子，它的产生、消耗及再生形成循环。它作为甲基供体（转甲基作用）和生理性疏基化合物［如半胱氨酸、牛磺酸、谷胱甘肽和辅酶 A 的前体（转疏基作用）］参与体内重要的生化反应。在肝内，通过使质膜磷脂甲基化而调节肝脏细胞膜的流动性，而且通过转疏基反应可以促进解毒过程中疏化物的合成。只要肝内腺苷蛋氨酸的生物利用度在正常范围内，这些反应就有助于防止肝内胆汁淤积。

鉴于其多重作用机制，临床上常与其他保肝药物（如 GSH、甘草酸制剂、熊去氧胆酸、多烯磷脂酰胆碱等）联用，治疗各类药物性肝损伤、肝脏疾病伴有的肝内胆汁淤积和妊娠期肝内胆汁淤积症[94, 90]。

杜晓菲等应用丁二磺酸腺苷蛋氨酸辅助治疗原发性胆汁性胆管炎（PBC），患者50 例，随机分 2 组，对照组予熊去氧胆酸治疗，观察组予熊去氧胆酸联合丁二磺酸腺苷蛋氨酸治疗，丁二磺酸腺苷蛋氨酸静脉注射 2 周后改口服治疗，总疗程 24 周。治疗前及治疗 4 个月、1 年时检测肝功能和肝脏弹性。结果显示，治疗 6 个月 Ehime 标准判断疗效，观察组应答为 23 例（92.0%），显著高于对照组 17 例（68.0%）；治疗 1 年巴塞罗那标准判断疗效，观察组应答为 20 例（80.0%），高于对照组 17 例（68.0%），但差异无统计学意义，治疗后 6 个月和 1 年，观察组肝弹性测定值低于对照组，但差异无统计学意义。两组均无严重不良反应。研究认为丁二磺酸腺苷蛋氨酸辅助治疗 PBC近期临床效果显著[95]。

肝病，如药物性肝炎、病毒性肝炎和酒精性肝炎均可导致高胆红素血症，长期的高胆红素血症会造成肝细胞大量坏死、肝纤维化，甚至肝硬化。有研究采用大剂量腺苷蛋氨酸（2000mg/d）对 100 例严重慢性肝病的高胆红素血症进行临床治疗，治疗 4 周后，与 1000mg/d 剂量组比较，TBIL、AST、ALT、ALP 和凝血酶原时间（PT）等均显著降低。

研究认为，大剂量腺苷蛋氨酸能显著地改善严重慢性肝病所致的高胆红素血症老年患者的肝功能，提高临床治疗效果[96]。

（2）熊去氧胆酸（ursodeoxycholic acid，UDCA）：分子式$C_{24}H_{40}O_4$，分子量392.58。有片剂和胶囊剂（规格为250mg）。适用于胆囊胆固醇结石（必须是X线能穿透的结石，同时胆囊收缩功能须正常）、胆汁淤积性肝病。本品按体重每日剂量10mg/kg用少量水送服。治疗胆结石晚上服药，体重60kg、80kg和100kg的患者分别服用2粒、3粒和4粒；治疗胆汁淤积型肝病，体重60kg的患者早晚各1粒，80kg早中晚各1粒，100kg早中各1粒，晚2粒。溶石治疗一般需6～24个月，服用12个月结石未变小者，停止服用。治疗结果根据每6个月超声波或X线检查判断。本品必须在医生监督下使用，治疗前3个月每4周检查肝功能指标（ALT、AST、γ-GT等），以后每3个月检查肝功能指标。下列情况禁用本品：急性胆囊炎和胆管炎、胆道阻塞、经常性的胆绞痛发作、射线穿不透的胆结石钙化、胆囊功能受损、胆囊不能在X线下被看到时、对胆汁酸或本品任一成分过敏。特殊人群用药：本品不能在妊娠期前3个月服用；儿童按体重或医疗状况服用，或遵医嘱；老年患者慎用。

UDCA在人胆汁中占很少一部分。目前认为，UDCA口服后，通过抑制胆固醇在肠道的重吸收和降低胆固醇向胆汁中的分泌，从而降低胆汁中胆固醇的饱和度。可能是由于胆固醇的分散和液体晶体的形成，而使胆固醇结石逐渐溶解。而UDCA治疗肝和胆汁淤积疾病主要是基于通过亲水性的、有细胞保护作用和无细胞毒性的UDCA来相对地替代亲脂性、去污剂样的毒性胆汁酸，以及促进肝细胞的分泌作用和免疫调节来完成。

作为一种内源性胆汁酸，UDCA具有非常独特的药代动力学特征。具体表现为往复的肝－胆－肠循环处置过程及其中广泛的宿主－肠道菌群共代谢，由此导致其主要蓄积在肝－胆－肠构成的胆汁酸池中，随饮食节律往复循环而缺乏典型的消除相，最终主要由肠道菌群代谢为不溶于水的石胆酸通过粪便排泄。体循环中的胆汁酸仅是胆汁酸池溢出的表现，这与绝大部分化学药物的代谢处置特征完全不同。本品口服在胃内酸性环境基本不能溶出，在小肠pH 6.8及以上的环境可以溶出，溶出后可以在近端小肠被动转运迅速吸收，一般来说，60%～80%的药物可以被吸收。常规的表观分布容积不适用于具有特殊的肝－胆－肠分布的UDCA等胆汁酸药物，胆汁酸代谢领域常用胆汁酸池和胆汁酸周转率来评估其分布特征。UDCA独特的肝－胆－肠分布特征来源于高度专属的胆汁酸转运与代谢机制。肠道吸收的UDCA经门静脉被快速摄取进入肝细胞，几乎所有的胆汁酸在肝中和甘氨酸和牛磺酸结合，然后随胆汁一起分泌。首过肝提取率达到50%～75%。本品主要经肠道菌群代谢后通过粪便排泄，尿液排泄量通常小于给药剂量的1%，严重胆汁淤积时除外。UDCA及其代谢产物的消除相受到胆汁排泄及饮食节律的剧烈扰动，无法准确测量其末端消除半衰期，总体表观半衰期长达3.5～5.8

天。因此，UDCA 药代动力学的影响因素繁杂，既有经典的肝脏代谢因素，还有来源于肠道菌群代谢的因素，更受到饮食节律相关胆汁排泄和肠肝循环转运因素的显著影响，其体内药代动力学参数具有高度的个体变异[97]。

UDCA 和其他药物之间存在药代动力学和药效动力学相互作用。有些药物，如考来烯胺（消胆胺）、考来替泊（降胆宁）、含有氢氧化铝和 / 或蒙脱石（氧化铝）等抗酸药，可以在肠中和 UDCA 结合，从而阻碍吸收，影响疗效。如果必须服用上述药品，应在服用该药前 2 小时或后 2 小时服用 UDCA。UDCA 可以影响环孢素在肠道的吸收，服用环孢素的患者应该进行血药浓度监测，必要时调整剂量。现有的研究资料表明，UDCA 可能会诱导 CYP450 3A4，因此经此酶代谢的药物同时服用应注意，必要时应调整给药剂量。雌激素和降胆固醇药物，如安妥明，可增加肝脏胆固醇分泌，因此可能加剧胆结石，此与 UDCA 用于溶解胆结石作用相反。

UDCA 在特殊人群中的药代动力学也有研究报道。一项研究评估并比较了健康老年受试者和年轻人（各 16 名）UDCA 及其结合物糖基 UDCA（G-UDCA）和牛磺酸 UDCA（T-UDCA）的药代动力学（PK）曲线。在这项随机、开放、2- 处理、1- 序列的平行试验中，受试者在第 1 天接受 400 或 800mg UDCA，然后接受 200mg UDCA，2 次 / 日，持续 2 周。在第一次服用 UDCA 后 24 小时内采集血样。评估 miRNA-122、γ-GT、AST 和 ALT 水平与基线水平的变化，以确定 UDCA 的安全性和药理作用。结果显示，老年受试者的 UDCA 的剂量标准化峰值浓度和全身暴露量高出 2 ~ 4 倍，G-UDCA 和 T-UDCA 的相应值高出年轻人的 1.7 倍。两组受试者均显示 UDCA 及其结合物的多个峰值。多次服用 UDCA 后，老年受试者的 miRNA-122 水平和肝酶检测结果均在正常范围内。这项研究首次证实，老年受试者 UDCA 的 PK 测量值高于年轻人，这可能会改善老年受试者的临床结果[98]。

NAFLD 常与心血管疾病（CVD）相关，根据一项经过近三十年随访的前瞻性研究，30% 的 NAFLD 患者死于 CVD，19% 死于肝病。一项开放、多中心、国际非对照试验（174 名超声诊断为 NAFLD 患者），接受 15mg/（kg·d）UDCA 治疗 6 个月，并通过饮食和运动改变生活方式。评估 6 个月 UDCA 治疗对 NAFLD 男性和女性患者的肝功能测试、血脂状况、肝脂肪变性和纤维化、动脉粥样硬化和 ASCVD 风险的影响，以及评估体重减轻 5% 以上对这些参数的影响。该研究表明，剂量为 15mg/（kg·d）的 6 个月 UDCA 治疗可改善初级卫生保健机构中 NAFLD 患者的 ALT、AST、GGT、TC 和 TG 水平以及脂肪肝指数（FLI），与体重减轻无关。在治疗的前 3 个月，UDCA 对 ALT、AST 和 GGT 水平的积极影响更大。研究还表明，UDCA 对男女颈动脉内膜中层厚度（CIMT）的进展和降低女性 10 年 CVD 风险都有有益的作用[99]。

另一项研究评估多次服用 UDCA 后肝酶升高的超重受试者的 UDCA 药代动力学

（PK）和药效学（PD），并将这些变化与维生素 E 治疗进行比较。纳入 ALT 水平升高（40 ~ 200U/L）的超重受试者（体重指数，25 ~ 30kg/m^2）。受试者接受以下三种为期 8 周的治疗之一：UDCA 300mg，2 次 / 日；UDCA 300mg，2 次 / 日，为期 4 周，然后是 UDCA 300mg，2 次 / 日，二甲双胍 500mg，2 次 / 日，为期 4 周；维生素 E 400U，2 次 / 日。进行 PK 和 PD（肝功能、血脂谱、胰岛素敏感性和 miR-122）分析。PK 特征与健康志愿者相似。UDCA 组 ALT 和 miR-122 水平下降，而维生素 E 组 ALT 和 AST 水平下降。各组间的血脂谱和胰岛素敏感性均无显著变化。无严重不良事件，各治疗组的安全性相似。UDCA 可降低肝酶和 miR-122 水平。考虑到 UDCA 和维生素 E 具有保肝作用和不同的作用机制，联合治疗可能是 NAFLD 的一种选择[100]。

妊娠期肝内胆汁淤积症以产妇瘙痒和血清胆汁酸浓度升高为特征，与死产、早产和新生儿住院率增加有关。UDCA 被广泛用作治疗，但缺乏足够的证据基础。一项在英格兰和威尔士的 33 家医院产科进行的双盲、多中心、随机安慰剂对照试验，评估 UDCA 是否能减少妊娠肝内胆汁淤积症妇女的不良围产期结局。此项研究招募了妊娠期肝内胆汁淤积症患者，年龄在 18 岁或以上，胎龄在 20 周至 40 周 +6，单胎或双胎妊娠，无已知致命胎儿异常。参与者被随机分配 1：1 服用熊去氧胆酸或安慰剂，2 次 / 日，等效剂量 500mg。剂量可根据临床医生的决定增加或减少，最多 4 片，每天至少 1 片。治疗从招募开始一直持续到婴儿出生。主要结局包括围产期死亡（随机分组后宫内胎儿死亡或出生后 7 天内已知新生儿死亡）、早产分娩（< 37 周妊娠），或新生儿住院至少 4 小时（从出生到出院）。605 名女性被纳入研究，并随机分配接受 UDCA（305 例）或安慰剂（300 例）。主要结果分析包括 UDCA 组的 304 名女性和 322 名婴儿，安慰剂组的 300 名女性和 318 名婴儿。UDCA 组 322 名婴儿中有 74 名（23%）出现主要结果，安慰剂组 318 名婴儿中有 85 名（27%）出现（调整后的相对危险度 0.85，95% CI：0.62 ~ 1.15）。UDCA 组报告了 2 起严重不良事件，安慰剂组报告了 6 起严重不良事件；未发现与治疗相关的严重不良事件。结论是 UDCA 治疗瘙痒症状略有减少，但并不能减少妊娠肝内胆汁淤积症妇女的不良围产期结局。因此，应重新考虑其在这种情况下的常规使用[101]。国内发表的有关 UDCA 临床上用于治疗妊娠期胆内胆汁淤积症的报道有很多，这些研究缺乏规范性，样本量往往小，结果尚需要验证。

原发性胆汁性胆管炎（PBC）是一种主要累及肝内小叶间胆管的自身免疫性肝脏疾病，可发展至肝纤维化、肝硬化甚至肝衰竭。UDCA 是用于 PBC 的一线治疗药物，可缓解疾病进程，但仍有高达 40% 的患者对 UDCA 应答不佳。一项前瞻性、随机、开放性的试验，以研究更高剂量的 UDCA 治疗是否对 PBC 患者有益。所有招募的患者根据现行指南均接受了 13 ~ 15mg/（kg·d）UDCA 治疗[102]，在 6 个月时完成血清生化血液测试。将 73 名反应不良的患者随机分为两组，以研究增加 UDCA 剂量是否有益于无反应者。被分配到 13 ～ 15mg/（kg·d）组的患者继续进行标准治疗，另一组转为高剂量组［18 ～ 22mg/（kg·d）］治疗。两组响应在第 6 个月和 12 个月进行评估，主要终点是 6 个月时的有效率和药物不良反应。根据 Paris 2 标准，患者接受 18 ～ 22 mg/（kg·d）UDCA 6 个月的有效率为 59.4%，而标准剂量组的有效率为 36.1%（$P = 0.046$）。12 个月时，UDCA 高剂量组的有效率为 59.4%，而标准剂量组为 47.2%（$P = 0.295$）。此外，高剂量 UDCA 治疗组的 UK-PBC 模型预测的风险评分低于标准剂量组（$P < 0.05$），不良反应症状轻微且可以耐受。研究表明，使用高剂量 UDCA 治疗的患者在生化缓解和疾病进展方面比继续使用标准剂量的患者显示出一些优势，这表明在推荐二线治疗之前，使用 UDCA 标准治疗 6 个月，然后再使用高剂量 UDCA 治疗无反应者 1 年，可能是一种治疗选择[103]。

肥胖手术后常见的一种并发症是胆结石的形成[104, 105]。胆囊结石形成的促因包括快速减肥引起的胆汁过饱和和胆固醇的动员[104]。已经提出并研究了多种方法来预防减肥手术后的胆结石，包括术后同时进行胆囊切除术和预防性 UDCA 治疗。多种减肥术后使用 UDCA 预防胆石症的研究表明，胆石症的发生率有所下降。一项前瞻性、随机、非盲对照试验评估袖状胃切除（sleeve gastrectomy，SG）后 UDCA 预防胆结石的有效性。SG 后，符合条件的患者被随机分为未接受 UDCA 治疗的对照组（$N = 38$）或服用 UDCA 组（$N = 37$，2 次 / 日，300mg），为期 6 个月。术前及术后 6 个月、12 个月行胆囊超声检查。6 个月时，UDCA 组胆结石发生率显著降低（$P = 0.032$），两组患者在 1 年后的胆结石发生率无显著差异，总胆石形成率为 29.8%[106]。

UDCA 在各类肝脏疾病的临床实践研究还有许多报道，如 UDCA 可用于自身免疫性肝炎、药物性肝损伤等的治疗，但这些研究均需要规范的临床试验验证。

目前，保肝药物品种很多，这里仅介绍了临床上疗效比较确切、应用较普遍的品种，还有很多中药品种尚未涉足。保肝药物改善了患者的肝损伤，提高了患者的生存质量，但这些药物的作用机制尚不完全清楚，临床使用仍然缺乏足够的循证医学证据，应该根据不同肝损伤病因合理使用保肝药物。再者，保肝药物治疗的有效性和安全性还需进行规范的临床研究。

（宋洪杰）

参考文献

[1] 中华医学会感染病学分会，肝脏炎症及其防治专家共识专家委员会 . 肝脏炎症及其防治专家共识 [J]. 中华传染病杂志，2014，32（2）：65-75.

[2] 郭茹茹，吕良敬.正确认识系统性红斑狼疮肝脏受累的病理学谱 [J]. 胃肠病学，2018，23
（5）：293-295.

[3]Takahashi A，Abe K，Saito R，et al. Liver dysfunction patients with systemic clupus erythematosus[J]. Intern Med，2013，52（13）：1461-1465.

[4] 黄艳艳，林书典，詹锋，等.狼疮性肝损伤患者临床特征调查 [J]. 实用肝脏病杂志，2017，20（5）：610-611.

[5] 樊丹冰，杨敏，赵进军，等.系统性红斑狼疮肝损害的临床特点和相关危险因素分析 [J]. 中国免疫学杂志，2016，32（5）：697-701.

[6] 程浩，潘静，姚甜甜，等.58 例药物超敏反应综合征、成人 Still 病、噬血细胞性淋巴组织细胞增多症合并肝损伤临床特征分析 [J]. 临床肝胆病杂志，2020，36（10）：2253-2257.

[7] 中国医师协会皮肤科医师分会变态反应性疾病专业委员会.药物超敏反应综合征诊治专家共识 [J]. 中华皮肤科杂志，2018，51（11）：787-790.

[8]Zhu GH，Liu G，Liu YX，et al. Liver abnormalities in adult onset Still's disease：a retrospective study of 77 Chinese patients[J]. J Clin Rheumatol，2009，15（6）：284-288.

[9] 吕飒，于双杰，毕京峰，等.成人噬血细胞综合征肝损伤临床特点分析 [J]. 传染病信息，2014，27（4）：216-218.

[10]Allison R，Guraka A，Shawa IT，et al. Drug induced liver injury-α 2023 update[J]. J Toxicol Environ Health B Crit Rev，2023，26（8）：442-467.

[11]Fontana RJ，Liou I，Reuben A，et al. AASLD practice guidance on drug，herbal，and dietary supplement-induced liver injury[J]. Hepatology，2023，77（3）：1036-1065.

[12]Bessone F，Björnsson ES. Drug-induced liver injury due to biologics and immune check point inhibitors[J]. Med Clin North Am，2023，107（3）：623-640.

[13]Lim WS，Avery A，Kon OM，et al. Anti-tuberculosis drug-induced liver injury[J]. BMJ，2023，383：e074866.

[14]Li M，Wang Y，Lv TT，et al. Mapping the incidence of drug-induced liver injury：a systematic review and meta-analysis[J]. J Dig Dis，2023，24（5）：332-339.

[15]Ordway S，Sadowski B，Driggers KE，et al. Severe drug-induced liver injury in the military：a retrospective review[J]. Mil Med. 2023，188（5-6）：e991-e996.

[16]Gu S，Rajendiran G，Forest K，et al. Drug-induced liver injury with commonly used antibiotics in the all of us research program[J]. Clin Pharmacol Ther，2023，114（2）：404-412.

[17]Fontana RJ. Pathogenesis of idiosyncratic drug induced liver injury and clinical perspectives[J]. Gastroenterology，2014，146（4）：914-928.

[18]中华医学会肝病学分会，药物性肝病学组 . 药物性肝损伤诊治指南 [J]. 临床肝胆病杂志，2015，31（11）：1752-1769.

[19]Yu YC，Mao YM，Chen CW，et al. CSH guidelines for the diagnosis and treatment of drug-induced liver injury[J]. Hepatol Int，2017，11（3）：221-241.

[20]Mukaiyama K，Kamimura M，Uchiyama S，et al. Elevation of serum alkaline phosphatase（ALP）level in postmenopausal women is caused by high bone turnover[J]. Aging Clin Exp Res，2015，27（4）：413-418.

[21]Danan G，Teschke R. Drug-induced liver injury：why is the roussel uclaf causality assessment method（RUCAM）still used 25 years after its launch[J]. Drug Saf，2018，41（8）：735-743.

[22]European Association for the Study of the Liver. EASL Clinical Practice Guidelines：Drug-induced liver injury[J]. J Hepatol，2019，70（6）：1222-1261.

[23]Ghabril M，Gu J，Yoder L，et al. Signifcant medical comorbidities are associated with lower causality scores in patients presenting with suspected drug-induced liver injury[J]. Clin Transl Gastroenterol，2020，11（4）：e00141.

[24]Teschke R，Danan G. Idiosyncratic drug induced liver injury，cytochrome P450，metabolic risk factors and lipophilicity：highlights and controversies[J]. Int J Mol Sci，2021，22（7）：3441.

[25]Araujo-Mariz C，Militãode Albuquerque MFP，Lopes EP，et al. Hepatotoxicity during TB treatment in people with HIV/AIDS related to NAT2 polymorphisms in Pernambuco，Northeast Brazil[J]. Ann Hepatol，2020，19（2）：153-160.

[26]Zhang D，Hao J，Hou R，et al. The role of NAT2 polymorphism and methylation in anti-tuberculosis drug-induced liver injury in Mongolian tuberculosis patients[J]. J Clin Pharm Ther，2020，45：561-569.

[27]Nicoletti P，Devarbhavi H，Goel A，et al. Genetic risk factors in drug-induced liver injury due to isoniazid-containing antituberculosis drug regimens[J]. Clin Pharmacol Ther，2021，109（4）：1125-1135.

[28] 中华医学会结核病学分会 . 抗结核药物性肝损伤诊治指南（2019 年版）[J]. 中华结核和呼吸杂志，2019，42（5）：343-356.

[29]Aithal GP. Pharmacogenetic testing in idiosyncratic drug-induced liver injury：current role in clinical practice[J]. Liver Int，2015，35（7）：1801-1808.

[30]Donaldson PT，Daly AK，Henderson J，et al. Human leucocyte antigen class Ⅱ genotype in susceptibility and resistance to co-amoxiclav-induced liver injury[J]. J Hepatol，2010，53（6）：1049-1053.

[31]Tangamornsuksan W，Kongkaew C，Scholfeld CN，et al. HLADRB1*07：01 and lapatinib-induced hepatotoxicity：a systematic review and meta-analysis[J]. Pharmacogenom J，2020，20：47-56.

[32]Nicoletti P，Aithal GP，Bjornsson ES，et al. Association of liver injury from specific drugs，or groups of drugs，with polymorphisms in HLA and other genes in a genome-wide association study[J]. Gastroenterology，2017，152（5）：1078-1089.

[33]Chen R，Zhang Y，Tang S，et al. The association between HLA-DQB1 polymorphism and antituberculosis drug-induced liver injury：a casecontrol study[J]. J Clin Pharm Ther，2015，40（1）：110-115.

[34]Suzuki A，Brunt EM，Kleiner DE，et al. The use of liver biopsy evaluation in discrimination of idiopathic autoimmune hepatitis versus drug-induced liver injury[J]. Hepatology，2011，54（3）：931-939.

[35]de Boer YS，van Gerven NM，Zwiers A，et al. Genome-wide association study identifies variants associated with autoimmune hepatitis type 1[J]. Gastroenterology，2014，147（2）：443-452，445.

[36]Schomaker S，Potter D，Warner R，et al. Serum glutamate dehydrogenase activity enables early detection of liver injury in subjects with underlying muscle impairments[J]. PLoS ONE，2020，15（5）：e0229753.

[37]Roth SE，Avigan MI，Bourdet D，et al. Next-generation DILI biomarkers：prioritization of biomarkers for qualifcation and best practices for biospecimen collection in drug development[J]. Clin Pharmacol Ther，2020，107（2）：333-346.

[38]中华医学会，等. 药物性肝损伤基层诊疗指南（2019 年）[J]. 中华全科医师杂志，2020，19（10）：868-875.

[39]袁琳娜，那恒彬，李武.《2021 年亚太肝病学会共识指南：药物性肝损伤》摘译 [J]. 临床肝胆病杂志，2021，37（6）：1291-1294.

[40]甘草酸制剂肝病临床应用专家委员会. 甘草酸制剂肝病临床应用专家共识 [J]. 中华实验和临床感染病杂志（电子版），2016，10（1）：1-9.

[41]李飞燕，郝海平，郝琨，等. 甘草酸二铵对恩替卡韦在大鼠体内药代动力学的影响（英文）[J]. 中国天然药物：英文版，2013，3：309-313.

[42]张瑛瑛，吴秀君. 甘草酸二铵对辛伐他汀的药代动力学研究 [J]. 中国临床药理学杂志，2015，31（24）：2427-2429.

[43]Han L，Wang R，Wu B，et al. Effect of diammonium glycyrrhizinate on pharmacokinetics of omeprazole by regulating cytochrome P450 enzymes and plasma protein binding rate[J]. Xenobiotica，2019，49（8）：975-980.

[44]Fei-Yan LI，Hao XIE，Lin WENG，et al. Effects of diammonium glycyrrhizinate on hepatic and intestinal UDP-Glucuronosyltransferases in rats：implication in herb-drug interactions[J]. Chin J Nat Med，2016，14（7）：534-540.

[45]姜晓颖，杨恒，李明武，等. 甘草酸二铵肠溶胶囊预防初治的肺结核患者药物性肝损害有效性研究 [J]. 实用肝脏病杂志，2022，25（1）：62-65.

[46]茅益民，曾民德，陈勇，等. 异甘草酸镁治疗 ALT 升高的慢性肝病的多中心、随机、双盲、多剂量、阳性药物平行对照临床研究 [J]. 中华肝脏病杂志，2009，17（11）：847-851.

[47]WangY，Wang Z，Gao M，et al. Efficacy and safety of magnesium isoglycyrrhizinate injection in patients with acute drug-induced liver injury：A phase Ⅱ trial[J]. Liver Int，2019，39（11）：2102-2111.

[48]MAGIC-301 临床研究协作组. 异甘草酸镁注射液预防抗肿瘤化疗相关性急性肝损伤的随机对照、全国多中心临床研究 [J]. 临床肿瘤杂志，2017，22（2）：97-106.

[49] 中国临床肿瘤学会抗淋巴瘤联盟，中国临床肿瘤学会抗白血病联盟，中华医学会血液学分会，等. 恶性血液病患者药物性肝损伤的预防和规范化治疗中国专家共识（2021 年版）[J]. 中华血液病杂志，2021，42（3）：185-192.

[50] 张泽伟，谢晓纯，陈佳佳，等. 异甘草酸镁注射液治药物性肝损伤有效性与安全性的 Meta 分析 [[J]. 今日药学，2019，29（7）：453-460.

[51]van Rossum TG，Vulto AG，Hop WC，et al. Pharmacokinetics of intravenous glycyrrhizin after single and multiple doses in patients with chronic hepatitis C infection[J]. Clin Ther，1999，21（12）：2080-2090.

[52]Liu Q，Jiao Z，Zhong M，et al. Effect of long-term coadministration of compound glycyrrhizin tablets on the pharmacokinetics of mycophenolic acid in rats[J]. Xenobiotica，2016，46（7）：627-633.

[53]Zhao Q，Wang Y，Wang H，et al. Effects of glycyrrhizin on the pharmacokinetics of puerarin in rats[J]. Xenobiotica，2018，48（11）：1157-1163.

[54]Guo L，Cui Y，Hao K. Effects of glycyrrhizin on the pharmacokinetics of asiatic acid in rats and its potential mechanism[J]. Pharm Biol，2018，56（1）：119-123.

[55]Sun H，Wang J，Lv J. Effects of glycyrrhizin on the pharmacokinetics of paeoniflorin in rats and its potential mechanism[J]. Pharm Biol，2019，57（1）：550-554.

[56]Yan M，Fang PF，Li HD，et al. Lack of effect of continuous glycyrrhizin administration on the pharmacokinetics of the P-glycoprotein substrate talinolol in healthy volunteers[J]. Eur J Clin Pharmacol，2013，69（3）：515-521.

[57] 李毓雯，胡毓华，等. 复方甘草酸苷片治疗儿童非酒精性脂肪性肝病疗效观察 [J]. 中国当代儿科杂志，2017，19（5）：505-509.

[58] 双环醇临床应用专家委员会 . 双环醇临床应用专家共识 –2020 版 [J]. 中华实验和临床感染病杂志：电子版，2020，14（3）：177-185.

[59]Xie W，Shi G，Zhang H，et al. A randomized，multi-central，controlled study of patients with hepatitis B e antigen-positive chronic hepatitis B treated by adefovir dipivoxil or adefovir dipivoxil plus bicyclol[J]. Hepatol Int，2012，6：441-448.

[60]Chi X，Xiao H，Shi M，et al. Histological improvement in chronic hepatitis B patients treated with bicyclol：real world experience[J]. BMC Gastroenterol，2019，19（1）：88.

[61] 庄瑛瑛，饶紫兰，房太勇 . 非诺贝特片联合双环醇片治疗非酒精性脂肪肝的临床研究 [J]. 中国临床药理学杂志，2019，35（19）：2225-2227.

[62] 李钊，黄赞松，李繁 . 非诺贝特联合双环醇治疗非酒精性脂肪性肝病患者肝组织 PPARγ2 mRNA 水平变化 [J]. 实用肝脏病杂志，2021，24（1）：59-62.

[63]Li H，Liu NN，Peng ZG. Effect of bicyclol on blood biomarkers of NAFLD：a systematic review and meta-analysis[J]. BMJ Open，2020，10：e039700.

[64] 任瑞华，王钧，雷建华，等 . 瑞舒伐他汀联合双环醇片通过抗纤维化机制治疗非酒精性脂肪性肝炎的研究 [J]. 河北医科大学学报，2019，40（4）：411-415.

[65]Wu NQ，Wang LS，Han ZY，et al. A multicenter and randomized controlled trial of bicyclol in the treatment of statin-induced liver injury[J]. Med Sci Monit，2017，23：5760-5766.

[66]Chu NH，Li L，Zhang X，et al. Role of bicyclol in preventing drug-induced liver injury in tuberculosis patients with liver disease[J]. Int J Tuberc Lung Dis，2015，19（4）：475-480.

[67]Li X，Zhou J，Chen S，et al. Role of bicyclol in preventing chemotherapeutic agent-induced liver injury in patients over 60 years of age with cancer[J]. J Int Med Res，2014，42（4）：906-914.

[68] 褚扬，李伟，韩建平，等 . 水飞蓟宾胶囊在中国健康志愿者体内的药代动力学研究 [J]. 中国药理学通报，2009，25（12）：1669-1672.

[69]Gatti G，Peruua E. Plasma concentrations of free and conjugated silybin after oral intake of silybinphosphatidylcholine complex in healthy volunteers[J]. Int J Clin Pharmacol Ther，1994，32（11）：614-619.

[70] 李伟，高钧，丁宁，等 . 水飞蓟宾 – 卵磷脂复合物对水飞蓟素胶囊的相对生物利用度研究 [J]. 中国新药杂志，2006，l5（10）：817-820.

[71]Wah Kheong C，Nik Mustapha NR，Mahadeva S. A randomized Trial of silymarin for the treatment of nonalcoholic steatohepatitis[J]. Clin Gastroenterol Hepatol，2017，15（12）：1940-1949，e8.

[72]Federico A，Dallio M，Masarone M，et al. Evaluation of the effect derived from silybin with Vitamin D and Vitamin E administration on clinical，metabolic，endothelial dysfunction，

oxidative stress parameters, and serological worsening markers in nonalcoholic fatty liver disease patients[J]. Oxid Med Cell Longev, 2019, 8742075.

[73] 陈强, 贺欢, 李粤平, 等. 恩替卡韦联合水飞蓟宾对慢性乙型病毒性肝炎患者肝功能及肝纤维化指标的影响 [J]. 临床医学工程, 2021, 28（4）: 457–458.

[74] 朱凌云, 童宁, 俞斐, 等. 水飞蓟宾导致慢性肝炎患者缺铁性贫血的研究 [J]. 中国药事, 2018, 32（3）: 384–387.

[75] Honda Y, Kessoku T, Sumida Y, et al. Efficacy of glutathione for the treatment of nonalcoholic fatty liver disease: an open-label, single-arm, multicenter, pilot study[J]. BMC Gastroenterol, 2017, 17（1）: 96.

[76] 韦艳, 黄江标, 张志敏, 等. 还原型谷胱甘肽注射液联合 TP 方案化疗对晚期恶性肿瘤患者的影响 [J]. 医药导报, 2022, 41（2）: 221–224.

[77] 方林, 魏宁, 徐浩, 等. 还原型谷胱甘肽在原发性肝癌介入治疗后保肝作用中的临床应用 [J]. 介入放射学杂志, 2017, 26（2）: 169–172.

[78] Lee WM, Larson AM, Stravitz RT. Introduction to the revised American Association for the study of Liver diseases position paper on acute liver failure 2011[J]. Hepatology, 2012, 55: 965–967.

[79] Amjad W, Thuluvath P, Mansoor M, et al. N-acetylcysteine in non-acetaminophen-induced acute liver failure: a systematic review and meta-analysis of prospective studies[J]. Prz Gastroenterol, 2022, 17（1）: 9–16.

[80] Walayat S, Shoaib H, Asghar M, et al. Role of N-acetylcysteine in non-acetaminophen-related acute liver failure: an updated meta-analysis and systematic review[J]. Ann Gastroenterol, 2021, 34（2）: 235–240.

[81] Li J, Qiu X, Guo W, et al. Prospective analysis of tiopronin in prevention of sorafenib and antiviral therapy inducing liver toxicity in advanced hepatitis B virus-related hepatocellular carcinoma[J]. Med Oncol, 2015, 32（10）: 238.

[82] 奚之骏, 许丽雯, 祁雯, 等. 五种保肝药物对药物性肝损害的疗效分析: 一项网状 Meta 分析研究 [J]. 中国医院药学杂志, 2019, 39（2）: 183–190.

[83] 孙冬梅, 叶显明. 硫普罗宁联用恩替卡韦对乙型病毒性肝炎患者肝功能的影响 [J]. 中国药物经济学, 2021, 16（5）: 49–52.

[84] 孙红菊, 王衍颜, 徐丛聪, 等. 硫普罗宁联合美他多辛治疗酒精性肝病患者疗效初步研究 [J]. 实用肝脏病杂志, 2020, 23（1）: 54–57.

[85] 陈燕屏, 黄绍强, 邓鑫, 等. 硫普罗宁联合多烯磷脂酰胆碱治疗酒精性肝病患者疗效及血清 TLR4、MD-2 和 TGF-β_1 水平变化 [J]. 实用肝脏病杂志, 2021, 24（1）: 67–70.

[86] 高旭, 康玉蓉, 王瑞, 等. 硫普罗宁联合二甲双胍治疗 NAFLD 疗效的 Meta 分析 [J]. 世

界最新医学信息文摘，2021，21（87）：1-5.

[87] 魏秀琴，闫晓霞，石国荣，等 . 阿托伐他汀联合硫普罗宁治疗非酒精性脂肪性肝病患者疗效初步研究 [J]. 实用肝脏病杂志，2021，24（1）：47-50.

[88]Lei X，Zhang J，Xu Q，et al. Exploring the efficacy and safety of polyene phosphatidylcholine for treatment of drug-induced liver injury using the roussel uclaf causality assessment method：a propensity score matching comparison[J]. J Int Med Res，2021，49（8）：1-14.

[89]Tang J，Gu J，Chu N，et al. Efficacy and safety of bicyclol for treating patients with idiosyncratic acute drug-induced liver injury：A multicenter，randomized，phase Ⅱ trial[J]. Liver Int，2022，42（8）：1803-1813.

[90] 严玲玲，胡东辉，黄艳芳 . 腺苷蛋氨酸联合多烯磷酯酰胆碱治疗妊娠期肝内胆汁淤积症患者临床疗效初步研究 [J]. 实用肝脏病杂志，2019，22（4）：530-533.

[91] 段瑞华，朱求实，李盛 . 多烯磷脂酰胆碱注射液治疗肝内胆管结石导致的肝内胆汁淤积患者的临床研究 [J]. 中国临床药理学杂志，2022，38（8）：760-762.

[92] 罗兴献，张颖，于泽，等 . 多烯磷脂酰胆碱注射液用于治疗非酒精性脂肪性肝病的疗效和安全性 Meta 分析 [J]. 中国临床药理学杂志，2021，37（9）：1117-1120.

[93] 中华医学会肝病学分会脂肪肝和酒精性肝病学组，中国医师协会脂肪性肝病专家委员会 . 酒精性肝病防治指南（2018 年更新版）[J]. 临床肝胆病杂志，2018，34（5）：939-946.

[94] 叶艳菊，俞建平，徐玉敏，等 . 熊去氧胆酸联合 S- 腺苷蛋氨酸治疗胆汁淤积型药物性肝损伤的疗效分析 [J]. 肝脏，2017，22（12）：1090-1092.

[95] 杜晓菲，陈杰，任姗，等 . 丁二磺酸腺苷蛋氨酸辅助治疗原发性胆汁性胆管炎的临床疗效观察 [J]. 肝脏，2021，26（6）：661-663.

[96] 刘淑媛，杜敬佩，王胜根，等 . 大剂量腺苷蛋氨酸治疗严重慢性肝病致高胆红素血症患者的疗效 [J]. 中国老年学杂志，2015，35（9）：2462-2464.

[97] 丁劲松，王安娜，黄亮，等 . 人体熊去氧胆酸代谢及其生物等效性研究的技术挑战 [J]. 药学学报，2020，55（9）：2070-2079.

[98]Lee S，Yoon S，Chung H，et al. Pharmacokinetics of ursodeoxycholic acid in elderly volunteers compared with younger adults in a korean population[J]. J Clin Pharmacol，2019，59（8）：1085-1092.

[99]Nadinskaia M，Maevskaya M，Ivashkin V，et al. Ursodeoxycholic acid as a means of preventing atherosclerosis，steatosis and liver fibrosis in patients with nonalcoholic fatty liver disease[J]. World J Gastroenterol，2021，27（10）：959-975.

[100]Yoon S，Lee H，Ji SC，et al. Pharmacokinetics and pharmacodynamics of ursodeoxycholic acid in an overweight population with abnormal liver function[J]. Clin Pharmacol Drug Dev，2021，10（1）：68-77.

[101]Chappell LC，Bell JL，Smith A，et al. PITCHES study group. Ursodeoxycholic acid versus placebo in women with intrahepatic cholestasis of pregnancy（PITCHES）：a randomised controlled trial[J]. Lancet，2019，394（10201）：849-860.

[102]Lindor KD，Bowlus CL，Boyer J，et al. Primary biliary cholangitis：2018 practice guidance from the American association for the study of liver diseases[J]. Hepatology（Baltimore，Md.），2019，69（1）：394-419.

[103]Xiang X，Yang X，Shen M，et al. Ursodeoxycholic acid at 18-22 mg/kg/d showed a promising capacity for treating refractory primary biliary cholangitis[J]. Can J Gastroenterol Hepatol，2021，2021（1）：6691425.

[104]Abo-Ryia MH，Abd-Allah HS，El-Khadrawy OH，et al. Predictors of gallstone formation in morbidly obese patients after bariatric surgery：a retrospective observational study[J]. Surg Sci，2014；5：1-5.

[105]Li VKM，Pulido N，Fajnwaks P，et al. Predictors of gallstone formation after bariatric surgery：a multivariate analysis of risk factors comparing gastric bypass，gastric banding，and sleeve gastrectomy[J]. Surg Endosc，2009，23：1640-1644.

[106]Adams LB，Chang C，Pope J，et al. Randomized，prospective comparison of ursodeoxycholic acid for the prevention of gallstones after sleeve gastrectomy[J]. Obes Surg，2016，26（5）：990-994.

第二十八章

原发性肝细胞癌的免疫治疗

一、免疫治疗的现状与概况

目前的观念认为：癌症不仅仅是局部脏器的病变，也和免疫系统的功能缺陷有密切的关系；对于肿瘤的免疫治疗旨在激活人体的免疫系统，从而重建免疫系统的识别、抗原提呈、杀伤的功能，以此治疗恶性肿瘤[1]。

在类似于肝癌这种实体瘤的免疫微环境中，各种免疫细胞都发挥着复杂的作用[2-3]。免疫细胞在不同的状态下，对于肿瘤可以发挥不同的作用，甚至同一免疫细胞通过不同因了对肿瘤可以同时起到抑制和促进的作用（图28-1）；肿瘤本身对于免疫微环境中的免疫细胞进行各种驯化作用，从而抑制免疫细胞的杀伤功能（图28-2）；这些免疫细胞之间的交互作用也是非常繁杂的，构成了一个交互网络。再加上肿瘤本身的异质性很强，即同一个肿瘤在不同的空间部位其生物学特性也不相同，现在对于肿瘤的免疫治疗的探索也还处于一个比较初级的阶段，在这个领域还有许许多多的基础和临床工作需要我们去完成。

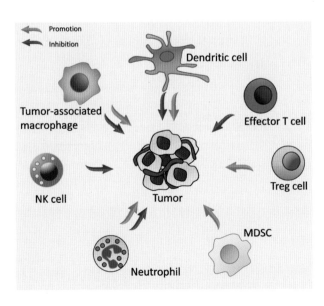

图 28-1 免疫细胞对肿瘤的作用

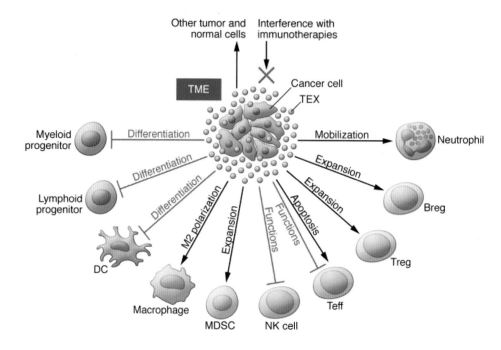

图 28-2 肿瘤对免疫细胞的作用

利用人体免疫系统对实体瘤进行治疗的尝试在很早就已经开始，最初利用细菌或者细菌的一部分来激活免疫系统，之后利用炎症因子、胸腺提取物等都曾进行过许多尝试；以及最近仍在研究中的利用工程化修饰的免疫细胞，比如 CAR-T、TILS、CAR-NK 的免疫细胞治疗，以及最近利用肿瘤抗原进行肿瘤疫苗研究等，但目前在实体瘤以及肝细胞癌中，能得到临床认可的还局限在免疫核查点药物中。

目前在肿瘤免疫治疗中，获得最大成功的是免疫核查点 CTLA4/PD-1/PD-L1 的抗体药物，2018 年的医学诺贝尔奖也因"他们通过抑制负免疫调节来发现癌症治疗"授予了 James P Allison 和 Tasuku Honjo。

二、免疫核查点药物机制

1. 免疫核查点药物的作用机制 PD-1 的全称为 Programmed cell Death protein-1，即死亡程序性受体 -1，也称为 PDCD1、CD279 等。20 世纪 90 年代初期在小鼠的 T 细胞杂交瘤中首次发现，由于刚开始认为其参与了细胞经典的程序性死亡，故命名为 PD-1[4]。

PD-1 的基因位于人 2 号染色体上，其编码了 288 个氨基酸的跨膜蛋白，主要在 T 细胞、祖 B 细胞上有表达（图 28-3，图 28-4）。

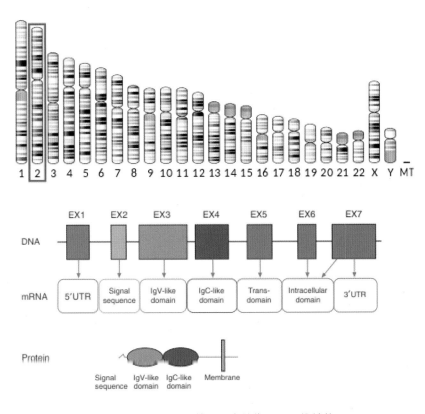

图 28-3 PD-1 在基因组中的位置及二维结构

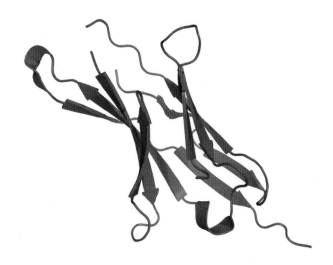

图 28-4 PD-1 蛋白的三维结构示意

在 T 细胞的演化过程中，未激活的 naïve T 细胞及在激活后的 T 细胞中几乎没有 PD-1 蛋白的表达，但由于肿瘤微环境中存在大量免疫抑制相关的信号因子，比如 IL-6 的作用下，effect T 细胞会逐渐高表达 PD-1；而肿瘤细胞会相应地有 PD-L1 表达，

PD-L1 与 PD-1 结合后，会激活 T 细胞内部一系列的信号传导通路，从而导致 T 细胞失活，无法对肿瘤细胞进行杀伤，即对 T 细胞的穿孔素等分泌的抑制 [5]（图 28-5，图 28-6）。

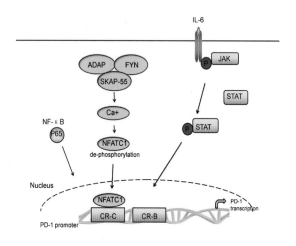

图 28-5　IL-6 激活 PD-1 的通路

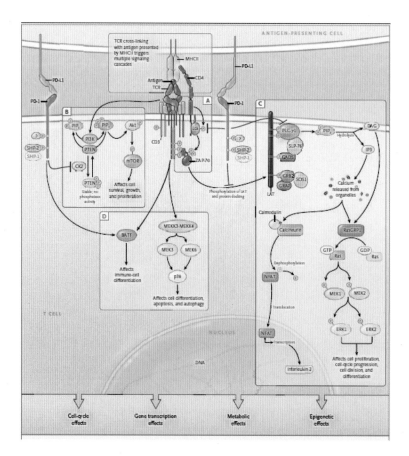

图 28-6　PD-1 激活后下游通路

以上即为 PD-1 激活后抑制 T 细胞杀伤作用的部分机制，但其机制仍有许多未能揭示。总体来说，PD-1 信号通路的激活，类比于汽车的"刹车"，使得 T 细胞失去杀伤肿瘤的能力，变成"耗竭性"T 细胞。针对其在肿瘤免疫逃避中的作用，采用了 PD-1 蛋白的抑制性抗体，其与 PD-1 结合后，封闭其抑制性的信号通路，从而使得 T 细胞能够恢复杀伤肿瘤细胞的作用[5]。

2．其他及潜在的免疫核查点 由于 T 细胞对于恶性肿瘤具有天然的杀伤作用，而研究 T 细胞在肿瘤免疫微环境中被抑制的机制目前是科学家拟应用于抗肿瘤的重要方向。对于 T 细胞的免疫核查点（check-point）除了 PD-1 以外，还存在许多的靶点，目前在实验室和临床中都在逐步地开展相关的研究（图 28-7）。这其中有 T 细胞功能的抑制分子如 CTLA-4、TIM-3、LAG-3 等，还有促进 T 细胞功能的分子，如 CD28、OX40、CD27 等[6]。

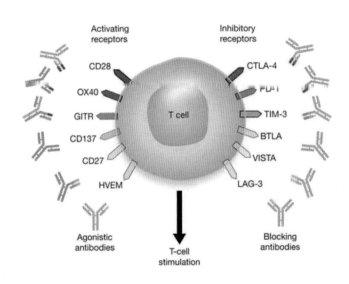

图 28-7　T 细胞的免疫核查点受体

而且，除了 T 细胞以外，人们的视野也逐渐关注到肿瘤免疫微环境中的其他免疫细胞，如巨噬细胞、B 细胞、NK 细胞等。相信在不久后的将来，随着对肿瘤免疫微环境的进一步认识，会有更多的药物得到应用，为临床恶性肿瘤的治疗带来更好的福音和希望。

三、免疫治疗在肝细胞癌中的应用

1．PD-1 抑制性单抗单药在晚期 HCC 中的应用

（1）Checkmate040 研究：该研究为针对晚期 HCC 进行的一项单臂的临床研究。

采用 Nivolumab 治疗晚期的 HCC 患者，共纳入研究 262 例患者。研究结果发现对于无论是既往接受过索拉非尼还是未接受过索拉非尼治疗的 HCC 患者，其疾病控制率（DCR）均超过了 50%；对于未经治疗的亚组，中位的 mOS 达到了 28.6 个月，即便是对于曾接受索拉非尼治疗的亚组，其中位的 mOS 达到了 15.6 个月。要知道，在这以前，不管是索拉非尼、仑伐替尼的一线治疗晚期 HCC mOS 最高才 13.6 个月；二线的 HCC 临床研究数据 mOS 才 10.6 个月 [7]。

（2）keynote-224 研究：2018 年，Pembrolizumab 对晚期 HCC 二线治疗的单臂研究，keynote-224 的数据公开，其中客观有效率（ORR）达到 16.3%，疾病控制率（DCR）达到了 61.5%；中位疾病无进展时间（mPFS）4.9 个月，中位生存时间（mOS）达到了 12.9 个月 [8]。

以上两项临床研究虽然都只是单臂的 II 期临床研究，但是其表现出来的 PD-1 抑制性抗体在晚期 HCC 中的抗肿瘤活性，让临床的医生和患者都大为震撼，期待其 III 期研究结果。

（3）Keynote-240 研究：为验证 Pembrolizumab 在 HCC 二线治疗中的效果，一项三期随机对照研究 Keynote-240，在全球多个中心进行，其结果在 2019 年 ASCO 会议上披露。但与预期的结果有明显的落差，最终的研究结果没有达到研究设定的标准，即宣告了该研究的失败。但是其数据还是值得一提，入组均为二线或更后线的经治晚期 HCC 患者，Pembrolizumab 治疗组 183 例，安慰剂对照组 101 例；治疗组的中位 OS 13.9 个月，对照组 mOS 10.6 个月，治疗组的客观有效率达到了 18.4%，可以说这项 III 期的临床研究延续了 II 期研究的效果，但是由于该项目在设计时，预定的 mOS 的 P 值为 < 0.0174 为成功，但最终的 P 值为 0.0238。所以，虽然研究数据还不错，但研究实行者仍宣布该项研究失败 [9]。

（4）Checkmate459 研究：这也是一项 III 期多中心的临床研究，其目的为比较 Nivolumab 与索拉非尼在晚期 HCC 一线中的疗效。两组都纳入了 370 多例的晚期 HCC 患者，揭盲时其结果显示，两组的中位 OS 没有显著的统计学差异（mOS 16.4 vs 14.7 $P = 0.0752$），在次要终点 mPFS 上，两组间也没有体现出显著差异（mPFS 3.7 vs 3.8）。因此，该研究也宣告失败 [10]。

不管是 Pembrolizumab 还是 Nivolumab 两种药物，在 II 期临床研究中都有非常显著的疗效，但是在 III 期研究时都以失败而告终。可见，对于肝细胞癌来说，要想通过药物治疗取得很大的进步，目前看来还是比较困难的。随后也有许多的基础研究揭示，HCC 大部分属于冷肿瘤，即其中浸润的免疫细胞比较少，而免疫核查点药物对于热肿瘤，即在肿瘤微环境中有大量免疫细胞浸润的可能会更有效。

（5）RATIONALE-301 研究：RATIONALE-301 是一项全球、多中心 III 期研究，纳

入 674 例未接受过全身治疗的 HCC 患者随机接受替雷利珠单抗（$N = 342$）或索拉非尼（$N = 332$）一线治疗。其结果显示：替雷利珠单抗单药组 OS 非劣效于索拉非尼组（mOS 15.9 个月 vs 14.1 个月，$HR = 0.85$，$P = 0.0398$），生存获益具有临床意义。与索拉非尼相比，替雷利珠单抗 ORR 更高（14.3% vs 5.4%），其中 CR 分别为 2.9% vs 0.3%，缓解持续时间更长（mDoR 36.1 个月 vs 11.0 个月）。

该项研究是目前唯一取得阳性结果的免疫单药一线治疗不可切除 HCC 的全球多中心Ⅲ期临床研究，提示替雷利珠单抗或可以作为晚期 HCC 一线治疗的新选择[11]。

（6）KEYNOTE-394 研究：Keynote-394 研究是另一项随机、双盲、Ⅲ期临床试验，评估帕博利珠单抗或安慰剂联合最佳支持治疗对此前接受索拉非尼或奥沙利铂化疗的亚洲晚期 HCC 患者的疗效，其中 80% 的患者来自中国。主要终点为 OS，次要终点为 PFS、ORR、DOR 和 DCR。由于预先改良了研究设计，KEYNOTE-394 研究达到了 OS 的主要研究终点。根据报告的结果显示，帕博利珠单抗组和安慰剂组 mOS 分别为 14.6 个月和 13.0 个月（$HR = 0.79$，$P = 0.018$），mPFS 分别为 2.6 个月和 2.3 个月（$HR = 0.74$，$P = 0.0032$），帕博利珠单抗组 ORR 明显提高（12.7% vs 1.3%）。安全性方面，任何级别的 TRAE 两个组的发生率分别是 66.9% 和 49.7%，3 级以上的 TRAE 发生率分别是 14.4% 和 5.9%[12]。

2. PD-1/L1 抗体与靶向药物联合治疗 HCC

（1）Iambrave-150 研究：是采用 Atezolizumab（阿替立珠单抗，PD-L1 单抗）联合 Bevacizumab（贝伐珠单抗）针对晚期 HCC 的Ⅲ期临床研究，治疗（A+T）组入组 336 例患者，对照组（索拉非尼）入组 165 例患者，其结果显示：A+T 组的中位 OS 达到 19.2 个月，索拉非尼组的中位 OS 为 13.4 个月，且有显著的统计学差异（$P = 0.0009$），在次要终点上，A+T 的 mPFS 达到 6.9 个月，也显著优于索拉非尼组 mPFS 的 4.3 个月，$P = 0.0001$。尤其是在 A+T 组，疾病的完全缓解率（CR）达到了 8%（RECIST 1.1），索拉非尼组仅为 3%，客观有效率 A+T 组达到了 35%（mRECIST）[13]。

该项研究，是免疫治疗在大规模Ⅲ期临床研究中对晚期 HCC 治疗中取得阳性结果也就是获得成功的第一个研究，因此该方案也被写入到全球各大指南中。

（2）Leap-002 研究：是一项采用 lenvatini（仑伐替尼）联合 Pembrolizumab（帕博利珠单抗）治疗晚期 HCC 的全球多中心Ⅲ期临床研究，对照组采用单药 lenvatini；两组分别入组了约 400 名患者，联合组的中位 OS 为 21.2 个月，对照组中位 OS 为 19 个月，两组间的 $P = 0.0227$，虽然小于 0.05，但由于实验设计时设定的为 0.0185，P 值未达到该设定目标，因而该项研究也被认为没有取得成功[14]。

但这种方案在临床上，尤其我国国内应用相对较多；这与在 PD-1 抗体应用之前，仑伐替尼就获得了晚期 HCC 治疗适应证有一定关系。不过在亚组分析中，仑伐联合帕博立珠单抗在亚洲人群中存在更好的疗效，因而该方法是否适合中国人群，还需要进一步的探讨和研究。

（3）Orient-32 研究：是信迪利单抗（达伯舒，PD-1 单抗）联合贝伐珠单抗（达攸同）针对肝癌一线Ⅲ期临床研究；采用随机，多中心由樊嘉院士作为主要研究者。一共入组 571 例中国患者，实验组（双达）入组 380 例，对照组（索拉非尼）入组 191 例。主要研究终点 OS 和独立影像学评审委员会评估的 PFS。

其中共同终点 OS：实验数据显示，截止到 2020 年 8 月 15 日，实验组（双达）中位 OS：NR，对照组（索拉非尼）的中位 OS 为 10.4 个月，$P < 0.0001$，$HR = 0.57$，死亡风险降低 43%。

共同终点 IRRC-PFS，实验组（双达）与对照组（索拉非尼）的 mPFS 对比为 4.6 个月∶2.8 个月；$P < 0.0001$，$HR = 0.56$，疾病进展风险降低 44%。O32 实验组的 ORR 为 21% 是对照组（索拉非尼）ORR4% 的 5 倍。

该研究显示使用信迪利单抗联合贝伐珠单抗进行治疗，使肿瘤患者更有机会出现肿瘤缓解。且该研究入组为中国患者，更适合国内的现状。同时该研究的发布也被国内 3 大肝癌权威指南一致推荐为一线推荐方案[15]。

（4）Himalaya 研究：是首个双免疫一线治疗 HCC 全球大型Ⅲ期研究。采用了 PD-L1 单抗 Tremelimumab 与 CTLA-4 单抗 Durvalumab 联合，探索其不同剂量的联合方案对比索拉非尼一线不可切除肝细胞癌的疗效和安全性[16]。

其中 STRIDE 方案，T300+D，采用的是单次高剂量 Tremelimumab 联合常规间隔度伐利尤单抗（Durvalumab）。该研究纳入了 1324 名患者，主要终点是 OS。根据报告显示，全球人群 mOS16.4 vs 13.8 个月（$HR = 0.78$），其中 1/3 患者可以存活至 3 年，1/4 患者可以存活至 4 年；中国港台人群：mOS 29.4 个月 vs 19.1 个月（$HR = 0.44$），36 个月的 OS 率达到 49.2%。安全性方面，3/4 级 TRAE 和因 TRAE 导致停药率更低，且不增加肝脏毒性和出血风险。

STRIDE 方案目前已经在美国、欧盟、日本及中国澳门等国家或地区获批，且已经列入 CSCO 以及 NCCN 等权威指南最高级别推荐。

（5）Cares-310 研究：是卡瑞利珠单抗（艾瑞卡）联合阿帕替尼（艾坦）治疗既往未接受过系统治疗的不可切除或转移性肝细胞癌的随机对照、国际多中心、Ⅲ期临床研究。该研究共纳入 543 例患者，随机分为两组，试验组采用卡瑞利珠单抗（200mg，静脉注射，1 次 /2 周）联合阿帕替尼（250mg，口服，1 次 / 日），对照组采用索拉非尼（400mg，口服，2 次 / 日），持续治疗至患者无临床获益或出现无法耐受的毒性。研究设立了无进展生存期（PFS）与总生存期（OS）双主要研究终点[17]。

Cares-310 研究结果显示："双艾"组的中位 PFS 达到 5.6 个月，而索拉非尼单药组为 3.7 个月，达到预设要求。"双艾"组的中位 OS 为 22.1 个月，索拉非尼组为 15.2 个月，降低死亡风险达 38%，显著获益。同时，"双艾"组（BICR 基于 mRECIST 标准评估）的客观缓解率（ORR）可以达到 33.1%，而索拉非尼组为 10%，疾病控制率（DCR）也分别为 78.3%：56.1%，均有明显的改善。Cares-310 研究验证了免疫检查点抑制剂联合小分子 TKI 类药物在晚期肝癌一线治疗中的疗效和安全性，为晚期肝癌患者带来了更新且更优的治疗选择。

（6）Cosmic-312 研究：是一项探索卡博替尼联合阿替利珠单抗对比索拉非尼一线治疗晚期肝细胞癌疗效及安全性的随机、对照的全球多中心Ⅲ期临床试验，在全球多达 200 个地点招募了约 840 名患者。患者以大约按 2：1：1 的比例随机分配，分别接受卡博替尼＋阿替利珠单抗（N＝432）联合、索拉非尼单药（N＝217）或卡博替尼（N＝188）单药治疗。研究包括两个主要终点：按照 RECIST 1.1 评估的无进展生存期（PFS）及总生存期（OS）。次要终点是 BIRC 根据 RECIST 1.1 评估的单药卡博替尼与索拉非尼的无进展生存期。其他包括预先确定的终点包括客观缓解率（ORR）、缓解持续时间（DOR）和安全性[18]。

数据截止 2021 年 3 月 8 日，联合治疗组中位 PFS 为 6.8 个月（99% CI：5.6～8.3），索拉非尼组为 4.2 个月（2.8～7.0）（$HR＝0.63$，99% CI：0.44～0.91，$P＝0.0012$）。联合治疗组的中位 OS（中期分析）为 15.4 个月，而索拉非尼组为 15.5 个月（$HR＝0.9$，96% CI：0.69～1.18；$P＝0.44$）。在客观缓解方面，联合治疗 vs 索拉非尼 vs 卡博替尼的 ORR 分别为 11% vs 3.7% vs 6.4%，DCR 分别为 78% vs 65% vs 84%。在安全性方面，联合治疗会导致更多的不良反应发生，3～4 级治疗相关不良事件发生在 54% 接受卡博替尼＋阿替利珠单抗的患者和 32% 接受索拉非尼的患者中。

尽管总体生存期没有改善，但与索拉非尼相比，卡博替尼＋阿替利珠单抗显著改善无进展生存期，并显示疾病控制增加和较低的原发性进展，这也是有临床意义的。

多项研究的结果表明，在晚期 HCC 中，PD-1/PD-L1 单抗与大分子的单抗或者小分子 TKI 类药物联合后，其疗效要显著优于单药的效果，从而为 PD-1/PD-L1 在 HCC 中的应用提供了好的思路。具体一线单药和一线联合的部分数据，笔者整理在图 28-8、图 28-9、图 28-10 内，以供参考。在许多的研究中发现，无论是大分子的血管生长通路的抑制剂，或者小分子的 TKI 类药物，对于肿瘤新生血管都有抑制作用，从而促进肿瘤血管的正常化，使得更多的免疫细胞可以浸润至肿瘤内，并且对肿瘤中抑制性免疫细胞如 TAM、Treg 细胞有抑制作用，这些或许是联合治疗后效果更好的机制。但即便是和单用靶向药物进行比较，也不是所有的联合就能让总生存 / 无进展生存获益，故在临床选择时仍需要医生根据高级别的循证医学证据进行选择，并与患者做好沟通工作。

肝癌一线单药III期临床研究汇总　非头对头比较，仅数据罗列

类别	TKI类药物			IO单药	
	REFLECT研究	ZDGH研究	SHARP研究	CHECKMATE-459	RATIONAL-301
药物种类	TKI	TKI	TKI	PD-1抑制剂	PD-1抑制剂
试验分期	III期（全球）	II/III期(中国)	III期	III期	III期
药物	仑伐替尼 vs. 索拉非尼	多纳非尼 vs. 索拉非尼	索拉非尼 vs.安慰剂	纳武利尤单抗 vs. 索拉非尼	替雷利珠单抗 vs. 索拉非尼
中位OS (月)	13.6 vs. 12.3 HR 0.92 15.0 vs. 10.2(中国亚组) HR：0.73	12.1 vs. 10.3 HR 0.831	10.7vs.7.9 HR：0.69	16.4 vs. 14.7 HR 0.85	15.9 vs. 14.1 HR 0.85
中位PFS (月)	7.4 vs. 3.7 HR 0.66 9.2 vs.3.6(中国亚组) HR：0.55	3.7 vs. 3.6 HR 0.909	5.5 vs.2.8 HR：0.58	3.7 vs. 3.8 HR 0.93	2.1 vs. 3.4 HR 1.11
ORR, %	21.5% vs. 8.3%	4.6% vs. 2.7%	2% vs.1%	15% vs. 7%	14.3% vs. 5.4%
DCR, %	75.3% vs. 60.5%	30.8% vs. 28.7%	-	55% vs. 58%	41.8% vs. 47.3%
PD, %	15.1% vs. 30.9%	37.2% vs. 37.5%	-	37% vs. 28%	49.4% vs. 36.4%
任何级别TRAE, %	99% vs. 99%	100% vs. 99%	-	-	96.2% vs. 100%
≥3级TRAE, %	75% vs. 67%	57% vs. 67%	45% vs.32%	22% vs. 50%	48.2% vs. 65.4%
所有级别的出血, %	19% vs.9%	-	-	-	-
G3/4出血, %	3% vs. 2%	-	-	-	-

图 28-8　肝癌一线单药Ⅲ期临床研究数据汇总

肝癌一线联合治疗III期临床研究汇总数据　非头对头比较，仅数据罗列

类别	IO+大分子单抗		IO+小分子TKI			IO+IO
	IMbrave 150	ORIENT-32	LEAP-002	SHR-1210-III-310	COSMIC-312	HIMALAYA
ICI药物种类	PD-L1抑制剂	PD-L1抑制剂	PD-1抑制剂	PD-1抑制剂	PD-L1抑制剂	PD-L1、CTLA-4抑制剂
试验分期	III期	II/III期	III期	III期	III期	III期
药物	阿替利珠单抗 +贝伐珠单抗 vs. 索拉非尼	信迪利单抗+ IBI305 vs. 索拉非尼	帕博利珠单抗+仑伐替尼 vs. 仑伐替尼	卡瑞利珠单抗+阿帕替尼 vs. 索拉非尼	阿替利珠单抗+卡博替尼 vs. 索拉非尼	度伐利尤单抗+替西木单抗 vs. 索拉非尼
中位OS (月)	19.2 vs. 13.4 HR 0.66	NR vs. 10.4 HR 0.57	21.2 vs. 19.0 HR 0.840	22.1 vs. 15.2 HR 0.62	15.4 vs. 15.5 HR 0.90	16.4 vs. 13.8 HR 0.78
中位PFS(月)	6.9 vs. 4.3 HR 0.65	4.6 vs. 2.8 HR 0.56	8.2 vs. 8.1 HR 0.834	5.6 vs. 3.7 HR 0.52	6.8 vs. 4.2 HR 0.63	3.78 vs. 4.07 0.90
ORR, %	30% vs. 11%	21% vs. 4%	26.1% vs. 17.5%	25.4% vs. 5.9%	11% vs. 4%	20.1% vs. 5.1%
DCR, %	74% vs. 55%	72% vs. 64%	81.3% vs. 78.4%	78.3% vs. 53.9%	78% vs. 65%	60.1% vs. 60.7%
PD, %	19% vs. 25%	27% vs. 33%	12.2% vs. 15.0%	16.2% vs. 36.5%	14% vs. 20%	20.6% vs. 6.7%
任何级别TRAE, %	86% vs. 95%	89% vs. 94%	96.5% vs. 95.7%	-	93% vs. 90%	76% vs. 85%
≥3级TRAE, %	45% vs. 47%	34% vs. 36%	63% vs. 58%	81% vs. 52%	55% vs.33%	26% vs. 37%
需要类固醇处理	12.2% vs. -	-	9.6% vs. 1.8%	-	-	20.1% vs. 1.9%
所有级别的出血, %	25% vs.17.3%	4.7% vs. 4.9%	-	-	1% vs. 1%	1.8% vs. 4.8%
G3/4出血, %	6.3% vs. 5.8%	3.4% vs. 2.7%	-	-	0.5% vs.1%	0.5% vs.1.6%

图 28-9　肝癌一线联合治疗Ⅲ期临床研究数据汇总

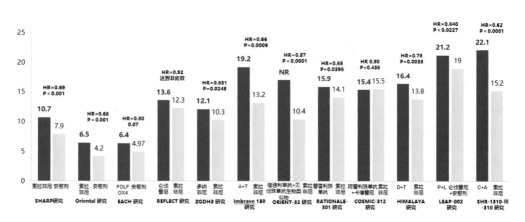

图 28-10　晚期 HCC 一线系统治疗的总生存期数据汇总

3. 免疫治疗与局部治疗的联合

（1）TACE 与 HAIC：TACE 对于不可手术切除的 HCC 患者还是接受最多的治疗方法，也取得了不错的疗效。在免疫治疗及其联合治疗方案成为晚期 HCC 主要手段后，临床上也进行了许多探索，取得了不错的疗效。有研究显示，TACE 治疗与免疫治疗的联合可以将 ORR 提高到 80% 以上，其 mOS 也取得了很大的获益。有研究认为介入治疗可以短时间内将肿瘤大面积杀伤，从而导致其中的肿瘤抗原暴露，促进人体免疫系统进行抗原递呈，而 PD-1/PD-L1 抗体又进一步激活了 T 细胞，两者的结合可以更好地杀伤肿瘤，从而提高免疫治疗的效果[19]。

HAIC（持续性肝动脉灌注化疗）也是一种常用到的肝脏局部治疗的方法。目前对于 HAIC 治疗 HCC 的研究也非常多，认为其也是一种有效的局部治疗方法，并且与免疫治疗的结合也可以更好地提高疗效。

但对于 TACE 与 HAIC 哪种方法更好更合适，在临床和机制上仍存在许多的争议和不明确之处，需要我们积累更多的经验和数据。具体来说采取哪种局部的治疗方法，可能还是需要根据患者的肿瘤、全身情况及诊治中心的擅长与水平来综合评判。总的来说，免疫治疗在临床上的应用，对于 HCC 许多传统治疗方法都带来了挑战也带来了更多的选择和联合。

（2）与手术的联合：免疫治疗与手术的联合即在围术期使用免疫治疗的研究，也是方兴未艾。在 clinicaltrial 网站上可以查到超过百项研究在开展，主要集中在：①新辅助治疗，即手术前使用免疫治疗或免疫联合治疗方法，以期待提高手术后的无瘤生存和总生存时间；②辅助治疗，即手术后对于高危复发人群采用免疫治疗或者联合治疗方法，以期杀灭可能残余的肿瘤细胞，从而提高手术疗效；③转化治疗，即对于初始不可切除的 HCC 患者先进行综合治疗，待肿瘤达到降期转化为可手术治疗后再进行手术切除治疗，以提高手术成功率，最终仍是提高手术后患者的生存时间。

但对于与手术的联合，目前仍只属于各临床中心的探索阶段，笔者认为仍有许多的关键科学问题需要大量数据才能明确和回答，这其中也存在许多的争论。

（3）与放射治疗的联合：放射治疗主要是针对恶性肿瘤的局部治疗，同时，越来越多的临床证据支持，放射治疗可以诱导全身性的抗肿瘤反应，从而导致未照射区或远隔部位肿瘤消退。总结来说就是放疗的"远隔效应"。临床研究数据表明，在采用 12Gy×2 次照射及抗 CTL-4 治疗后，放疗区域及远处转移病灶均出现肿瘤缩小，这种临床结果依赖于 CD_8^+ T 细胞的抗肿瘤免疫。同样，相同的临床试验（如分割剂量 20Gy×1 次或 8Gy×3 次等）与抗 CTL-4 抗体联合使用，可以使放射区域的肿瘤病灶及转移病灶最大程度地消退，而常规放射治疗或放射外科治疗却很少见此现象。综上所述，放射外科治疗可以产生有效的免疫刺激，联合免疫治疗后可获得更大的临床效果。

放射外科治疗可使受照射的肿瘤细胞产生凋亡的同时，有效地暴露抗原或高表达多种免疫反应蛋白，促进抗原递呈细胞（如树突状细胞）的成熟和高迁移率族蛋白 -1 表达，进而引起生物体的抗肿瘤免疫应答，称之为肿瘤细胞的免疫原性死亡。

放射外科治疗可以改善肿瘤微环境，诱导趋化因子参与效应 T 细胞的募集，有效地将肿瘤转化为对 T 细胞攻击敏感的"炎性"细胞。

有研究表明，放射外科治疗对调节 T 细胞的增生有抑制作用，可能与放疗剂量和分割次数有关，但目前尚无统一的结论。

但总的看来，目前在 HCC 领域，放射治疗与免疫治疗相联合的数据仍不足，缺少比较公认的高级别循证医学证据，还需进一步的研究和探讨。

四、免疫核查点药物的不良反应

以 CTLA-4、PD-1/PD-L1 抗体为代表的免疫核查点药物在临床的应用，为恶性肿瘤的治疗带来了极大的进步，许多患者从中获益，可以说是革命性的改变。但该类药物的应用，也带来许多化疗和靶向药物所没有的不良反应，有一些不良反应甚至会导致严重的并发症而致命，所以需要应用的医生对不良反应要有充分的认识，并严密监控及时处理[20-25]。

免疫核查点药物可以促进人体内 T 细胞的激活，对某些自然状态下需要进行抑制的因子产生拮抗，从而会引起免疫系统对人体内的正常组织进行攻击。这可能是免疫核查点药物引起不良反应的机制，但其内在的详细机制非常复杂，仍需进一步研究和探讨。

对甲状腺功能的影响：免疫相关不良反应中最常见的是对甲状腺功能的影响，许多患者会出现甲状腺功能的紊乱，最典型的是初始的甲状腺功能亢进，之后又出现甲状腺功能减退。因此在每次使用免疫药物之前都要进行甲状腺功能的相关检查，或者患者出现比较明显的消瘦、食欲变化、乏力等情况时进行相关的检测。单纯的对甲状腺功能的影响，可以通过内分泌科药物的干预治疗得到控制。

对胰岛细胞的影响：免疫系统被免疫核查点抗体药物激活后，也会出现对胰岛细胞的攻击，从而导致胰岛素的分泌不足，引起血糖增高。因此对于患者的血糖检测也是很有必要的，尤其是既往有血糖异常的患者，需要及时调整血糖药物剂量。

1. 对心肌的影响　目前在许多临床研究中，均有免疫核查点药物使用后出现心肌炎等情况。这类不良反应非常严重，已有致患者呼吸心搏骤停的报道，因此心电图、心肌酶谱等检测非常重要，一旦出现异常，可能需要立即停药，并由心内科医生指导治疗。

2. 免疫相关肺炎　这也是比较严重的一个不良反应，免疫系统攻击肺间质，引起间质的炎症，导致换气功能障碍，因此需要必要时监测肺部的影像情况及氧合指标，必要时进行激素冲击治疗。

3. 免疫相关性肝炎　对于既往有肝脏基础疾病的患者一旦出现免疫相关性肝炎，其预后往往不良，学者曾遇到过以直接胆红素升高为主的免疫相关性肝炎，进展非常凶险。可能是免疫系统对肝脏内部毛细的炎症反应，最终引起肝衰竭。

4. 免疫相关性胃肠炎　胃肠道作为人体内面积最大的器官，也是免疫治疗常引起不良反应的器官，可能出现较为严重的腹泻，可以通过肠镜检查以明确。

5. 其他免疫相关性不良反应　只要使用了免疫治疗，就有可能引起体内的免疫系统过度激活，从而导致对全身各个脏器的炎症反应，比较常见的像皮肤、关节等，比较少见但也有报道的比如脑垂体等器官的炎症反应。因此对于免疫核查点药物在使用之前，需要医生充分了解患者既往情况，是否存在自身免疫性疾病，比如红斑狼疮、肾炎、溃疡型结肠炎等；使用后需要充分进行监测，并根据患者不良反应的症状、实验室检查等来判断不良反应的分级情况，根据不良反应处理的指南进行处理，必要时进行停药、甚至进行激素或免疫抑制剂的治疗。

（戴炳华　马宏宾）

参考文献

[1]Miller JF, Sadelain M. The journey from discoveries in fundamental immunology to cancer immunotherapy[J]. Cancer Cell, 2015, 27（4）: 439-449.

[2]Whiteside TL. Exosomes and tumor-mediated immune suppression[J]. J Clin Invest, 2016, 126

（4）：1216-1223.

[3]Le QV，Yang G，Wu Y，et al. Nanomaterials for modulating innate immune cells in cancer immunotherapy[J]. Asian J Pharm Sci，2019，14（1）：16-29.

[4]Ishida Y，Agata Y，Shibahara K，et al. Induced expression of PD-1，a novel member of the immunoglobulin gene superfamily，upon programmed cell death[J]. EMBO J，1992，11（11）：3887-3895.

[5]Lázár-Molnár E，Chen B，Sweeney KA，et al. Programmed death-1 （PD-1）-deficient mice are extraordinarily sensitive to tuberculosis[J]. Proc Natl Acad Sci USA，2010，107（30）：13402-13407.

[6]Abd Hamid M，Peng Y，Dong T. Human cancer germline antigen-specific cytotoxic T cell-what can we learn from patient[J]. Cell Mol Immunol，2020，17（7）：684-692.

[7]Ren Z，Xu J，Bai Y，et al. Sintilimab plus a bevacizumab biosimilar （IBI305） versus sorafenib in unresectable hepatocellular carcinoma （ORIENT-32）：a randomised，open-label，phase 2-3 study[J]. Lancet Oncol，2021，22（7）：977-990.

[8]Abou-Alfa GK，Lau G，Kudo M，et al. Tremelimumab plus durvalumab in unresectable hepatocellular carcinoma[J]. NEJM Evidence，2022，1（8）：1-12.

[9]Qin S，Chan SL，Gu S，et al. Camrelizumab plus rivoceranib versus sorafenib as first-line therapy for unresectable hepatocellular carcinoma （CARES-310）：a randomised，open-label，international phase 3 study[J]. Lancet，2023，24：S0140-6736（23）00961-3.

[10]Finn RS，Ryoo BY，Merle P，et al. Pembrolizumab as second-line therapy in patients with advanced hepatocellular carcinoma in KEYNOTE-240：a randomized，Double-Blind，Phase III Trial[J]. J Clin Oncol，2020，38（3）：193-202.

[11]Zhu AX，Finn RS，Edeline J，et al. Pembrolizumab in patients with advanced hepatocellular carcinoma previously treated with sorafenib （KEYNOTE-224）：a non-randomised，open-label phase 2 trial[J]. Lancet Oncol，2018，19（7）：940-952.

[12]Yau T，Park JW，Finn RS，et al. Nivolumab versus sorafenib in advanced hepatocellular carcinoma （CheckMate 459）：a randomised，multicentre，open-label，phase 3 trial[J]. Lancet Oncol，2022，23（1）：77-90.

[13]Qin S，Ren Z，Meng Z，et al. Camrelizumab in patients with previously treated advanced hepatocellular carcinoma：a multicentre，open-label，parallel-group，randomised，phase 2 trial[J]. Lancet Oncol，2020，21（4）：571-580.

[14]Huinen ZR，Huijbers EJM，van Beijnum JR，et al. Anti-angiogenic agents-overcoming tumour endothelial cell anergy and improving immunotherapy outcomes[J]. Nat Rev Clin Oncol，2021，18（8）：527-540.

[15]Cheng AL，Qin S，Ikeda M，et al. Updated efficacy and safety data from IMbrave150：Atezolizumab plus bevacizumab vs sorafenib for unresectable hepatocellular carcinoma[J]. J Hepatol，2022，76（4）：862-873.

[16]Kelley RK，Rimassa L，Cheng AL，et al. Cabozantinib plus atezolizumab versus sorafenib for advanced hepatocellular carcinoma（COSMIC-312）：a multicentre，open-label，randomised，phase 3 trial[J]. Lancet Oncol，2022，23（8）：995-1008.

[17]Finn RS，Kudo M，Merle P，et al. LBA34 Primary results from the phase Ⅲ LEAP-002 study：lenvatinib plus pembrolizumab versus lenvatinib as first-line（1L）therapy for advanced hepatocellular carcinoma（aHCC）[J]. Annals of Oncology，2022，33：S1401.

[18]Fulgenzi CAM，D'Alessio A，Airoldi C，et al. Comparative efficacy of novel combination strategies for unresectable hepatocellular carcinoma：a network metanalysis of phase Ⅲ trials[J]. Eur J Cancer，2022，174：57-67.

[19]Torres HA，Pundhir P，Mallet V. Hepatitis C virus infection in patients with cancer：impact on clinical trial enrollment，selection of therapy，and prognosis[J]. Gastroenterology，2019，157（4）：909-916.

[20]Loomba R，Liang TJ. Hepatitis B reactivation associated with immune suppressive and biological modifier therapies：current concepts，management strategies，and future directions[J]. Gastroenterology，2017，152（6）：1297-1309.

[21]Pfister D，Núñez NG，Pinyol R，et al. NASH limits anti-tumour surveillance in immunotherapy-treated HCC[J]. Nature，2021，592（7854）：450-456.

[22]Pinter M，Pinato DJ，Ramadori P，et al. NASH and hepatocellular carcinoma：immunology and immunotherapy[J]. Clin Cancer Res，2023，29（3）：513-520.

[23]Motzer R，Alekseev B，Rha SY，et al. Lenvatinib plus pembrolizumab or everolimus for advanced renal cell carcinoma[J]. N Engl J Med，2021，384（14）：1289-1300.

[24]Qin S，Kudo M，Meyer T，et al. LBA36 final analysis of RATIONALE-301：randomized，phase Ⅲ study of tislelizumab versus sorafenib as first-line treatment for unresectable hepatocellular carcinoma[J]. Annals of Oncology，2022，33，S1402-S1403.

[25]Haber PK，Puigvehí M，Castet F，et al. Evidence-Based management of hepatocellular carcinoma：systematic review and meta-analysis of randomized controlled trials（2002-2020）[J]. Gastroenterology，2021，161（3）：879-898.

第二十九章

小儿巨大肝母细胞瘤围术期护理

　　肝母细胞瘤是小儿最常见的恶性实体瘤之一，据我国肿瘤协作组最近的统计，仅次于 Wilm 瘤和神经母细胞瘤，其发病率为（0.5～1.5）：1000 000。多发生于 2 岁以下婴幼儿，男性多见 [1-3]。由于患儿早期多无不适主诉，加之婴幼儿本身腹部膨隆不易被家长发现，所以往往延误治疗，能手术的病例不足 50%（16/34）。大部分就诊婴幼儿腹部膨隆严重，手术难度极大，但手术切除在肝母细胞瘤的治疗中有较好的预后，能完全切除肿瘤也是肝母细胞瘤获得治愈的唯一机会 [3-5]。由于患儿年龄小，语言沟通能力有限，加之疾病本身的特点给围术期护理工作带来巨大挑战。我院收治的肝母细胞瘤患儿比较集中。护理发现肝母细胞瘤不同于其他小儿常见病，有其自身的特点：患儿多辗转就医情绪极不稳定，容易哭闹，不配合治疗，护理及检查沟通比较困难。术前营养消耗大，多数患儿有严重贫血，易疲劳，身体素质差。术中体温容易丢失，输液输血不当容易脱水或是肺水肿。术后容易发生并发症。这就要求护理人员在护理过程中要更加耐心、精心、细致，确保每个环节的到位，确保患儿的顺利恢复。

一、术前护理

　　患肝母细胞瘤的婴幼儿发育和营养状况一般较同龄者差，他们要面临的是部分肝脏切除这样的大手术，麻醉和手术本身具有高风险，术后并发症的发生率也较高，所以术前的准备工作非常重要 [6]。主要包括两个方面的内容：心理护理、安全护理、营养护理及辅助检查 [7]。

　　1. 心理护理　患儿因疾病需要住院，不仅要承受疾病痛苦，也因为离开家庭进入一个陌生的环境，其生活习惯、喜爱发生改变，都会引起患儿不快、拒绝配合医护人员进行治疗。护理人员要以和蔼的态度、亲切的语言、热情的关怀、耐心的护理主动接触患儿，与其建立感情，使其感到备受重视与爱护。2 岁以下的婴幼儿由于不会讲话，不能正确描述疼痛和不适，常以哭闹、拒绝治疗等表情改变或行为为主要表现，护理过程中可主动对患儿进行爱抚、搂抱与抚摸，注意耐心细致地观察，以便早期发现病情变化。

　　2. 安全护理　肝母细胞瘤患儿因肿瘤生长快、瘤体大、腹壁薄、患儿易哭闹，对其实行各种操作时动作要轻柔，以防肿瘤破裂。给予患者专用婴儿床，周围使用软胶枕保护，以防婴儿碰撞。

3. **营养护理** 进行营养风险筛查，判断患者术前营养状态，给予对症处理。全面检查患儿心、肺、肝、肾功能，判断全身状态及对手术的耐受性，改善患儿全身状况，纠正可能存在的营养不良和贫血，可给予高糖、高蛋白、高维生素、易消化饮食及口服营养粉，严重营养不良者予以全胃肠外营养支持，贫血较严重者可给予少量多次输以新鲜血、血浆和白蛋白等。

4. **辅助检查** 常规检查如血、尿、粪等常规化验；血型、凝血时间测定；肝功能、乙型肝炎标志物、甲胎蛋白测定；肺功能、胸部X线片、心电图，还需要检查B超、胃镜、CT或MRI等；做好各项辅助检查的健康教育。

二、术中护理

1. **患儿交接** 术晨由巡回护士、麻醉医生和运送人员持"接病人通知单"到病区接患儿，和责任护士及家长共同核对患儿信息，检查术前各项准备是否落实（禁食水、术前用药、术中带药及腹带、影像学资料等）。为避免患儿哭闹婴儿途中可由家长抱送，若患儿情绪激动，状态不稳，可让一名家长更换消毒的衣裤、鞋子，戴好口罩帽子进入手术室陪伴患儿至全麻诱导结束再离开手术室[6]。

2. **麻醉前准备** 连接输液加温仪，保持通畅，控制滴数。保持患儿气道通畅，面罩吸入七氟醚，待患儿意识消失后置患儿于大字架上，用海绵绷带稳妥固定四肢，松紧适宜，骨隆处垫软垫防止压疮。

3. **配合麻醉** 密切观察患儿生命体征，配合麻醉医生放置口咽通气道并妥善固定。使用电刀将电刀输出功率调至最小有效值，使用小儿电极片。

4. **术中保暖** 术中低体温不但使患儿出现寒战不舒服，且导致全麻患儿苏醒拔管延长、术后感染、出血、心律失常等一系列并发症，严重者可危及生命。为避免术中低体温，消毒时的消毒液可加热至37℃，术中输液及输血用加温仪加热至39～40℃，腹腔冲洗的灭菌水也要在恒温箱中加热至37℃，腹腔止血用盐水纱布也要用37℃温水浸湿，下肢用充气的升温毯覆盖，以减少体温丢失[5-6]。

5. **消毒液的选择** 患儿皮肤娇嫩、敏感，洗手护士为医生提供无醇型黏膜消毒剂消毒手术区域。提醒医生消毒动作要轻柔，以免损伤皮肤造成感染。消毒液适量，以免浸湿电极片，导致使用电刀时灼伤皮肤。采用小儿专用肝器械，进腹探查腹腔后，用直径为10cm切口保护圈保护切口防止肿瘤细胞种植切口。术中止血盐水纱布要充分湿润，以免损伤组织。术毕经医生仔细检查腹腔和创面没有活动性出血时，温灭菌注射用水冲洗腹腔后放置小儿双套管引流，并和医生及巡回护士清点器械、物品无误后逐层关腹。

三、术后护理

1. 一般护理 ①术后患儿送入重症监护病房，在患儿未清醒前安排专人护理。采用去枕平卧位，头偏侧，防止呕吐物吸入呼吸道，及时清除气道分泌物，同时警惕舌后坠造成上呼吸道梗阻；在观察呼吸的同时，还要注意血压、脉搏的测量，术后 1 小时予 10 分钟测量 1 次血压、脉搏，而后改为 1 小时测量 1 次；全身麻醉清醒后，予半卧位，注意安全，拉好床挡[5, 7]。②密切观察生命体征、神志、全身皮肤黏膜情况，有无出血点、发绀等；定时测定患儿的尿糖、尿比重，准确记录出入量；术后定期检测肝功能血小板、凝血酶原时间、电解质、肾功能和血气分析等。③术后吸氧 48 ~ 72 小时，采用 7 号输液针头的导管制成鼻导管给氧 1 ~ 2L/min，此法刺激小，不影响呼吸，患儿易于接受。④加强对患儿的保暖工作，室内温度保持在 20 ~ 22℃，每日测体温 4 ~ 6 次，2 岁以下婴儿应测肛温。⑤小儿对疼痛较敏感，自制力又较弱，常不能很好合作，不懂得保护伤口，各种引流管道可能被拔掉，所以须加强看护，必要时使用约束带固定或应用镇痛药和镇静、催眠药，用药时注意严格掌握剂量。⑥术后做好中心静脉导管的护理，做好"四防"，妥善固定，保持通畅，防止脱落；根据体重给药，使用静滴泵控制输液速度，一般速度控制在每小时 30 ~ 60ml，注意观察用药后反应。

2. 引流管护理[8]

（1）胃管：胃肠减压接引流袋需妥善固定，为防止患儿抓脱，用 3M 胶带将胃管固定于患儿鼻翼、脸颊及耳垂。为防止胃管堵塞确保有效减压，则需每日更换引流袋并用生理盐水冲洗胃管，经常用盐水棉签清洁鼻腔。

（2）腹腔引流管：接负压引流瓶或防反流引流袋妥善固定于床旁（采用双固定方式），严密观察引流液的颜色、性质、量并详细记录，定时巡视保持管道通畅，防止引流管扭曲、折叠、滑脱。术后第三天，如 24 小时引流液少于 20ml 可遵医嘱拔除引流管，若穿刺处仍有少量渗液，可用红霉素眼膏涂于孔周皮肤，防止皮肤糜烂或破溃。

（3）导尿管：定时用生理盐水冲洗导尿管，并给予会阴护理每日 2 次。提倡快速康复理念，术后 24 小时应尽早拔除导尿管，降低泌尿系统感染的风险。

3. 用药护理 遵医嘱使用止血、保肝护胃等药物并给予营养支持，适量补充蛋白，纠正低蛋白血症。注意小儿用药的剂量、方法、时间。输液时可给予静脉滴注泵严格控制给药速度，静脉推注药物可用静推泵来控制推注的速度。静脉补充液体时，注意观察患儿有无不适、有无药物过敏反应，以及肝功能的治疗恢复情况。

4. 饮食护理 术后肠道功能未恢复禁食期间及时补充液体、电解质，防止低血糖的发生。术后注意观察患儿肠道功能恢复情况，小儿易动，肠道功能一般较早恢复，可由禁食改为流质逐步过渡到半流食、普食。少时多餐，可根据患儿年龄、疾病特点和营养需求，从低浓度、小剂量开始，有计划渐进性实施，逐步满足患儿营养需求。继续进食高蛋白、高碳水化合物、高维生素类饮食，以促进身体恢复。注意劳逸结合，依照患儿的体力进行适当的活动及运动，以促进体能的恢复，从而提高生活质量[6, 8-9]。

四、并发症的观察及护理

1. 腹腔内出血　出血是婴幼儿巨大肝叶切除后常见和最危险的并发症之一[1-2, 5]。主要是由于肝切面渗血及肝脏病变所致凝血功能障碍等因素，均可造成术后出血，大出血是术后死亡的主要原因，多数发生在术后 24 小时内。因此术后 3 ~ 5 天内（尤其术后 48 小时内）要密切注意观察患儿的生命体征、引流液及伤口情况，面色口唇颜色及神志变化，记录 24 小时尿量，详细记录腹腔引流液的颜色、性质及量。术后 1 ~ 2 天腹腔引流管引流液为淡红色血性液体，引流液量 < 100ml，如发现引流液突然增多且呈鲜红色，脉搏增快，血压有下降趋势，血红蛋白下降，表明腹腔内有活动性出血，及时报告医生处理。判断活动性出血的方法：①取一长 3 ~ 5cm 的布胶布贴于引流瓶外相应位置（胶布上缘与引流液液面平齐观察 1 小时内引流液量，术后每小时引流量 > 200ml 或术后 4 小时引流液量 > 400ml 且引流管有温热感；②腹腔双套管内引流量 > 15 滴 / 分；③留取腹液检测血红蛋白，腹液血红蛋白的值在血常规中血红蛋白值的一半或以上，提示活动性出血。此时应立即建立两条静脉通路，快速输注止血药物或血液制品等措施，同时严密观察患儿的心率、呼吸、血压、血氧饱和度及中心静脉压，防止发生急性心力衰竭。观察引流液变化，将腹腔双套管压力调至 -10 ~ 20kPa，避免因压力过大造成再次出血。每小时测腹围、抽血检测血常规、留腹液检测血红蛋白并与前次对比的方法间接判断有无腹腔内出血，也有内出血发生在手术数日之后者，其腹腔引流管可能已拔除，对这类患儿，应密切观察患儿面色、神志、注意脉率及血压的变化，绝不要因腹腔引流管已拔除而忽视对病情的观察。出血量较多的患者，应每小时记录尿量同时检测尿糖、尿比重变化[4, 10-11]。

2. 急性肝衰竭　是原来无肝病者肝脏受损后短时间内发生的严重的临床综合征，死亡率高，最常见的病因是病毒性肝炎[1]。小儿巨大肝母细胞瘤术后发生急性肝衰竭，主要由于术前肝功能差加上术中切除肝组织过多，余下的肝组织不足以代偿；术中出血过多或术后有腹腔感染等均可引起肝功能恶化[3]。表现为黄疸或原有的黄疸加重，血总胆红素增加，白 / 球倒置，反复高热、腹胀及神志改变等。如术后患儿出现反复发热、腹胀、黄疸，肝功能检查异常等均提示急性肝衰竭，注意加强病情观察，尤其是神志方面，早期发现肝性脑病，因此在术前应充分估计肝脏的储备功能，积极改善肝功能，合并肝硬化者，切肝的量要恰当，术中减少出血量，充分供养，术后要注意保肝治疗，补充蛋白，少用或不用有损伤肝脏的药物。对于患儿出现急性肝衰竭应避免使用麻醉、镇痛、催眠等中枢抑制药物，及时控制感染和上消化道出血，注意纠正水、电解质和酸碱平衡紊乱。降低血氨、禁止经口摄入蛋白质，尤其动物蛋白，以减少氨的形成；抑制肠道产氨细菌生长，可口服或鼻饲新霉素 1 ~ 2g/d，甲硝唑 0.2g，每日 4 次；清除肠道积血、积食或其他含氮物质，应用乳果糖，口服或高位灌肠，可酸化肠道，促进氨的排出，减少肠源性毒素吸收；视患者的电解质和酸碱平衡情况酌情选择谷氨酸钠、谷氨酸钾、精氨酸等降氨药；使用支链氨基酸或支链氨基酸与精氨酸混合制剂，以纠正氨基酸失衡。预防胃应激性溃疡出血，可用 H_2 受体拮抗药或质子泵抑制药。凝血功能障碍者注射维生素 K_1，可促进凝血因子的合成。血小板减少或功能异常者可输注血小板悬液。胃肠道出血可使用冰盐水加血管活性药物局部灌注止血。活动性出血或需接受损伤性操作者，应补充凝血因子，以输新鲜血浆为宜。一旦出现 DIC、颅内出血，需积极配合抢救[11-12]。护理要点：①充分休息与心理护理：患者应绝对卧床休息，腹水患者取半卧位。鼓励患者保持乐观情绪，以最佳心理状态配合治疗。②饮食护理：给予低脂、低盐、高热量、清淡、易消化的食物。忌辛辣刺激性食物，少量多餐可进食流质或半流质，以保证营养充分吸收，促进肝细胞再生和修复。有腹水者控制钠盐摄入，肝性脑病者禁食蛋白质。③口腔护理：饭前饭后可用 5% 碳酸氢钠漱口。④皮肤护理：保持皮肤清洁干燥，黄疸较深、瘙痒严重者可给予抗组胺药物。⑤并发症的护理，肝肾综合征：严格控制液体入量，避免使用损害肝肾功能的药物。注意观察尿量的变化及尿的颜色和性质，准确记录每日出入液量。感染：加强支持疗法，调整免疫功能。⑥大量腹水：安置半卧位，限制钠盐和每日入水量。遵医嘱应用利尿药，避免快速和大量利尿，用药后注意监测血电解质。腹腔穿刺放腹水一次量不宜超过 500 ~ 1000ml，防止水、电解质紊乱和酸碱失衡。脑水肿：密切观察患者有无头痛、呕吐、眼底视盘水肿及意识障碍等表现。一旦发生，应协助患者取平卧位，抬高床头 15° ~ 30°，以利于颅内静脉回流，减轻脑水肿。使用脱水药、利尿药后易出现电解质紊乱，应定时监测。安全防护：对于昏迷患者床栏保护，烦躁患者慎用镇静药，必要时可用水合氯醛灌肠。肠道护理、灌肠可清除肠内积血，使肠内保持酸性环境，减少氨的产生和吸收，协助患者采取左侧卧位，用 37 ~ 38℃温水 100ml 加食醋 50ml 灌肠 1 ~ 2 次 / 日，或乳果糖保留灌肠，使血氨降低。肝性脑病者禁用肥皂水灌肠[10]。

3. 胆漏　肝部分切除术后肝断面的小量胆管未完全结扎，肝管狭窄未解除，术后可出现胆漏[11]。术后肝断面下常规留置腹腔引流管，术后密切观察引流液的颜色、性质及量，若术后腹腔引流管有绿色胆汁流出或切口处有大量胆汁流出伴有泡沫状，同时患儿伴有发热、腹胀、腹肌紧张，有压痛及反跳痛的临床表现应高度怀疑胆漏。此时护理观察相对重要，首先要延长引流管放置时间，保持腹腔引流管持续通畅，注意观察记录每日引流液的性质、颜色、量，做好液体和电解质的补充，纠正酸中毒；禁食，保持胃肠减压通畅，给予肠外营养以供给足够的能量和营养，输白蛋白或血浆；加强抗生素的治疗，有效控制感染；同时及时更换切口敷料，以防胆汁刺激腹部皮肤引起皮肤潮红，甚至糜烂。胆漏多可自行愈合，2 周以上不能治愈者，应行 ERCP 检查并行胆漏肝内胆管的鼻胆管引流。

4．上消化道出血　由于半肝切除术后，余下的肝体积缩小，门静脉的血流仅能通过一侧的门静脉支，引起暂时性继发性门静脉高压，导致胃肠淤血。当门静脉侧支很快建立后，出血可停止，故宜采用保守治疗；另一原因是术后应激性溃疡或术前有肝硬化所致，出血面广，止血较困难 [5]。少量出血时主要表现为胃管引流液为血性，此时要保持胃肠减压的通畅，避免大力挤压负压瓶，注意观察胃管引流液的颜色、量及性质，同时按医嘱使用制酸剂及止血药，出血常能自行停止。出血量较大时，患儿常伴有呕血，发生呕血时，护士要注意保持呼吸道的通畅，及时清除呕吐物，避免误吸，要做好口腔护理，胃管要保持通畅，防止血块堵塞，加强生命体征的观察，开放两条静脉通道，扩充血容量 [10-11]。

5．肺部感染　肝脏手术由于在膈下操作，术后可出现反应性胸膜炎，气管内麻及术后卧床均可引起肺部感染，术后必须加强肺部护理，病情稳定的患儿术后第一天起给予半坐卧位或拔管后由家属抱起半卧式，保持腹腔引流管的通畅，2 小时翻身拍背一次，协助排痰，痰液黏稠不易排出的可予雾化吸入每天 3 ~ 4 次，必要时给予吸痰。注意观察生命体征，尤其体温及呼吸的变化，加强观察及巡视，早期发现肺部感染的征象，及时处理 [12, 13]。

由于肝母细胞瘤行肝部分切除，患儿创伤较大，术后并发症多，因此术后必须加强患儿生命体征及各种引流管护理，同时注意有无发热、黄疸等症状，做好肝功能检测，有效预防并发症，及早发现病情变化，是保证手术治疗成功的关键。

（朱恒美　赵婷婷）

参考文献

[1] 吴孟超 . 肝脏外科学 [M]. 第 2 版 . 上海：上海科学技术文献出版社，2005：367-368.

[2] 张广超 . 现代儿童癌症治疗 [M]. 天津：科学技术出版社，2003：205.

[3] 董蓓 . 小儿肝胆外科学 [M]. 北京：人民卫生出版社，2005：235.

[4] 王果，李振东. 腹部手术并发症的预防及处理 [M]. 北京：科学技术文献出版社，1994：222.

[5] 杨甲梅. 实用肝胆外科学 [M]. 上海：上海人民出版社，2008：155–157.

[6] 仲米兰，程月娥. 婴幼儿巨大肝母细胞瘤手术切除 57 例临床护理 [J]. 齐鲁护理杂志，2015，21（6）：92–93.

[7] 胡萌. 优质护理干预对小儿肝母细胞瘤术后护理效果的影响 [J]. 医药前沿，2018，8（17）：248.

[8] 陈茜，易为民，吴琼瑶，等. 幼儿肝母细胞瘤多学科综合诊治模式的护理探索 [J]. 护士进修杂志，2018，33（14）：58–60.

[9] 付文君. 家庭中心式护理对脑瘫患儿家长生活质量的影响研究 [D]. 郑州：郑州大学，2012.

[10] 张华，李丽，叶志霞. 11 例肝母细胞瘤患儿围术期的护理 [J]. 上海护理，2003，3（3）：17–18.

[11] 武春玲，姬玉燕. 婴幼儿肝母细胞瘤患儿围术期护理 [J]. 中国民族民间医药，2012，21（11）：109.

[12] 周颖，郭霞，肖连珍. 细致化护理模式对手术患者护理质量心理情绪及睡眠质量的影响观察 [J]. 世界睡眠医学杂志，2019，6（6）：822–823.

[13] 黄利娥，范清秀，李英娇，等. 肝母细胞瘤术后并发症的观察及护理 [J]. 齐齐哈尔医学院学报，2014，35（4）：590–591.

第三十章

特殊病例展示

病例 1：巨大中肝叶肝癌切除 + 右肝静脉重建术

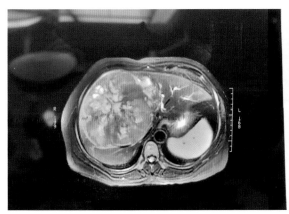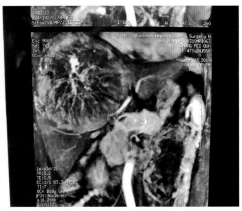

图 30-1　术前

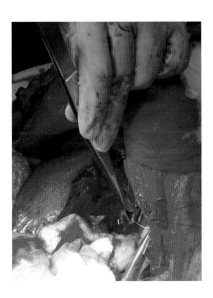

图 30-2　术中

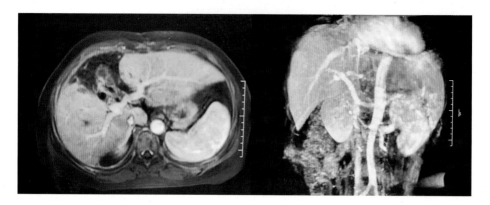

图 30-3　术后

International Journal of Surgery Case Reports 95 (2022) 107188

Contents lists available at ScienceDirect

International Journal of Surgery Case Reports

journal homepage: www.elsevier.com/locate/ijscr

Case report

Right hepatic vein reconstruction in middle hepatectomy: A case report

Aijun Li *, Bin Wu, Lei Yin, Xiaoyu Yang, Keji Cheng, Junwu Guo, Mengchao Wu

Eastern Hepatobiliary Surgery Hospital, Naval Medical University, 225 Changhai Road, Shanghai, China

图 30-4　文章发表

病例 2：孕妇肝癌切除＋同时胎儿出生

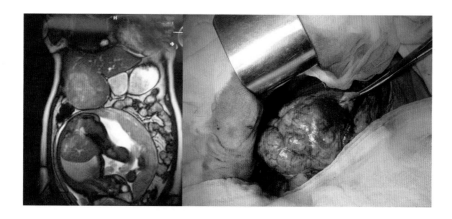

图 30-5　病例图片展示

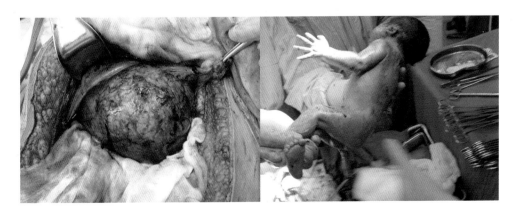

图 30-5 病例图片展示（续）

International Journal of Surgery Case Reports 5 (2014) 882–885

Contents lists available at ScienceDirect

International Journal of Surgery Case Reports

journal homepage: www.casereports.com

Surgery for pregnancy associated primary hepatocellular carcinoma:
Report of four cases☆

Ai-jun Li[a,1], Wei-ping Zhou[b,2], Jun-hua Lu[c,3], Long-jiu Cui[a,4], Xiao-yu Yang[a,5],
Lei Yin[a,6], Meng-chao Wu[d,*]

[a] Department of the 2nd Special Treatment, Eastern Hepatobiliary Surgery Hospital, Second Military Medical University, 225, Changhai Road,
Shanghai 200438, China
[b] Department of the 3rd Liver Surgery, Eastern Hepatobiliary Surgery Hospital, Second Military Medical University, 225, Changhai Road, Shanghai 200438,
China
[c] Department of the 6th Liver Surgery, Eastern Hepatobiliary Surgery Hospital, Second Military Medical University, 225, Changhai Road, Shanghai 200438,
China
[d] Eastern Hepatobiliary Surgery Hospital, Second Military Medical University, 225, Changhai Road, Shanghai 200438, China

图 30-6 文章发表

病例 3：保留尾状叶的肝癌切除

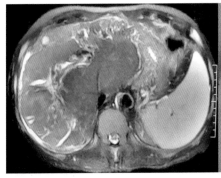

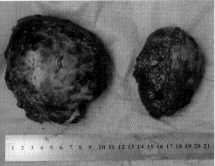

图 30-7 病例图片展示

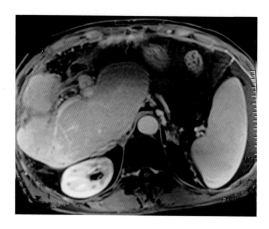

图 30-7 病例图片展示（续）

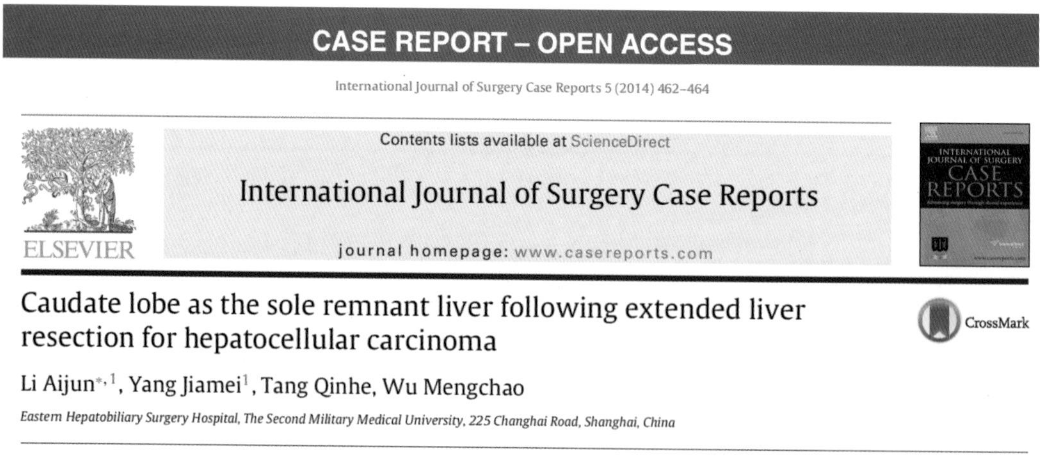

CASE REPORT – OPEN ACCESS

International Journal of Surgery Case Reports 5 (2014) 462–464

Contents lists available at ScienceDirect

International Journal of Surgery Case Reports

journal homepage: www.casereports.com

Caudate lobe as the sole remnant liver following extended liver resection for hepatocellular carcinoma

Li Aijun[*,1], Yang Jiamei[1], Tang Qinhe, Wu Mengchao

Eastern Hepatobiliary Surgery Hospital, The Second Military Medical University, 225 Changhai Road, Shanghai, China

图 30-8 文章发表